高等职业教育智慧健康养老服务与管

新型活页教材

常见疾病
临床护理技术

（供护理、助产、智慧健康养老服务与管理专业用）

主　审　江领群

主　编　刘　永　董志甫　刘春江

中国健康传媒集团
中国医药科技出版社

内容提要

本教材是"高等职业教育智慧健康养老服务与管理、护理专业教材"之一，是兼具"工作活页手册"和"教材"双重属性的活页式教材，根据本课程教学要求和教学大纲编写而成，共15个项目，涵盖内科、外科、妇产科、儿科常见疾病所需护理技能，具体包括：循环系统疾病，消化系统疾病，呼吸系统疾病，传染性疾病，妊娠、分娩和产褥期疾病，新生儿与新生儿疾病，泌尿生殖系统疾病，损伤、中毒，肌肉骨骼系统和结缔组织疾病，肿瘤，血液、造血器官及免疫疾病，内分泌、营养及代谢疾病，神经系统疾病，生命发展保健及手术室常用护理技术。具有结构化、形式化、模块化、灵活性等特点，方便实操，实现教学与岗位和行业对接，教学与社会需要对接，并与相应的职业资格标准或职业技能等级证书标准接轨。

本教材可供全国高等职业院校护理、助产、智慧健康养老服务与管理专业师生教学使用，也可作为相关从业人员的参考用书。

图书在版编目（CIP）数据

常见疾病临床护理技术/刘永，董志甫，刘春江主编.—北京：中国医药科技出版社，2023.6
高等职业教育智慧健康养老服务与管理、护理专业教材
ISBN 978-7-5214-3868-0

Ⅰ.①常… Ⅱ.①刘…②董…③刘… Ⅲ.①常见病–护理–教材 Ⅳ.①R47

中国国家版本馆CIP数据核字（2023）第069644号

美术编辑　陈君杞
版式设计　友全图文

出版　**中国健康传媒集团** | 中国医药科技出版社
地址　北京市海淀区文慧园北路甲22号
邮编　100082
电话　发行：010-62227427　邮购：010-62236938
网址　www.cmstp.com
规格　787×1092mm $\frac{1}{16}$
印张　15 $\frac{1}{2}$
字数　329千字
版次　2023年6月第1版
印次　2023年6月第1次印刷
印刷　北京紫瑞利印刷有限公司
经销　全国各地新华书店
书号　ISBN 978-7-5214-3868-0
定价　**80.00元**

获取新书信息、投稿、为图书纠错，请扫码联系我们。

编 委 会

主　审　江领群
主　编　刘　永　董志甫　刘春江
副主编　贾　佳　周　娜　郑海艳
编　者　（以姓氏笔画为序）

邓世敏（重庆医药高等专科学校）

叶　健（重庆市江津区中心医院）

叶成燕（重庆市渝北区人民医院）

田红梅（重庆医药高等专科学校）

史　甜（重庆市妇幼保健院）

冉丹丹（重庆医药高等专科学校附属陈家桥医院）

刘　永（重庆医药高等专科学校）

刘　莹（重庆医药高等专科学校）

刘春江（重庆医药高等专科学校）

刘晓青（重庆医药高等专科学校）

许玲玲（重庆市第五人民医院）

严　菊（重庆市江津区中心医院）

杨　静（重庆医药高等专科学校）

李　琴[陆军特色医学中心（大坪医院）]

李原莉（重庆市江津区中心医院）

宋庆霞（重庆市璧山区人民医院）

张　懿（重庆医药高等专科学校）

张小娟（重庆医药高等专科学校）

张朝鸿（重庆医药高等专科学校）

周　娜（重庆医药高等专科学校）

郑海艳（重庆医药高等专科学校）

胡　玲（重庆市江津区中心医院）

柳佳利（重庆医药高等专科学校）

贾　佳（重庆医药高等专科学校）

唐晓玲（重庆市人民医院）

曹红丹（重庆医药高等专科学校）

彭　奇（重庆医药高等专科学校）

董志甫（重庆医药高等专科学校）

蔡佩璇（重庆医药高等专科学校）

熊冬梅（重庆医药高等专科学校）

魏琳娜（重庆市妇幼保健院）

前言 PREFACE

临床疾病护理技术是护理教学中的核心部分，是培养学生理论联系实践的关键环节，是临床护理岗位必备技能。为适应我国临床护理发展趋势，满足临床护理岗位需求，根据高等职业院校护理、助产、智慧健康养老服务与管理专业建设的特点，综合专业核心课程的主要技能，结合临床护理岗位需求，编写了《常见疾病临床护理技术》。

本教材编写前对护理、助产、智慧健康养老服务与管理专业核心课程的教学标准、教学计划进行研究，综合临床各系统常见疾病所需护理技能确定编写内容，与行业专家共同编写而成。本教材涵盖了内科、外科、妇产科、儿科常见疾病所需护理技能，体现了急危重症患者抢救中的医护配合，强化了护理岗位所需的职业防护，并制定了各护理技术的考核评分标准。本教材既保持了护理教学内容的系统性和完整性，也体现了教材的时代性和先进性，还充分体现了职业教育基于工作过程的"项目引领、任务驱动"课程建设和"教、学、做一体化"的教学模式改革特点。

本教材在编写过程中得到了重庆市江津区中心医院、重庆医药高等专科学校附属陈家桥医院、重庆市妇幼保健院、重庆市人民医院、重庆市第五人民医院、重庆市璧山区人民医院、重庆市渝北区人民医院等领导和专家们的大力支持与帮助，在此一并致谢！

本教材可供高等职业院校护理、助产、智慧健康养老服务与管理专业师生作为教材使用，也可作为相关从业人员的参考用书。

本教材涉及临床疾病的诊治及护理技能，专业知识广泛。在编写过程中，编者虽然竭尽全力总结了自己的教学和临床经验，但鉴于学科发展较快，书中难免有疏漏之处，诚恳希望教师和同学们批评指正，以便修时完善。

编　者

2022 年 12 月

CONTENTS 目录

循环系统疾病常用护理技术

任务一　心电图机的使用

【目的】

通过心电图检查，了解患者有无心肌缺血、心肌梗死、心律失常等心肌电生理改变，为医疗诊断、治疗及护理提供依据。

【适用范围】

（1）识别各种心律失常。

（2）心肌缺血、心肌梗死的诊断。

（3）某些电解质平衡失调的判断。

【操作流程】

（一）操作前准备

1.环境准备　环境安静、整洁，光线、温度适宜，必要时屏风遮挡，无电磁波干扰。

2.用物准备　心电图机、生理盐水棉球、弯盘、护理记录单等。

3.护士准备　衣帽整洁、七步洗手法洗手、戴无菌口罩。

4.患者准备

（1）核对　床号、姓名。

（2）告知　说明检查目的及方法，解除患者紧张情绪。协助其取平卧位。

（3）评估　了解有无影响检查的因素（避免饱餐后、食入刺激性饮料和食物或吸烟后检查）。评估患者手腕部，必要时清洁皮肤或剃毛。

（二）操作过程

（1）协助患者取平卧位，取下手表、手机等电子产品和金属物品。

（2）解开患者的衣扣，用生理盐水擦拭患者手腕、脚踝内侧以及前胸部皮肤。

（3）连接导联（图1-1）。

1）肢体导联：从右上肢到右下肢，顺时针按红、黄、绿、黑（RA、LA、LF、

RF）顺序连接。

2）胸导联：如图1-2所示。

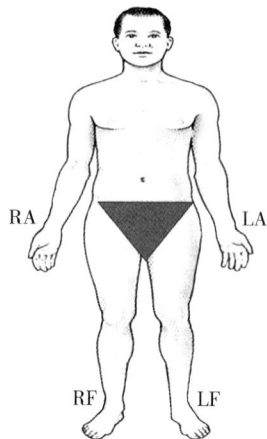

图1-1　肢体导联电极安放位置

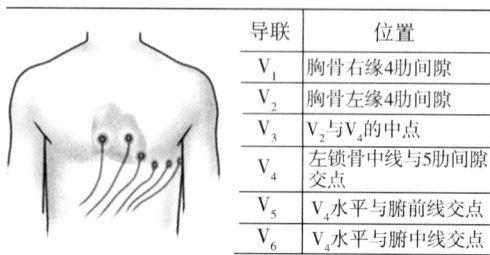

导联	位置
V_1	胸骨右缘4肋间隙
V_2	胸骨左缘4肋间隙
V_3	V_2与V_4的中点
V_4	左锁骨中线与5肋间隙交点
V_5	V_4水平与腋前线交点
V_6	V_4水平与腋中线交点

图1-2　胸导联电极安放位置

（4）记录心电图。打开电源开关，调节标准电压为10mm/mV、走纸速度为25mm/s。

（5）观察心电图描记过程中有无干扰。

（6）按Ⅰ、Ⅱ、Ⅲ、avR、avL、avF、V_1、V_2、V_3、V_4、V_5、V_6导联顺序描记心电图波形，打印心电图。

（7）描记完毕，关闭心电图机开关，取下肢体导联和胸导联。收拾用物，整理心电图机及导联线备用。

（8）在心电图纸上标记患者科室、床号、姓名、性别、年龄、记录时间等。

（三）操作后沟通

（1）告知患者本次检查结果。

（2）告知患者护士会巡查病房，如需要请及时按铃呼叫。

（3）向患者表示感谢。

【注意事项】

（1）告知患者及家属心电图检查无创、安全，避免其紧张而影响检查结果。

（2）检查前患者避免剧烈运动、大量进食或服用对心脏活动有影响的食物。

（3）操作前仔细检查心电图机、导联线、电极等，保证能正常工作，电极位置一定要安放准确。

【考核标准】

心电图机的使用操作考核评分标准

姓名：　　　　　总分：

操作流程	内容	分值	扣分细则	扣分
操作前准备（12分）	1.环境准备：环境清洁，光照情况良好，无电磁波干扰	2	酌情扣分	
	2.用物准备：心电图机、生理盐水、棉签或棉球、弯盘；黄色袋垃圾桶、黑色袋垃圾桶	4	缺一项扣1分，扣完为止	
	3.护士准备：着装整洁规范，仪表端庄大方，规范洗手	2	不规范扣1~2分	
	4.患者准备 （1）核对患者 （2）告知检查目的（监测心率、心律）及方法，取得患者合作 （3）评估患者	4	缺一项扣2分	
操作过程（65分）	1.携用物至床旁（1分），核对患者（3分），根据病情协助患者取平卧位或半坐卧位（1分）	5	酌情扣分	
	2.心电图机准备：连接电源（1分），打开电源开关（1分），检查心电图机的肢体导联和胸导联的导联线和电极连接是否完好（3分）	5	酌情扣分	
	3.做好遮挡防护，注意保暖，保护患者隐私（口述），用生理盐水棉球或棉签擦拭患者皮肤，保证电极与皮肤表面接触良好（每项1分）	5	缺一项扣1分	
	4.连接导联：首先连接肢体导联，按照红、黄、绿、黑（RA、LA、LF、RF）的顺序分别连接肢体导联于患者右上肢、左上肢、左下肢、右下肢的相应部位。连接胸导联于相应部位，并口述：V_1——胸骨右缘第4肋间，V_2——胸骨左缘第4肋间，V_3——V_2与V_4的连线中点，V_4——左锁骨中线与第5肋间的交点，V_5——左腋前线同V_4水平处，V_6——左腋中线同V_4水平处	32	位置连错一处扣4分	
	5.记录心电图：打开电源开关，调节标准电压为10mm/mV、走纸速度为25mm/s	5	酌情扣分	
	6.观察心电图记录过程中有无干扰并口述	3	酌情扣分	
	7.如心电图记录过程中无干扰，打印心电图，在心电图纸上标记患者科室、床号、姓名、性别、年龄、记录时间等	5	酌情扣分	
	8.记录完毕，关闭心电图机开关，取下导联	5	酌情扣分	
注意事项（5分）	告知患者及家属心电图检查无创、安全，避免其紧张而影响检查结果。检查前患者避免剧烈运动、大量进食或服用对心脏活动有影响的食物。操作前仔细检查心电图机、导联线、电极等，保证能正常工作，电极位置一定要安放准确（口述）	5	酌情扣分	
整理用物（4分）	1.协助患者穿好衣服并取舒适体位，整理床单位 2.收拾用物，整理心电图机及导联线备用 3.按医院感染管理办法规定，分类进行用物处置	4	缺一项扣1分	
操作后沟通（4分）	1.告知患者本次检查结果 2.告知患者护士会巡查病房，如需要请及时按铃呼叫 3.向患者表示感谢	4	缺一项扣1分	

续表

操作流程	内容	分值	扣分细则	扣分
综合评价（10分）	1.操作程序熟练、流畅	2	每颠倒一处扣1分	
	2.用物齐备并符合要求	2	酌情扣分	
	3.关心、体贴患者，态度亲切，做好评估沟通	3	酌情扣分	
	4.操作时间：5分钟	3	每超时1分钟扣2分	
合计		100		

（邓世敏）

任务二　心电监护仪的使用

【目的】

连续监测患者的心电图、血压、呼吸、脉搏、血氧饱和度等参数，及时发现心律失常、心肌梗死等情况，以便及时处理。

【适用范围】

（1）各种心脏病、心律失常患者的监护。

（2）危重症患者的监护。

（3）大手术的监护。

（4）某些诊断、治疗操作的监护。

【操作流程】

（一）操作前准备

1.环境准备　环境安静、整洁，光线、温度适宜，必要时屏风遮挡，无电磁波干扰。

2.用物准备　心电监护仪、心电血压插件连接导线、电极片、生理盐水（酒精）棉球、配套的血压袖带、护理记录单等。

3.护士准备　着装规范、七步洗手法洗手、戴无菌口罩。

4.患者准备

（1）核对　床号、姓名、住院号、手腕带等。

（2）告知　说明心电监护的目的、方法、配合要点及注意事项，指导患者取舒适体位。

（3）评估　了解有无影响监护的因素（如饮用相关饮料、服用相关药物、剧烈运动、情绪变化等）；患者胸部皮肤有无破损、疖肿，指甲有无过长、涂抹染色物或是灰指甲等。

（二）操作过程

1.**检查心电监护仪** 将监护仪放置于床头柜上，连接心电、血压、呼吸等项目配件，接通电源，打开监护仪电源开关，校准监护仪上的时间，选择监护模式（成人或小儿），必要时输入患者的基本情况（如性别、身高、体重等）。

2.**安放电极** 协助患者取平卧或半卧位，松解衣扣，用75%乙醇或生理盐水进行测量部位表面清洁，清除人体皮肤上的角质层和汗渍，必要时剔除胸毛，防止电极片接触不良，安放电极片，整理固定导线（图1-3）。

（1）左上（黑）（LA） 左锁骨中线第1肋间隙，或靠左肩。

（2）右上（白）（RA） 右锁骨中线第1肋间隙，或靠右肩（避开除颤部位）。

（3）中间（棕） 胸骨左缘第4肋间隙。

（4）左下（红）（LL） 左锁骨中线剑突水平处。

（5）右下（绿）（RL） 右锁骨中线剑突水平处。

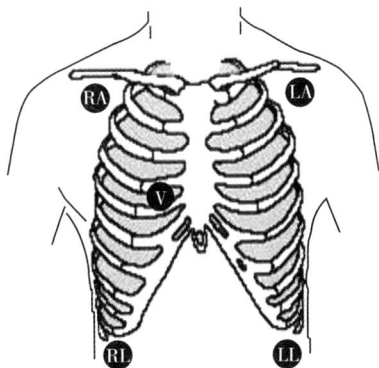

3.**监测血压** 将监测血压袖带缠绕于患者左上臂处（肘窝上3~6cm）。

图 1-3　电极导线连接

4.**监测血氧饱和度** 将无创血氧饱和度指夹夹在患者示指（选择指甲甲床条件好的手指，指套松紧适宜），红外线对准患者指甲，2~4小时更换一次。

5.**选择合适的心电监测导联** 调整心电示波波形至适宜波幅。

6.**设定各监测报警线** 标准的报警线（心率60~100次/分，血压90~140mmHg，呼吸12~24次/分，血氧饱和度95%~100%）。

7.**选择血压监测方式** 若为自动，应设定测量间隔时间，一般30分钟一次。

8.**观察监护仪工作状态和监测数据** 及时记录。

（三）撤除监护

（1）核对医嘱及患者姓名、床号、住院号、手腕带。

（2）关机，取下导联线、电极片、血压计袖带和血氧饱和度指夹。

（3）清洁患者胸部皮肤，协助患者穿好衣服并取舒适体位，整理床单位。

（4）记录患者各项监测指标和停止使用时间。

（四）操作后沟通

（1）告知患者本次监测结果。

（2）告知患者注意休息，避免情绪激动、剧烈运动。

（3）告知患者护士会巡查病房，如需要请及时按铃呼叫。

（4）向患者表示感谢。

【注意事项】

（1）电极片安放位置要准确、合理，并告知患者不要自行移动或摘除。

（2）密切观察监护显示屏，及时处理干扰和电极脱落等问题。

（3）正确设置报警界限，请勿关闭报警声音。

（4）定期观察患者粘贴电极处皮肤，定时更换电极片。

（5）长期监测血压要及时更换位置，防止皮肤损伤。

（6）血氧饱和度与血压监测不在同一肢体，防止袖带充气干扰血氧饱和度监测。

【考核标准】

心电监护仪的使用操作考核评分标准

姓名：　　　　总分：

操作流程	内容	分值	扣分细则	扣分
操作前准备 （12分）	1.环境准备：环境清洁，光照情况良好，无电磁波干扰	2	未评估环境、未排除电磁干扰扣1分	
	2.用物准备：心电监护、电极片数个、70%乙醇、棉签、弯盘；黄色袋垃圾桶、黑色袋垃圾桶	4	缺一项扣1分，扣完为止	
	3.护士准备：着装整洁规范，仪表端庄大方，规范洗手	2	着装、仪表、洗手不符合规范扣2分	
	4.患者准备 （1）核对患者信息 （2）告知监测目的（监测心率、心律）及方法，取得患者合作 （3）评估患者意识状态、皮肤情况	4	缺一项扣1分	
操作过程 （58分）	1.携用物至床旁，核对患者，根据病情协助患者取平卧位或半坐卧位	5	未完成一项扣1~2分	
	2.心电监护仪准备：连接电源，打开电源开关，检查心电监护仪性能及导线连接是否正常	5	未连接和打开开关各扣1分；未检查扣3分	
	3.做好遮挡防护，注意保暖，保护患者隐私（口述），用75%乙醇或生理盐水棉签清洁皮肤，保证电极与皮肤表面接触良好	5	未遮挡、保暖各扣1分；未清洁扣3分	
	4.安放电极片：将电极片连接至监护仪导联线上，按照监护仪标识要求（并口述：右上电极RA，右锁骨中线与第1肋间交点；左上电极LA，左锁骨中线与第1肋间交点；左下电极LL，左锁骨中线剑突水平处；右下电极RL，右锁骨中线剑突水平处；胸电极V，胸骨左缘第4肋间）正确贴于患者前胸壁	20	位置连接错一项扣4分	
	5.监测血压	5	袖带连接错误扣1~3分	
	6.监测血氧饱和度	5	未连接或错误扣1~3分	
	7.选择导联，保证监测波形清晰，无干扰。设置相应合理的报警导线。告知患者及家属注意事项：不要自行移动或者摘除电极片。避免在监测仪附近使用手机，以免干扰监测波形。电极片周围皮肤如有痒痛，及时告知医护人员（口述）	10	缺一项扣2分	
	8.洗手，遵医嘱记录监护参数	3	未记录扣2分	

续表

操作流程	内容	分值	扣分细则	扣分
注意事项 （5分）	巡视病房，密切观察心电图波形，及时处理干扰和电极脱落。定时回顾患者24小时心电监测情况，必要时记录。正确设定报警界限，不能关闭报警声音。定期观察患者电极周围皮肤，定时更换电极片和电极片位置（口述）	5	缺一项扣2分	
撤除监护 （5分）	1.核对医嘱及患者姓名、床号、住院号、手腕带 2.关机：取下导联线、电极片、血压计袖带和血氧饱和度指夹 3.清洁患者胸部皮肤，协助患者穿好衣服并取舒适体位，整理床单位 4.记录患者各项监测指标和停止使用时间 5.清理还原用物，洗手，记录	5	缺一项扣1分	
操作后沟通 （8分）	1.告知患者本次监测结果 2.告知患者注意休息，避免情绪激动、剧烈运动 3.告知患者护士会巡查病房，如需要请及时按铃呼叫 4.向患者表示感谢	8	缺一项扣2分	
综合评价 （12分）	1.操作程序熟练、流畅	4	每颠倒一处扣1分	
	2.关心、体贴患者，态度亲切，评估沟通到位	4	酌情扣1~4分	
	3.操作时间：5分钟	4	每超时1分钟扣2分，扣完为止	
合计		100		

（刘　永）

任务三　心包穿刺术的护理配合

【目的】

心包穿刺术采用针头或导管经皮心包穿刺，将心包内异常积液抽吸或引流出，以迅速缓解心脏压塞或获取心包液，达到治疗或协助临床诊断的目的。

【适用范围】

（1）引流心包腔内积液，降低心包腔内压，是急性心脏压塞的急救措施。

（2）通过穿刺抽取心包积液，进行生化测定，涂片寻找细菌和病理细胞或细菌培养，以鉴别诊断各种性质的心包积液。

（3）通过心包穿刺，注射抗生素等药物进行治疗。

【操作流程】

（一）操作前准备

1.环境准备　X线影像导引下在导管室，床边则需要在超声心动图导引下进行。无论是在导管室或者是床边进行穿刺术，都需要严格的无菌环境。

2. 用物准备

（1）监护仪以及急救仪器　心电血压监护仪、除颤器、心电图机、复苏设备。

（2）局麻药物　1%利多卡因、注射器（5ml，10ml）。

（3）送检物品　试管、培养管等。

（4）穿刺包　无菌纱布、消毒碗、治疗巾、洞巾、穿刺针（16号或18号短斜面薄壁针，长8cm）、手术尖刀、持物钳、血管钳。

3. 护士准备　衣帽整洁、洗手、戴无菌口罩。

4. 患者准备

（1）核对　床号、姓名。

（2）告知　说明手术目的及方法，解除患者紧张情绪，并签署手术知情同意书。

（3）评估　超声心动图或X线检查，定位、测量从穿刺部位至心包的距离，以决定进针的深度。评估患者有无心包穿刺术的禁忌证。

（二）操作中的配合

（1）患者一般取坐位或半卧位，暴露前胸、上腹部。

（2）仔细叩出心浊音界，选好穿刺点。必要时可由超声心动图来确定穿刺方向。常用的部位有胸骨左缘、胸骨右缘、心尖部及剑突下。以剑突下和心尖部最常用。

（3）消毒局部皮肤，覆盖消毒洞巾，在穿刺点自皮肤至心包壁层做局部麻醉。

（4）将连于穿刺针的橡胶皮管夹闭，穿刺针在选定且局麻后的部位进针。①剑突下穿刺：在剑突与左肋弓夹角处进针。②心尖部穿刺。③超声定位穿刺：沿超声确定的部位、方向及深度进针。

（5）待穿刺针进入心包腔后，护士将注射器接于橡皮管上，放开钳夹处，缓慢抽液，当针管吸满后，取下针管前，应先用止血钳夹闭橡皮管，以防空气进入。记录抽液量，留标本送检。

（6）抽液完毕，术者拔出针头或套管，覆盖消毒纱布，压迫数分钟，并以胶布固定。

（7）记录穿刺液的颜色、性状、量，按需要留取标本并及时送检。记录穿刺过程及患者的反应，签名。

（三）操作后沟通

（1）告知患者本次手术的结果。

（2）告知患者注意休息，避免情绪激动、剧烈运动。

（3）告知患者护士会巡查病房，如需要请及时按铃呼叫。

（4）向患者表示感谢。

【注意事项】

（1）严格掌握适应证，操作时在心电监护下进行。穿刺及引流过程中要密切观察患者症状和生命体征的变化。

（2）向患者做好解释工作，嘱其在穿刺过程中不要深呼吸或咳嗽，麻醉要充分。

（3）抽液速度要慢，首次抽液量一般不宜超过100~200ml，以后再次抽逐渐增到300~500ml。

（4）严格无菌操作，防止空气进入心包腔。

（5）严格遵守"见血即停"原则。抽取的非血性心包积液，呈鲜红色，抽出即凝，提示损伤心脏，应立即停止抽吸并严密观察病情变化。

心包穿刺术的护理配合操作考核评分标准

姓名：　　　　总分：

操作流程	内容	分值	扣分细则	扣分
操作前准备（14分）	1.环境准备：无论是在导管室或是床旁进行穿刺都需要严格的无菌环境	2	未评估扣1~2分	
	2.用物准备：超声心动图或X线机；监护仪以及急救仪器；穿刺包；试管、培养管等	4	缺一项扣1分	
	3.护士准备：着装整洁规范，仪表端庄大方，规范洗手	2	不规范扣1~2分	
	4.患者准备 （1）核对患者 （2）告知手术目的和注意事项，签署知情同意书 （3）评估超声心动图或X线确定进针部位、方向等，核实穿刺术的适应证和禁忌证	6	缺一项扣2分	
操作中的配合（60分）	1.携用物至床旁，核对患者，根据病情协助患者取坐位或半卧位，暴露前胸和上腹部	5	酌情扣分	
	2.仔细叩出心浊音界，选好穿刺点。选择积液量多的位置，但应尽可能地使穿刺部位离心包最近，同时尽量远离，避免损伤周围脏器。必要时可由超声心动图来确定穿刺方向。常用的部位有胸骨左缘、胸骨右缘、心尖部及剑突下。以剑突下和心尖部最常用（口述）	5	未口述扣1~2分	
	3.消毒局部皮肤，覆盖消毒洞巾，在穿刺点自皮肤至心包壁层做局部麻醉	5	酌情扣分	
	4.将连于穿刺针的橡胶皮管夹闭，穿刺针在选定且局麻后的部位进针	5	酌情扣分	
	5.缓慢进针，待针锋抵抗感突然消失时，提示穿刺针已进入心包腔，感到心脏搏动撞击针尖时，应稍退针少许，以免划伤心脏，同时固定针体；若达到测量的深度仍无液体流出，可退针至皮下，略改变穿刺方向后再试	8	酌情扣分	
	6.待穿刺针进入心包腔后，护士将注射器接于橡皮管上，放开钳夹处，缓慢抽液，当针管吸满后，取下针管前，应先用止血钳夹闭橡皮管，以防空气进入。记录抽液量，留标本送检	8	酌情扣分	
	7.抽液完毕，术者拔出针头或套管，覆盖消毒纱布，压迫数分钟，并以胶布固定	8	酌情扣分	
	8.协助患者穿好衣服并取舒适体位。收拾穿刺术的用物、穿刺针、止血钳、注射器、橡皮管、无菌巾等分类存放，待消毒处理	8	未协助扣2分；缺一项分类处理扣1分	
	9.记录，洗手，记录穿刺液的颜色、性状、量，按需要留取标本并及时送检。记录穿刺过程及患者的反应，签名	8	记录缺一项扣2分	

续表

操作流程	内容	分值	扣分细则	扣分
注意事项（10分）	1.严格掌握适应证，操作时在心电监护下进行。穿刺及引流过程中要密切观察患者症状和生命体征的变化 2.向患者做好解释工作，嘱其在穿刺过程中不要深呼吸或咳嗽，麻醉要充分 3.抽液速度要慢，首次抽液量一般不宜超过100~200ml，以后再抽逐渐增到300~500ml 4.严格无菌操作，防止空气进入心包腔 5.严格遵守"见血即停"原则。抽取的非血性心包积液，呈鲜红色，抽出即凝，提示损伤心脏，应立即停止抽吸并严密观察病情变化（口述）	10	缺一项扣2分	
操作后沟通（4分）	1.告知患者本次手术的结果 2.告知患者平卧休息，避免情绪激动、剧烈运动 3.告知患者护士会巡查病房，如需要请及时按铃呼叫 4.向患者表示感谢	4	缺一项扣1分	
综合评价（12分）	1.操作程序熟练、流畅	4	操作程序不正确扣2分	
	2.关心、体贴患者，态度亲切，评估沟通顺畅	4	酌情扣分	
	3.操作时间：5分钟	4	每超时1分钟扣2分，扣完为止	
合计		100		

（邓世敏）

任务四　心脏电复律操作

【相关知识】

1.心脏电复律的概念　心脏电复律是将电流释放到心脏，使一定的心肌纤维除极，以打断折返环路，使心律失常终止，恢复其窦性心律的方法。

2.严重心律失常急诊处理程序

（1）评估　患者有无严重的症状和体征。快速心率（>150次/分）常是引起症状和体征的原因。

（2）诊断　心电监护、ECG、除颤器监护。

（3）准备电复律。

【目的】

（1）终止心律失常，恢复其窦性心律，缓解患者症状。

（2）抢救生命。

【适用范围】

1.同步电复律　用于药物不能控制的、明显影响血流动力学的快速性室上性心律失常（心房颤动）和室性心动过速。

2.非同步电复律　主要用于心室扑动、心室颤动。

【操作流程】

（一）操作前准备

1.环境准备　环境清洁，无尘，安静，温度适宜（25℃左右），必要时屏风遮挡。

2.用物准备　电复律器、心电图机、示波器、抢救车、抢救药、气管插管、呼吸机、氧气、临时起搏器、记录本、签字笔等。

3.护士准备　衣帽整齐、符合要求、修剪指甲、七步洗手法洗手、戴口罩、戴帽子。

4.患者准备　（心室颤动患者酌情进行准备）

（1）核对　床号、姓名。

（2）告知　解释目的、方法、注意事项（复律前禁食4~6小时，排空大小便，建立静脉通道），取得患者配合。

（3）评估

1）患者胸部皮肤情况。

2）实施同步电复律患者是否遵医嘱停用洋地黄类药1~2天，纠正低钾性酸中毒；口服奎尼丁1~2天，预防转复后复发；心房颤动有栓塞者抗凝治疗2周。

3）有无安装人工心脏起搏器。

（二）操作过程

（1）将患者置于硬木板床上，取仰卧位；取下假牙，松解衣扣与腰带；去除患者胸部绝缘和导电物质，如硝酸甘油、纳洛酮、止痛药、激素替代药和降压药贴膜等。非操作人员远离床边。

（2）连接心电图、监护仪，记录常规心电图。

（3）评估测血压，吸氧。

（4）配合用药，遵医嘱给予地西泮0.3~0.5mg，至患者处于嗜睡状态，密切观察患者呼吸变化。

（5）在两电极板均匀涂导电糊或包生理盐水浸湿纱布，置于心底部（右侧胸骨旁第2肋间）及心尖部（左锁骨中线第4肋间乳头左下方），用力按紧（图1-4）。

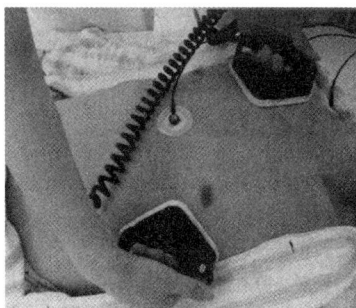

图1-4　电极板部位

（6）充电：同步电复律充电150~200J，心室颤动充电300~350J。

按下体外"除颤"和"非同步（同步）"键，充电（第一次200J，以后可为300、350J）。

（7）放电：操作者按紧电极板与患者皮肤接触，示意其余人员离开床位，打开"同步"或"非同步"（心室扑动、心室颤动）按钮放电，当患者躯干和四肢抽动一下后，立即移去电极板。放电后观察效果，如未成功，可连续除颤3次。

（8）持续心电监护，监护总时间不得少于24小时。

（9）记录操作时间、充电大小、复律次数、效果。

（三）操作后沟通

（1）告知患者复律成功后，指导患者坚持用药物来维持疗效。

（2）告知患者卧床休息1~2天，避免情绪激动、剧烈运动。

（3）醒后2小时内暂不进食，随后给予患者高热量、高维生素、易消化饮食，保持大便通畅。

（4）告知患者护士会巡查病房，如需要请及时按铃呼叫。

（5）对患者的配合表示感谢。

【注意事项】

（1）胸壁与电极板紧密接触，以减少肺容积和电阻；两电极板之间距离≥10cm，皮肤应均匀涂导电糊（盐水纱布）。

（2）充电要充分（3秒），两次复律之间充电约需10秒。

（3）放电时避免接触患者；电极板避开皮肤溃烂或伤口部位；避开内置式起搏器部位。

【考核标准】

心脏电复律操作考核评分标准

姓名：　　　　总分：

操作流程	内容	分值	扣分细则	扣分
操作前准备（20分）	1.环境准备：环境清洁，光照情况良好，无电磁波干扰	2	缺一项扣1分	
	2.用物准备：电复律器、心电图机、示波器、抢救车、抢救药、气管插管、呼吸机、氧气、临时起搏器、记录本、签字笔等	5	缺一项扣1分	
	3.护士准备：着装整洁规范，仪表端庄大方，规范洗手	3	未洗手扣2分	
	4.患者准备 （1）核对床号、姓名、医嘱 （2）告知目的、方法，复律前禁食4~6小时，排空大小便，建立静脉通道，取得患者配合 （3）评估 1）患者胸部皮肤情况 2）实施同步电复律患者是否遵医嘱停用洋地黄类药1~2天，纠正低钾性酸中毒；口服奎尼丁1~2天，预防转复后复发；心房颤动有栓塞者抗凝治疗2周 3）有无人工心脏起搏器	10	未评估扣5分；评估不全扣1~3分；未告知扣2分	
操作过程（56分）	1.携用物至床旁，核对患者	2	未核对扣1分	

操作流程	内容	分值	扣分细则	扣分
操作过程 （56分）	2.将患者置于硬木板床上，取仰卧位；取下假牙，松解衣扣与腰带；去除患者胸部绝缘和导电物质。非操作人员远离床边	3	缺一项扣1分	
	3.做好遮挡防护，注意保暖，保护患者隐私（口述）连接心电监护仪，记录心电图	5	未口述扣2分	
	4.测血压，吸氧。遵医嘱给予地西泮0.3~0.5mg，至患者处于嗜睡状，密切观察患者呼吸变化（口述）	5	未口述扣3分；口述不全扣1~2分	
	5.在两电极板均匀涂导电糊或包生理盐水浸湿纱布，置于心底部（右侧胸骨旁第2肋间）及心尖部（左锁骨中线第4肋间乳头左下方），用力按紧	10	未处理电极板扣1分；电极板位置不明确扣5分	
	6.充电：按下仪器上"非同步（同步）"按钮充电（同步电复律充电150~200J，心室颤动充电300~350J）（口述）	10	未充电扣2分；未口述扣6分；口述不正确扣2~3分	
	7.放电：操作者按紧电极板与患者皮肤接触，示意其余人员离开床位，打开"同步"或"非同步"按钮放电，当患者躯干和四肢抽动一下后，立即移去电极板放电后观察效果，如未成功，可连续除颤3次（口述）	11	未示意其余人员离开床位扣2分；未口述扣5分	
	8.持续心电监护，监护总时间不得少于24小时（口述）	5	未口述不得分；口述不全扣1~3分	
	9.记录操作时间、充电大小、复律次数、效果	5	未记录不得分；记录不全扣1~3分	
注意事项 （10分）	1.胸壁与电极板紧密接触 2.充电要充分（3秒），两次复律之间充电约需10秒 3.避免接触患者；电极板避开皮肤溃烂或伤口部位；避开内置式起搏器部位	10	未口述不得分；口述不全扣1~3分	
操作后沟通 （8分）	1.告知患者复律成功后，指导患者坚持用药物来维持疗效 2.告知患者卧床休息1~2天，避免情绪激动、剧烈运动 3.醒后2小时内暂不进食，给予患者高热量、高维生素、易消化饮食，保持大便通畅 4.告知患者护士会巡查病房，如需要请及时按铃呼叫 5.向患者表示感谢，谢谢配合	8	未沟通不得分；沟通不全缺一项扣2分	
综合评价 （6分）	1.操作流程熟悉、规范	2	不熟悉扣1~2分	
	2.沟通情况：对患者关心及态度	2	关心、体贴不够，态度不亲切扣1~2分	
	3.操作时间：5分钟	2	超时扣1~2分	
合计		100		

（张朝鸿）

任务五　成人徒手心肺复苏

【目的】

心肺复苏是针对呼吸、心搏骤停的患者所采取的急救措施，以达到向心、脑及全身重要器官供氧，延长机体耐受临床死亡时间，恢复机体自主循环和自主呼吸，挽救生命的目的。

【适用范围】

任何原因导致的呼吸、心搏骤停。

【操作流程】

（一）操作前准备

1.**环境准备**　环境符合要求，便于操作。

2.**用物准备**　纱布3~5块、舌钳、开口器、电筒、弯盘2个、换药碗1个、心肺复苏模拟人、简易呼吸器、心肺复苏板或硬板床、护理记录单、手表等。

3.**护士准备**　着装整洁、精神饱满、穿平底鞋。

4.**患者准备**　患者仰卧于地上（或硬板床上）。

（二）操作过程

1.**判断意识**　发现患者，评估现场环境安全后，抢救者至患者旁，双腿分开，与肩同宽，上腿平齐患者的肩部，轻拍患者的双肩部并大声呼喊患者，如无反应即可判断为意识丧失。

2.**判断呼吸**　使患者仰卧于地上或硬板上，抢救者将耳朵贴近患者的口鼻处，头转向患者胸部。

（1）看胸部有无起伏动作。

（2）听呼吸道有无气流呼出的声音。

（3）感觉面颊有无气流通过。

3.**判断心搏停止**

（1）触及颈动脉　抢救者站在患者一侧，一只手放在患者前额，另一只手的示指和中指并拢，先触及喉结，然后向靠近抢救者的一侧滑移2~3cm至胸锁乳突肌内侧缘的凹陷处，轻轻触摸颈动脉。

（2）判断颈动脉有无搏动　若无搏动即心搏停止，判断脉搏的时间7~10秒。

对呼吸、心跳的判断同时进行。一旦发现患者呼吸、心搏骤停，需立即启动应急反应系统。

4.**徒手心肺复苏术**　基础生命支持（BLS）主要由人工循环（circulation）、开放气道（airway）、人工呼吸（breathing）三步骤组成，简称"CAB"。

（1）人工循环（circulation，C）

1）将患者平卧于地板上或硬板床上（非硬板床时，于患者背下垫心肺复苏板），头、颈、躯干位于同一轴线上。双上肢置于身体两侧，解开衣服，暴露胸壁。

2）救护者应靠患者一侧，根据患者所处位置的高低采用跪式或加用脚凳等不同方式。

3）定位。胸骨中下1/3处，成人为两乳头连线与胸骨交叉中点，或示指、中指沿肋缘向上触摸至剑突上两横指处。

4）两手掌根重叠，十指相扣，手指翘起离开胸壁，保持下压力量集中于胸骨上。

5）按压时救护者上半身前倾，双肩在患者胸骨正上方，肘关节伸直，肩、肘、腕关节呈一条直线，以髋关节为支点运动，依靠上半身的重量，垂直向下用力快速按压。

6）按压深度至少5cm，按压频率100~120次/分，按压与放松时间为1：1，放松时掌根部不能离开按压部位。如此反复操作，按压时心脏排血，松开时心脏再充盈，形成人工循环。

7）抢救者应尽可能减少胸外按压中断的次数和时间，尽可能增加每分钟胸外按压的次数，中断时间限制在10秒以内。

（2）开放气道（airway，A） 心搏骤停后，患者会厌部肌肉松弛，常可致舌根后坠，使气道阻塞，为了保持呼吸道通畅，首先需开放气道，清除口鼻分泌物和气道异物，有义齿者需取出义齿。开放气道的方法如下。

1）仰头提颏法：施救者一手放在患者前额，手掌用力向后压使其头后仰，另一手的示指、中指抬起下颏，使下颏尖、耳垂的连线与地面垂直。但要注意操作时不要深压颏下软组织，以免压迫气道。

2）双手托颌法：施救者把手放置在患者头部两侧，肘部支撑在患者躺的平面上，握住下颌角，用力向上托下颌，使头后仰开放气道。适用于怀疑头、颈有创伤者。

3）托颈压额法：施救者一手托起患者颈部，另一手以小鱼际肌侧下按患者前额，使其头后仰，颈部抬起。不宜用于颈椎损伤的患者。

（3）人工呼吸（breathing，B） 是用人工的方法，使气体被动吹入肺泡，通过肺的间歇性膨胀，以维持肺泡通气和氧合作用，从而减轻机体缺氧和二氧化碳潴留。可采用口对口（鼻）人工呼吸、口对面罩、简易呼吸器或人工气道通气等方法。这里介绍口对口（鼻）人工呼吸。

口对口（鼻）人工呼吸：抢救者位于被抢救者的头胸之间，用拇指、示指捏紧患者的鼻孔（防止吹气时气体从鼻孔逸出），双唇紧密包绕患者口部形成一个封闭腔，正常吸气、吹气2次，每次吹气至患者胸部上抬后，即脱离患者口（鼻），抢救者轻抬起头部同时放开捏鼻孔的手，使患者的胸肺弹性回缩，被动地完成呼气。若患者口周外伤或牙关紧闭、张口困难可使用口对鼻呼吸。

5.复苏成功的标志 大动脉恢复搏动、自主呼吸恢复、面颊口唇由发绀转为红润、瞳孔由大变小并有对光反射存在，即可判断心跳、呼吸恢复，将进行下一步生命支持。

（三）操作后沟通

告知患者伤情处理的情况，安慰其不要紧张，医护人员随时在身边关心、急救。

（四）处置及整理用物

操作完毕垃圾按分类进行处理，整理用物。

（五）记录

准确记录伤员现场的处理情况，已采取的急救措施及目前的情况等，以便对伤员进行进一步的救治及护理；记录操作的过程、使用的物品（药品），可作为伤情动态变化的法律依据。

【注意事项】

（1）及早识别患者并启动应急反应系统。
（2）方法正确，抢救有效。
（3）注意操作适度，预防操作并发症如胃胀气、肋骨骨折、气胸等的发生。

【考核标准】

成人徒手心肺复苏操作考核评分标准

姓名： 总分：

操作流程	内容	分值	扣分细则	扣分
操作前准备（5分）	1.用物准备：纱布3~5块、电筒、弯盘2个、换药碗1个	2	缺一项扣0.5分	
	2.护士准备：工作装整洁、精神饱满、穿平底鞋	3	着装礼仪不规范扣1~3分	
操作过程（80分）	1.确保现场环境安全（开始计时）	5	未评估扣5分	
	2.抢救者位置：抢救者跪立于患者一侧，双腿分开与肩同宽	2	位置不正确扣2分	
	3.判断意识：轻拍患者肩部、呼唤患者（呼救"同志！醒醒！能听见说话吗？"），进入抢救状态	5	未判断或不正确扣5分	
	4.判断呼吸和脉搏：要求正确（7~10秒，口念任何有帮助的数字） （1）呼吸：采取"一看、二听、三感觉"判断 （2）脉搏：正确触摸患者的颈动脉	8	一项未判断或不正确扣4分	
	5.启动应急响应系统：拨打"120"，取除颤仪（AED）	5	缺一项扣2分	
	6.安置患者体位 （1）将患者仰卧于地上（或硬板床上） （2）松解衣扣、裤带	4	一项不正确扣2分	

续表

操作流程	内容	分值	扣分细则	扣分
操作过程（80分）	7.胸外按压：双手交叉重叠并十指紧扣均后翘，掌根部放于患者胸骨中下1/3交界处，双肘关节伸直，使前臂与患者胸骨垂直，以有节奏、均匀地向下垂直按压胸骨，使胸骨下陷至少5cm，按压频率100~120次/分，连续按压30次（每次按压后胸廓需完全回弹），并持续观察病情	24	酌情扣分	
	8.检查呼吸道：取下活动性义齿，清理口腔异物。开放呼吸道：根据实际情况，选择正确方法开放呼吸道	7	酌情扣分	
	9.人工呼吸：给予患者人工通气2次，每次通气持续1秒钟，观察通气效果	8	方法、次数不正确扣4分	
	10.CPR循环开始：胸外按压、人工呼吸以30：2方法连续5次为一个循环（最后以吹气2次结束循环，2分钟内完成）	8	酌情扣分	
	11.一个循环操作完毕后观察并判断患者是否复苏（指标：呼吸、脉搏、瞳孔、末梢循环等）	4	缺一项扣1分	
综合评价（15分）	1.抢救成功，将进入高级生命支持。整理用物，分类处理垃圾	5	缺一项扣2分	
	2.质量总评：动作熟练、有条不紊、操作规范、定位准确、符合要求	5	酌情扣1~3分	
	3.时间要求：从评委说"开始"到操作者报告操作完毕，时间不超过5分钟	5	每超时1分钟扣1分	
合计		100		

（周　娜）

任务六　新生儿心肺复苏

【目的】

尽快建立和恢复新生儿的循环和呼吸功能，保护中枢神经系统。

【适用范围】

（1）未建立呼吸的新生儿。
（2）有高危因素的新生儿。
（3）窒息的新生儿。

【操作流程】

（一）操作前准备

1.环境准备　环境安静、整洁，光线、温湿度适宜，抢救辐射台备用。

2.**用物准备** 简易呼吸器、喉镜、气管导管、一次性吸痰管、负压吸引器、手套、听诊器、心电监护仪、必要的抢救药品等。

3.**护士准备** 着装规范、七步洗手法洗手、戴无菌口罩和手套。

4.**患儿准备** 将新生儿放置在辐射台上，保暖。

（二）评估患者

评估患儿心率、呼吸、血氧饱和度情况，确定患儿呼吸、心搏骤停。

（三）操作过程

1.**刺激患儿** 头轻度后仰体位；去除气道内的分泌物或呕吐物，先吸口腔，后吸鼻腔；擦干、保暖。拍打或轻弹足底，摩擦患儿背部或两侧胸壁诱发自主呼吸。经刺激后无反应者，置新生儿仰卧位，轻度伸仰颈部，"鼻吸气"体位，使咽后壁、喉和气管成直线。

2.**人工正压通气** 每分钟心率＜100次，用简易呼吸器面罩，严密置于患儿口鼻部，并有节律地挤压呼吸囊，帮助患儿进行正压呼吸。选择大小合适的面罩，边缘能够覆盖颏端、口和鼻，不能覆盖眼睛。

持续正压通气：通气频率为每分钟40~60次，通气压力为20~25cmH$_2$O，吸气：呼气＝（1：1.5）~2.0，潮气量6~8ml/kg。必要时气管插管。

无论足月儿或早产儿，正压通气均要在脉搏血氧饱和度仪的监测指导下进行，必要时心电监护。足月儿开始用空气进行复苏；早产儿开始给21%~40%浓度的氧。

3.**胸外按压** 充分正压通气30秒后每分钟心率＜60次，给予胸外按压。胸外按压时给氧浓度增加至100%。

胸外按压的位置为胸骨下1/3（两乳头连线中点下方），避开剑突。按压深度约为胸廓前后径的1/3，产生可触及脉搏的效果。按压和放松的比例为按压时间稍短于放松时间，放松时拇指或其他手指应不离开胸壁。

按压的方法有拇指法和双指法。

（1）拇指法 双手拇指的指端按压胸骨，根据新生儿体型不同，双拇指重叠或并列，双手环抱胸廓支撑背部。

（2）双指法 右手示指和中指2个指尖放在胸骨上进行按压，左手支撑背部。

4.**胸外按压和正压通气的配合** 胸外按压时应气管插管进行正压通气。胸外按压和正压通气的比例应为3：1，即90次/分按压和30次/分呼吸，达到每分钟约120个动作。每个动作约1/2秒，2秒内3次胸外按压加1次正压通气。45~60秒重新评估心率。

5. 药物 新生儿复苏时很少需要用药。新生儿心动过缓通常是由于肺部通气不足或严重缺氧，纠正心动过缓的最重要步骤是充分的正压通气。

45~60秒的正压通气和胸外按压后，每分钟心率＜60次，应用复苏药物。药物治疗应根据心电监护显示心搏骤停的类型，通过静脉或气管插管给药，以促进心搏的恢复。

（1）肾上腺素 浓度为1：10 000，每次0.1~0.3ml/kg，静脉注射；气管内用量0.5~1 ml/kg。必要时3~5分钟重复一次。

（2）扩容剂

1）指征：当低血容量、怀疑失血或休克的新生儿对其他复苏措施无反应时。

2）扩容剂：推荐生理盐水。

3）方法：首次剂量为10ml/kg，经脐静脉或外周静脉5~10分钟缓慢推入。必要时可重复扩容1次。

（3）利多卡因 用于室性心动过速，选用静脉注射，初次剂量为1mg/kg，在1~2分钟注射完毕。此药的半衰期为30分钟，可每隔5分钟重复一次，直到心动过速停止或在20分钟内总量已达5mg/kg为止，并根据病情可继以每分钟20~30μg/kg速度滴注。

（4）其他药物 分娩现场新生儿复苏时一般不推荐使用碳酸氢钠。

6. 监测 复苏结束，继续监测生命体征、血氧饱和度等变化。观察有无并发症。

7. 整理及记录 整理用物及床单位，做好记录。

新生儿心肺复苏流程如图1-5所示。

【注意事项】

（1）持续呼吸囊面罩正压通气时间较长时可产生胃充气，可给予插入新生儿胃管，用20ml注射器抽吸胃内容物及气体。

（2）早产儿吸入氧浓度应＜40%。

（3）注意保暖，动作轻柔，复苏后密切监测。

（4）按压应确保足够的速度与深度，尽量减少中断。

（5）胸外按压时应注意防止用力过猛或部位不正确而发生肋骨骨折或内脏损伤，同时，应注意防止胃内容物反流造成窒息。

（6）肾上腺素不能直接加入碳酸氢钠溶液中输入，因碱性药物可降低其效果。

产前咨询，组成团队，检查物品

出生

足月吗？
羊水清吗？
肌张力好吗？
哭声或呼吸好吗？

是 →

常规护理：
新生儿和母亲在一起
彻底擦干
母婴皮肤接触
保暖和维持正常体温
延迟脐带结扎
继续评估

否

A
保暖和维持正常体温
摆正体位，清理气道（必要时）
擦干和刺激

呼吸暂停或喘息样呼吸？
心率<100次/分

否 →

呼吸困难或持续发绀？

是

摆正体位，清理气道
脉搏血氧饱和度监测
必要时常压给氧
考虑持续气道正压通气

是

B
正压通气
脉搏血氧饱和度监测
考虑使用3-导联心电监测

心率< 100次/分？

→

复苏后护理和监护

是

检查胸廓运动
需要时矫正通气步骤
需要时气管插管或喉罩气道

心率< 60次/分？

是

生后导管前目标血氧饱和度

1分钟	60%~65%
2分钟	65%~70%
3分钟	70%~75%
4分钟	75%~80%
5分钟	80%~85%
10分钟	85%~95%

C
气管插管
胸外按压与正压通气配合，100%氧
使用3-导联心电监测
考虑紧急脐静脉置管

心率< 60次/分？

是

D
静脉注射肾上腺素
若心率持续< 60次/分
考虑低血容量
考虑气胸

1分钟

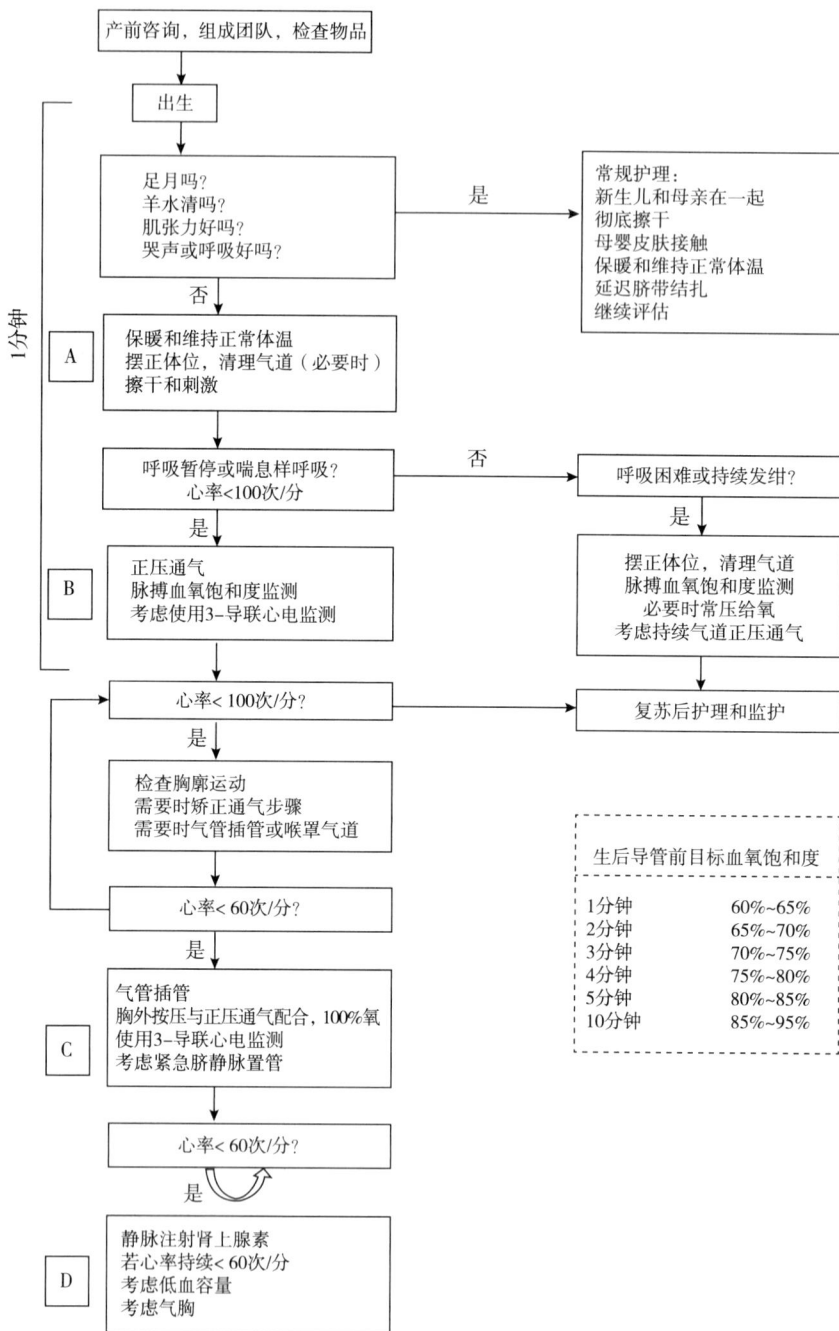

图1-5 新生儿心肺复苏流程图

【考核标准】

新生儿心肺复苏操作考核评分标准

姓名：　　　　　总分：

操作流程	内容	分值	扣分细则	扣分
操作前准备（10分）	1.环境准备：安静、整洁，光线、温湿度适宜，抢救辐射台备用 2.用物准备：简易呼吸器一套、喉镜、气管导管、一次性吸痰管、负压吸引器、手套、听诊器、必要的抢救药品等 3.护士准备：着装规范、七步洗手法、戴无菌口罩和手套 4.患者准备：将新生儿放置在辐射台上，保暖	10	缺一项估扣2分；用物缺一项扣0.5分	
评估患者（10分）	1.是否足月？ 2.羊水是否清亮？ 3.肌张力是否良好？ 4.有无呼吸或哭声？	10	缺一项扣2分；顺序错乱扣2分	
操作过程（60分）	（A）30秒。完成：评估；保持体温；摆正体位，开放气道；加压给氧	60	未进行保暖扣2分；未摆正体位扣2分；未开放气道扣2分；未加压给氧扣2分；第一个30秒，时间不正确扣2分	
	（B）30秒。评估呼吸、心率和肤色：呼吸暂停或心率＜100次/分时，进行正压人工呼吸		正压人工呼吸手法不正确扣5分；第二个30秒，时间不正确扣2分	
	（C~D）再次评估呼吸、心率和肤色：心率＜60/分时进行正压人工呼吸及胸外按压（45~60秒）；再次评估；心率仍＜60次/分；再次重复正压人工呼吸及胸外按压；心率＜60次/分使用肾上腺素 注：（A）气道；（B）呼吸；（C）循环；（D）用药。90次/分胸外按压伴30次/分呼吸（3：1）即2秒内3次胸外按压1次人工呼吸。按压深度为前后胸直径的1/3		未进行再次评估扣2分；胸外按压使用环抱法，方法不正确扣5分；第三个45~60秒，时间不正确扣2分；2秒内3次胸外按压1次人工呼吸，不正确扣2分；按压深度为前后胸直径的1/3，不正确扣2分	
	以上环节中，每一步评估患儿心率＞100次/分，肤色转红润都代表复苏成功，可予持续监护。动作需快、准		未口述"复苏成功"扣2分	
评估复苏后结果（10分）	操作达到预期目的、新生儿心率＞100次/分，有自主呼吸，肤色转红润	10	评估脉搏、呼吸方法不对扣2分；口述内容缺一项扣1分	
综合评价（10分）	1.按操作流程顺序无出错	10	操作不熟练扣1~3分	
	2.操作熟练，抢救迅速、规范，不超时		超时扣1~3分	
	3.具有职业防护及安全意识		无职业防护扣1~2分	
	4.人文关怀		无安全意识扣1~2分	
合计		100		

（宋庆霞）

任务七 小儿心肺复苏

【目的】

能正确评估患儿意识、呼吸、脉搏，并迅速、高质量地进行胸外心脏按压，选择恰当的人工呼吸，挽救生命。

【适用范围】

心搏呼吸骤停的患儿。

【操作流程】

（一）操作前准备

1. **环境准备** 环境安全、安静，光线明亮、温度适宜。

2. **用物准备** 小纱布、时钟、心肺复苏婴儿模型（着衣服）、婴儿气囊、弯盘、负压吸引球、电筒、听诊器、护理记录单、签字笔等。

3. **护士准备** 着装规范、无饰品。

4. **患者准备** 核对床号、姓名。

（二）评估患者

1. **评估意识** 位于患儿右侧，通过拍打足底、肩膀处，同时呼喊患儿，并口述意识评估结果。

2. **评估呼吸（5~10秒）** 适当暴露患儿的胸部，通过"看（胸廓有无起伏）、听（有无呼吸音）、感觉（有无气流溢出）"三步骤来完成。

3. **评估动脉搏动** 儿童颈动脉，婴儿肱动脉（5~10秒），与评估呼吸同时进行。

大声说出评估呼吸、脉搏结果，并启动应急系统。

观察并口述开始抢救的时间；院外还需评估环境是否安全。

（三）心脏按压

1. **复苏体位** 置患儿于硬板床，头、颈、躯干同一直线，身体无扭曲，手放身体两侧，充分暴露胸壁，松解腰带。

2. **胸外心脏按压** 按压部位：较大儿定位为胸骨中下1/3交界处，婴幼儿定位为双乳连线与胸骨垂直交叉点下方一横指。

3. **按压手法**

（1）1~8岁儿童 单掌法。

（2）婴儿 环抱双拇法（双人）；两指法（单人）。

4. **下压深度** 小儿约5cm；婴儿4cm（胸廓前后径1/3）。

5. **按压频率** 100~120次/分，用力、快速按压，胸壁回弹后再按压，放松时手掌（指）不能离开胸壁。按压同时观察患儿的面色。

6. 按压与放松时间比　1∶1。

7. 胸外按压与人工呼吸比　30∶2（双人法15∶2）。

（四）开放气道

（1）检查颈部有无损伤。

（2）检查有无口腔异物/分泌物。

（3）将头偏向一侧，用长条纱布（或负压吸引球）清除口腔、鼻腔分泌物，污染纱布放置污物盘内。

（4）仰头提颏法开放气道。

（五）人工呼吸

1. **两次口对口人工呼吸（较大儿童）**　一手拇指、示指捏紧患儿鼻孔，其余手指置于患儿前额部；用一单层纱布覆盖患儿口部，深吸气后对准患儿口腔将气体吹入，观察患儿胸部起伏；吹毕，松开鼻孔。

2. **两次口对口鼻人工呼吸（婴幼儿）**　吹气时将婴儿口鼻包紧，无漏气。

3. **吹气时间**　约1秒。

4. **胸外按压与人工呼吸之比**　30∶2（双人法15∶2）。

（六）双人复苏

（1）第二抢救者跑步进入现场。

（2）位于患儿头侧。

（3）检查气囊是否完好。

（4）手持气囊方法正确。

（5）面罩罩住口鼻。

（6）CE法开放气道和压气囊。

（7）必要时迅速更换抢救位置。

（8）第二抢救者位于患儿左侧进行胸外心脏按压（婴儿环抱拇指法，儿童单掌法）。

（9）换位后第一抢救者位于患儿头侧并检查气囊。

（10）捏气囊时间，一次约1秒。

（七）评估复苏结果

（1）5个循环胸外心脏按压及人工呼吸后，再次判断呼吸、脉搏。

（2）复苏成功后评估面色、口唇、甲床、皮肤颜色。

（3）观察瞳孔对光反射。

（4）扣好衣扣，头偏向一侧。

（5）口述复苏是否成功，并记录抢救时间。

【注意事项】

（1）操作熟练，抢救迅速、规范。

（2）具职业防护及安全意识。

（3）具有人文关怀。

（4）不超时。

【考核标准】

小儿心肺复苏操作考核评分标准

姓名：　　　　总分：

操作流程	内容	分值	扣分细则	扣分
操作前准备（5分）	1.环境准备：环境安全，光照明亮 2.用物准备：小纱布、时钟、心肺复苏婴儿模型（着衣服）、婴儿气囊、弯盘、负压吸引球、电筒、听诊器、护理记录单、签字笔等 3.护士准备：着装整齐，仪表端庄大方 4.患者准备：核对床号、患者姓名	5	缺一项扣1分；用物准备缺一项扣0.5分	
评估患者（10分）	1.位于患儿右侧，判断患儿意识：通过拍打足底、肩膀处 2.判断患儿呼吸（5~10秒）：适当暴露患儿的胸部，通过"看（胸廓有无起伏）、听（有无呼吸音）、感觉（有无气流溢出）"三步骤来完成 3.同时判断患儿动脉搏动（儿童颈动脉，婴儿肱动脉（5~10秒） 4.大声说出评估呼吸、脉搏结果，并启动应急系统 5.观察并口述开始抢救时间	10	抢救者位置不对扣2分；未做到轻拍、大声呼叫各扣1分	
			未适当暴露患者胸部、未做到用耳朵试患者气息、未侧头看胸廓起伏各扣1分	
			触摸脉搏方法、部位错误各扣1分；少判断一项扣2分；判断超过10秒或少于5秒扣2分	
			未口述"患儿心搏骤停"扣2分；未呼救或呼救不清各扣1分	
			未观察并口述开始抢救时间扣1分	
心脏按压（20分）	1.复苏体位正确 2.胸外心脏按压按压部位：较大儿定位为胸骨中下1/3交界处，婴幼儿定位为双乳连线与胸骨垂直交叉点下方一横指 3.按压手法：1~8岁儿童用单掌法；婴儿用环抱双拇法（双人）；两指法（单人） 4.下压深度：小儿约5cm；婴儿4cm（胸廓前后径1/3） 5.按压频率：100~120次/分，用力按压，快速按压，胸壁回弹后再按压，放松时手掌（指）不能离开胸壁 6.按压与放松时间比为1：1 7.胸外按压与人工呼吸比为30：2（双人法15：2）	20	按压部位错误每次扣2分；掌根（指）未紧贴胸部、手掌离开胸壁每循环扣1分；手指未翘起、接触胸壁每循环扣1分；肘关节屈曲每循环扣1分；未垂直按压每循环扣1分	
			按压深度过深或过浅每循环扣1分；用力不均匀、无冲击感、胸骨未迅速复原，每循环扣1分	
			按压频率错误扣4分	
			按压与呼吸比错误每循环扣2分	
			未初步判断复苏效果每项扣2分；未口述"复苏成功"扣2分	
开放气道（15分）	1.检查颈部有无损伤 2.检查有无口腔异物/分泌物 3.将头偏向一侧，用长条纱布（或负压吸引球）清除口腔、鼻腔分泌物，污染纱布放置污物盘内 4.开放气道：仰头提颏	15	未检查有无口腔异物/分泌物扣2分	
			未检查颈部有无损伤2分	
			未清除口腔分泌物扣2分	
			未开开放气道扣9分	

续表

操作流程	内容	分值	扣分细则	扣分
人工呼吸（15分）	1.两次口对口人工呼吸（较大儿童）：捏鼻，深吸气后吹气，同时观察患儿胸部起伏；吹毕，松开鼻孔 2.两次口对口鼻人工呼吸（婴幼儿）：吹气时将婴儿口鼻包紧，无漏气 3.吹气时间：约1秒 4.胸外按压与人工呼吸之比为30∶2（双人法15∶2）	15	纱布盖住鼻孔每次扣1分；操作者未捏患儿鼻孔每次扣1分；未深吸气每次各扣1分 吹气漏气（胸廓起伏小）、胸廓无隆起、吹气无效未补吹气每次扣1分；吹气后未松开鼻孔每次扣1分 未观察胸部起伏情况每次扣1分 吹气频率错误每次扣1分	
双人复苏（15分）	1.第二抢救者位于患儿头侧 2.检查气囊是否完好 3.面罩罩住口鼻 4.CE法开放气道及压气囊 5.更换位置后第二抢救者位于患儿左侧进行胸外心脏按压（婴儿环抱拇指法，儿童单掌法） 6.换位后第一抢救者位于患儿头侧并检查气囊	15	未跑步进入现场扣1.5分；第二抢救者持气囊未位于头侧扣1.5分 未检查气囊扣1.5分；手持气囊方法不正确扣1.5分 面罩未罩于口鼻扣1.5分 CE法下压气囊不规范扣1.5分 更换位置不迅速扣1.5分；第二抢救者未位于患儿左侧进行胸外心脏按压扣1.5分 换第一抢救者持气囊位未于患儿头侧扣1.5分；一只手捏气囊土法不对扣1.5分	
评估复苏后结果（10分）	1.5个循环后再次判断呼吸、脉搏 2.复苏成功后评估面色、口唇、甲床、皮肤颜色 3.观察瞳孔对光反射 4.扣好衣扣，头偏向一侧 5.口述复苏是否成功 6.口述"复苏成功"（计时结束） 7.进行下一步高级生命支持	10	少判断一项扣1~2分 查看瞳孔及角膜未翻开眼睑各扣0.5分 评估脉搏、呼吸方法不对扣1~2分 口述内容缺一项扣0.5分	
综合评价（10分）	1.按操作流程顺序无出错 2.操作熟练，抢救迅速、规范，不超时 3.具有职业防护及安全意识 4.人文关怀	10	操作不熟练扣1~3分 超时扣1~3分 无职业防护扣1~2分 无安全意识扣1~2分	
合计		100		

（董志甫）

消化系统疾病常用护理技术

任务一　腹腔穿刺术的护理配合

【目的】

（1）明确腹腔积液的性质，找出病原，协助诊断。

（2）抽出腹水，以减轻患者腹腔内的压力，缓解腹胀、胸闷、气急、呼吸困难等症状，减少静脉回流阻力，改善血液循环。

（3）向腹膜腔内注入药物。

（4）注入一定量的空气（人工气扳）以增加腹压，使膈肌上升，间接压迫两肺，减小肺活量，促进肺空洞的愈合。在肺结核空洞大出血时，人工气腹可作为一项止血措施。

（5）施行腹水浓缩回输术。

（6）诊断性（如腹部创伤时）或治疗性（如重症急性胰腺炎时）腹腔灌洗。

【适用范围】

（1）腹水原因不明，或疑有内出血者。

（2）大量腹水引起难以忍受的呼吸困难及腹胀者。

（3）需腹腔内注药或腹水浓缩回输者。

【操作流程】

（一）操作前准备

1.环境准备　环境清洁、安静，温度适宜，必要时屏风遮挡。

2.用物准备　常规消毒治疗盘1套，无菌腹穿刺包1个（内有腹穿刺针1个、无菌注射器20ml和20ml各1副、7号针头1个、洞巾1条、纱布2块等），棉签盒，2ml 1%普鲁卡因（或利多卡因）2支，无菌手套2副，载玻片及推玻片若干，培养基，酒精灯，火柴，胶布等。

3.护士准备　衣帽整齐、修剪指甲、七步洗手法洗手、戴口罩。

4.患者准备

（1）核对　床号、姓名、医嘱。

（2）告知　说明穿刺目的、方法和注意事项等，消除其恐惧，取得患者配合。

（3）评估　了解患者的病情、耐受力、合作程度；术前测量腹围、血压、脉搏，检查腹部体征，以利于动态观察病情。协助患者排尿，以防穿刺时损伤膀胱。

（二）操作中的配合

（1）协助患者取合适体位（轻者可坐位，体弱者可取半卧位或左侧卧位）。协助患者暴露腹部，选择适当的穿刺点。

（2）常规消毒穿刺部位皮肤，铺无菌孔巾，局部麻醉，根据穿刺目的不同选择穿刺针穿刺。

（3）协助穿刺，术者左手固定穿刺部皮肤，右手持针经麻醉处垂直刺入腹壁，待针尖抵抗感突然消失时，表示针尖已穿过腹壁层腹膜，即可抽取腹水。

（4）协助放液，放液速度不得过快、过多，一次放液量不得超过3000ml，根据需要留样送检。

（5）拔出穿刺针，穿刺部位以无菌纱布按压5~10分钟，再以胶布固定。

（6）记录穿刺过程中及穿刺术后患者生命体征变化，腹水的颜色、性状，放出腹水的量，穿刺部位有无溢液，签名。

（三）操作后的护理

（1）协助患者卧向穿刺部位的对侧，防止腹水外溢，卧床休息8~12小时。

（2）防腹压骤降：大量放液后，需以多头腹带束紧，以防腹压骤降、内脏血管扩张引起血压下降或休克。

（3）观察穿刺点有无腹水外溢，及时更换敷料，保持穿刺部位清洁，预防伤口感染。密切监测患者体温、血压、脉搏、神志的变化，防止诱发肝性脑病。

（四）操作后沟通

（1）平卧位休息8~12小时；或卧向穿刺部位的对侧，防止腹水外溢。

（2）穿刺3日内禁淋浴，以免污染伤口。

（3）穿刺处敷料保持干燥，如被血液和汗水浸湿，要通知医护人员及时更换。

【注意事项】

（1）测量腹围，观察腹水消长情况。

（2）穿刺时注意观察患者面色、血压、脉搏等变化，如有异常及时处理。

（3）密切观察患者穿刺部位有无渗液、渗血，有无腹部压痛、反跳痛和腹肌紧张等腹膜炎征象。

腹腔穿刺术的护理配合操作考核评分标准

姓名：　　　　　　总分：

操作流程	内容	分值	扣分细则	扣分
操作前准备（20分）	1.环境准备：环境清洁、安静，温度适宜，必要时屏风遮挡	2	未评估环境扣2分	
	2.用物准备：常规消毒治疗盘1套，无菌腹穿刺包1个（内有腹穿刺针1个、无菌注射器20ml和20ml各1副、7号针头1个、洞巾1条、纱布2块等），棉签盒、2ml 1%普鲁卡因（或利多卡因）2支、无菌手套2副、载玻片及推玻片若干、培养基、酒精灯、火柴、胶布等	10	缺一项扣1分，扣完为止	
	3.护士准备：衣帽整齐、修剪指甲、洗手、戴口罩	3	一项不符合要求扣1分	

续表

操作流程	内容	分值	扣分细则	扣分
操作前准备（20分）	4.患者准备 （1）核对床号、姓名、医嘱 （2）告知穿刺目的、方法和注意事项等，消除患者恐惧，取得患者配合 （3）评估患者的病情、耐受力、合作程度；术前测量腹围、血压、脉搏，检查腹部体征，以利于动态观察病情。协助患者排尿，以防穿刺时损伤膀胱	5	未核对患者扣2分 未评估患者扣2分 未行告知事项扣1分	
操作中的配合（53分）	1.协助患者取合适体位（轻者可坐位，体弱者可取半卧位或左侧卧位）	3	未完成扣3分	
	2.协助患者暴露腹部，选择适当的穿刺点	3	未完成扣3分	
	3.常规消毒穿刺部位皮肤，铺无菌孔巾，局部麻醉，根据穿刺目的不同选择穿刺针穿刺	5	缺一项扣1分，扣完为止	
	4.协助穿刺，术者左手固定穿刺部皮肤，右手持经麻醉处垂直刺入腹壁，待针尖抵抗感突然消失时，表示针尖已穿过腹壁层腹膜，即可抽取腹水	5	操作不规范扣2~3分	
	5.协助放液，放液速度不得过快、过多，一次放液量不得超过3000ml，根据需要留样送检	5	未按要求扣2~3分	
	6.拔出穿刺针，穿刺部位以无菌纱布按压5~10分钟，再以胶布固定	5	未按要求扣2~3分	
	7.穿刺点护理：观察穿刺点有无腹水外溢，及时更换敷料，保持穿刺部位清洁，预防伤口感染	7	操作不规范或错误扣3~7分	
	8.防腹压骤降：大量放液后，需以多头腹带束紧，以防腹压骤降、内脏血管扩张引起血压下降或休克	5	未使用外壳扣全分；固定不当扣3分	
	9.生命体征观察：密切监测患者体温、血压、脉搏、神志的变化，防止诱发肝性脑病	5	未观察扣2~5分	
	10.协助患者卧向穿刺部位的对侧，防止腹水外溢，卧床休息8~12小时	5	未做完酌情扣1~2分	
	11.整理床单位及用物（按医院感染管理办法规定，分类进行用物处置）并记录	5	未整理床单位及用物、未记录扣3~5分	
操作后沟通（8分）	1.平卧位休息8~12小时；或卧向穿刺部位的对侧，防止腹水外溢 2.穿刺3日内禁淋浴，以免污染伤口 3.穿刺处敷料保持干燥，如被血液和汗水浸湿，要通知医护人员及时更换	8	一项未沟通扣4分	
注意事项（9分）	1.测量腹围，观察腹水消长情况 2.穿刺时注意观察患者面色、血压、脉搏等变化，如有异常及时处理 3.密切观察患者穿刺部位有无渗液、渗血，有无腹部压痛、反跳痛和腹肌紧张等腹膜炎征象	9	不符要求每项扣3分	
综合评价（10分）	1.程序正确、操作熟练	4	不符要求酌情扣分	
	2.关爱患者，护患沟通有效	4	不符要求酌情扣分	
	3.操作时间：15分钟	2	超时30秒扣1分，扣完为止	
合计		100		

（刘晓青）

任务二　肝脏穿刺活检术的护理配合

【目的】

（1）明确诊断各类肝脏疾病。

（2）为慢性肝病治疗提供依据。

【适用范围】

（1）不明原因的肝大及黄疸。

（2）全身性疾病疑有肝脏受累，如肝结核、系统性红斑狼疮等。

（3）对肝炎进行诊断、分型及判断治疗效果。

（4）确定肝脏占位性病变的性质。

【操作流程】

（一）操作前准备

1.环境准备　环境安静、整洁，光线、温度适宜，必要时屏风遮挡。

2.用物准备　常规消毒治疗盘1套、无菌肝穿包1个、棉签盒、2ml 1%普鲁卡因（或利多卡因）2支、无菌手套2副、无菌生理盐水、弯盘、10%甲醛、5ml注射器1个、20ml注射器1个、高弹力腹带、小沙袋等。

3.护士准备　着装规范、七步洗手法洗手、戴无菌口罩。

4.患者准备

（1）使患者了解肝脏穿刺活检的目的及注意事项，愿意合作，有安全感，并训练患者反复练习吸气屏气动作以配合手术，患者或家属同意穿刺并签字，紧张者可用镇静剂，如安定等。

（2）对患者进行出凝血时间，血小板、血红蛋白及部分活化凝血酶原时间，凝血酶原时间检查（异常者可用维生素 K 10mg 肌内注射，3~5天后再复查），如仍不正常，不应强行穿刺。

（3）测定患者血型，配血，必要时输血。测血压、脉搏，疑有肺气肿者应行X线胸片检查。

（4）进行肝脏超声检查，便于确定穿刺点，有条件者可在超声直视下选择穿刺部位。

（二）操作中的配合

（1）患者取仰卧位，身体右侧靠床沿，并将右臂上举于枕后。

（2）确定穿刺部位，在B超定位下选取穿刺点。

（3）常规消毒局部皮肤，术者戴无菌手套，铺无菌洞巾，2%利多卡因，穿刺点局麻。

（4）检查穿刺物品是否通畅、衔接是否紧密。

（5）穿刺、取材：经皮穿刺，嘱患者平静呼吸，术者持枪式切割式穿刺针于选定的穿刺点。穿透皮肤、肌层进至肝包膜时，令患者呼气后屏气，快速推动切割式针芯进入肝实质，同时套管针自动前行切割肝组织并快速拔针，整个过程只需1~2秒。

（6）密切观察患者面色、脉搏、呼吸。

（7）穿刺拔针后用力压迫5~10分钟，覆盖无菌纱布，捆绑腹带。

（8）送检。用生理盐水从针内冲出肝组织于弯盘中，以10%甲醛固定送检。

（三）操作后沟通

（1）向患者说明穿刺情况，卧床制动24小时。

（2）告知患者护士会巡查病房，如需要请及时按铃呼叫。

（3）向患者表示感谢。

【注意事项】

（1）术后观察沙袋压迫穿刺部位，腹带包扎腰腹部。

（2）每15~30分钟测呼吸、脉搏、血压一次，连续观察4小时，防止内出血。

【考核标准】

肝脏穿刺活检术的护理配合操作考核评分标准

姓名：　　　　总分：

操作流程	内容	分值	扣分细则	扣分
素质要求 （6分）	1.形象：服装、鞋帽整洁、戴口罩、仪表大方、举止端庄、修剪指甲 2.态度：微笑服务、语言柔和恰当、态度和蔼可亲	6	着装、仪表不符合规范扣1分；未戴口罩、未修剪指甲各扣1分 态度不适各扣1分	
操作前准备（14分）	1.环境准备：环境清洁，温度适宜，必要时屏风遮挡	2	未评估环境、未注意隐私各扣1分	
	2.用物准备：备齐用物、放置妥当	4	未将用物备齐、放置妥当各扣2分	
	3.护士准备：核对患者、自我介绍、七步洗手法洗手、评估患者	3	缺一项扣1分	
	4.患者准备：理解目的、愿意合作、有安全感；做好各项检查，如出凝血时间等	5	未告患者目的、争取患者合作扣2分；未评估各项检查扣2分	
操作中的配合（50分）	1.体位合适	5	未取正确体位扣5分	
	2.肝穿 （1）操作手法正确 （2）密切观察患者神志、呼吸、心率等情况 （3）有异常时及时报告医生，采取相应的处理措施 （4）指导患者配合呼吸，穿刺拔针后用力压迫5~10分钟，覆盖无菌纱布，捆绑腹带	45	操作手法错误扣10分；未密切观察患者神志、呼吸、心率等情况扣10分；未根据情况有异常时及时报告医生，采取相应的处理措施扣10分；未指导患者配合呼吸，穿刺拔针后用力压迫5~10分钟，覆盖无菌纱布，捆绑腹带扣15分	

续表

操作流程	内容	分值	扣分细则	扣分
操作后沟通（20分）	1.协助患者整理衣物，嘱患者休息 2.穿刺后应取合适的体位 3.记录患者病情变化情况及将取出的组织 4.送检密切观察生命体征 5.向患者说明穿刺情况及注意事项	20	未协助患者整理衣物扣2分；未协助穿刺后应取合适的体位扣6分；未将取出的组织送检扣3分；未密切观察生命体征扣6分；未向患者说明扣3分	
综合评价（10分）	1.沟通流畅	5	无沟通不得分；沟通不良扣2分	
	2.操作规范	5	操作不规范扣1~5分	
合计		100		

（李　琴）

任务三　电子胃镜检查的护理

【目的】

（1）准确诊断胃部疾患，以确定病变的部位及性质。

（2）观察疗效：对已经确认的胃、十二指肠疾病患者进行随访或观察疗效。

（3）进行治疗：在镜下止血、钳取异物、电凝切息肉等。

【适用范围】

（1）有上消化道症状（如恶心、呕吐、腹痛、腹胀等），需做检查以确诊者。

（2）不明原因的上消化道出血者（如呕血、黑便）。

（3）疑有上消化道肿瘤者（如消瘦，有胃癌、食管癌家族史，大便潜血阳性等）。

（4）需胃镜随诊的病变（如消化性溃疡、萎缩性胃炎、息肉病等）。

（5）需内镜下治疗的患者。

【操作流程】

（一）操作前准备

1.环境准备　温度及湿度适宜，病房清洁整齐，光线好，关好门窗。

2.用物准备　内镜、光源主机、活检钳、细胞刷、必要的各种治疗器械、表面麻醉剂、各种急救药品（备用）以及内镜消毒设备。圆碗、弯盆、酒精纱布、注射器、一次手套、记录本、签字笔等。

3.护士准备　着装整洁、修剪指甲、七步洗手法洗手、戴口罩。

4.患者准备

（1）核对　床号、姓名。

（2）告知　说明做胃镜检查的目的、检查经过、注意事项，取得患者配合。

1）术前禁食6~8小时，已做钡餐检查者必须待钡剂排空后再做检查。幽门梗阻患者应禁食2~3天，必要时术前洗胃。最好排空大小便。

2）个别精神紧张或胃肠蠕动强者可在检查前15分钟肌内注射阿托品0.5mg或丁溴东莨菪碱10mg，或行清醒镇静麻醉。

3）咽部麻醉：检查前10分钟含服1%卡因麻醉润滑霜，有麻醉过敏史者可不用麻醉。

（3）评估　了解患者年龄、病情、意识状态、饮食情况、情绪等；有无药物过敏史；患者心理状态，对检查的认知程度、合作程度。

（二）操作过程

（1）协助患者取左侧卧位，头部略向前倾，双腿屈曲。

（2）在患者头下放一治疗巾，解开衣领和裤带，有活动假牙宜取出，嘱患者轻轻咬住牙垫。

（3）在医生操作胃镜时，护士位于患者头侧或医生旁，用手固定牙垫和扶镜，以防滑出或移位。注意保持患者头部位置不动，嘱患者不要吞咽唾液以免呛咳，让唾液流入盘内或用吸引管将口水吸出。嘱患者缓慢深呼吸，有助于减轻恶心等不适反应。

（4）退镜时，护士应手持纱布将镜身外黏附的黏液和血迹擦掉。

（5）根据需要配合活组织检查、黏膜染色，核对抽取病理标本并及时送检。

（6）记录检查结果，检查过程中病情观察内容，签名。

（三）操作后沟通

（1）1小时以后才允许进食。

（2）活检一般4天后取报告。

【注意事项】

（1）检查过程中随时观察患者面色、脉搏、呼吸等改变，一旦发生心搏骤停、心肌梗死等应立即停止检查并积极抢救。

（2）插镜困难时应查明原因，切不可用力，必要时在镇静药物的辅助下再次试插。

（3）彻底清洁、消毒内镜及有关器械，妥善保管，避免交叉感染。

【考核标准】

电子胃镜检查的护理操作考核评分标准

姓名：　　　　　　总分：

操作流程	内容	分值	扣分细则	扣分
操作前准备（29分）	1.环境准备：温度及湿度适宜，病房清洁整齐，光线好，关好门窗	2	未评估环境扣2分	
	2.用物准备：内镜、光源主机、活检钳、细胞刷、必要的各种治疗器械、表面麻醉剂、各种急救药品（备用）以及内镜消毒设备。圆碗、弯盆、酒精纱布、注射器、一次手套、记录本、签字笔	10	缺一项扣1分，扣完为止	
	3.护士准备：着装整洁、修剪指甲、七步洗手法洗手、戴口罩	3	一项不符要求扣1分	

续表

操作流程	内容	分值	扣分细则	扣分
操作前准备（29分）	4.患者准备 （1）核对床号、姓名 （2）告知做胃镜检查的目的、检查经过、注意事项，取得患者配合 （3）评估患者年龄、病情、意识状态、饮食情况、情绪等；有无药物过敏史；心理状态，对检查的认知程度、合作程度	5	未核对患者扣2分；未评估患者扣2分；未行告知事项扣1分	
	5.术前禁食6~8小时，已做钡餐检查者必须待钡剂排空后再做胃镜检查。幽门梗阻患者应禁食2~3天，必要时术前洗胃。最好排空大小便	3	未完成扣2~3分	
	6.个别精神紧张或胃肠蠕动强者可在检查前15分钟肌内注射阿托品0.5mg或丁溴东莨菪碱10mg，或行清醒镇静麻醉	3	未完成扣2~3分	
	7.咽部麻醉：检查前10分钟含服1%卡因麻醉润滑霜，有麻醉过敏史者可不用麻醉	3	缺一项扣1分，扣完为止	
操作过程（48分）	1.在患者头下放一治疗巾，解开衣领和裤带，有活动假牙宜取出，嘱患者轻轻咬住牙垫	3	操作不规范扣2~3分	
	2.在医生操作胃镜时，护士位于患者头侧或医生旁，用手固定牙垫和扶镜，以防滑出或移位。注意保持患者头部位置不动，嘱患者不要吞咽唾液以免呛咳，让唾液流入盘内或用吸引管将口水吸出。嘱患者缓慢深呼吸，有助于减轻恶心等不适反应	10	未按要求扣2~3分，扣完为止	
	3.检查结束退镜时，护士应手持纱布将镜身外黏附的黏液和血迹擦掉	5	未按要求扣2~3分	
	4.根据需要配合活组织检查、黏膜染色，核对抽取病理标本并及时送检	5	操作不规范或错误扣3~10分	
	5.协助患者取舒适体位，介绍术后注意事项	5	未按要求扣2~3分	
	6.进行床侧清洗，整理床单位及用物	5	未整理扣2~5分	
	7.按医院感染管理办法规定，分类进行用物处置。胃镜应送镜室进行手工清洗—酶洗—消毒液浸泡—酒精冲洗及吹干等程序，按规范要求专人登记内镜编号、清洁、消毒时间，备用	10	未做完酌情扣分1~2分	
	8.记录检查结果，检查过程中病情观察内容，签名	5	未记录扣3~5分	
操作后沟通（5分）	1.1小时以后才允许进食 2.活检一般4天后取报告	5	一项未沟通扣4分	
注意事项（9分）	1.检查过程中随时观察患者面色、脉搏、呼吸等改变，一旦发生心搏骤停、心肌梗死等应立即停止检查并积极抢救 2.插镜困难时应查明原因，切不可用力，必要时在镇静药物的辅助下再次试插 3.彻底清洁、消毒内镜，妥善保管，避免交叉感染	9	不符要求每项扣3分	

操作流程	内容	分值	扣分细则	扣分
综合评价 （9分）	1.程序正确、操作熟练	3	不符要求酌情扣分	
	2.关爱患者，护患沟通有效	3	不符要求酌情扣分	
	3.操作时间：15分钟	3	每超时30秒扣1分，扣完为止	
合计		100		

（刘晓青）

任务四　逆行性胰胆管造影检查的护理

【目的】

经内镜逆行胰胆管造影（ERCP）是将内镜插入十二指肠降部，经十二指肠乳头向胆管或胰管插入造影导管，注入造影剂在X线下行胰胆管造影，以诊断或治疗胰胆管疾病。

【适用范围】

胰、胆道疾病，如各种原因的梗阻性黄疸、胆道肿瘤、囊肿、胆管结石、胰管结石、胰腺假性囊肿、十二指肠乳头部狭窄肿瘤等疾病的诊断及治疗。

【操作流程】

（一）操作前准备

1.环境准备　环境清洁，光照情况良好。

2.用物准备　消毒后备用的电子纤维十二指肠镜及显像系统；口垫、造影剂、生理盐水、空针、导管、导丝、切开刀等；X线设备、防护服。

3.护士准备　着装整洁规范、仪表端庄大方、规范洗手。

4.患者准备

（1）严格执行安全核查制度。

（2）查看凝血功能、血小板计数、知情同意书。

（3）建立静脉通道。

（4）术前根据医嘱至少禁食禁饮4小时。

（5）向患者及家属宣教ERCP的目的及方法，取得患者配合，减轻紧张情绪。

（6）宣教术中配合知识，让患者学会吞咽动作、张口呼吸、吸气动作，学会左侧卧位、俯卧位等体位配合。

（7）碘皮试，备好造影剂。碘过敏试验阳性者可选用碘海醇注射液（欧乃派克）等造影剂。

（8）术前评估患着有无禁忌证，如严重心、肺、脑、肝、肾疾病，评估生命体征（关注血压）及凝血功能，将术中用药带至内镜室。

（二）操作过程

（1）协助患者取左侧卧位，左上肢放在背后，以便必要时变成俯卧位。

（2）做好心电监护，严密监测生命体征。

（3）协助给予镇静剂或者协助麻醉师行无须气管插管的全身麻醉。

（4）协助内镜医师插入十二指肠镜，协助置入导管，排空造影导管内气体。

（5）导管插入成功后缓慢注入造影剂。要求：胆道、胰管有感染时先抽胆汁、胰液等送细菌培养及药敏，胆道、胰管梗阻时应先抽出胆汁、胰液，行胆道、胰管减压，再动态下缓慢注入造影剂，胰管注入造影剂时更应缓慢，一般3~5ml。

（6）必要时留置鼻胆管或鼻胰管。

（7）终末处理。

【术后护理】

（1）休息和活动。手术当天嘱患者卧床休息，若无不适，术后第2天可床边活动。

（2）术后常规禁食2小时即可恢复检查前饮食。

（3）术后给予心电监护、血氧饱和度监测，密切监测患者生命体征，观察患者症状和体征，注意有无腹痛、发热、黑便、便血等情况，必要时遵医嘱查血尿淀粉酶、腹部平片等。

（4）术后并发症的观察与处理

1）出血：观察有无黑便、便血、贫血症状，生命体征尤其是血压、心率有无变化。

2）急性胰腺炎：主要与术中胰管直接损伤及胰管内压力升高有关，多发生于ERCP术后数小时内，主要表现为上腹痛伴恶心呕吐，血、尿淀粉升高。因此术后观察生命体征、出血情况及胰腺炎症状，如出现急性腺腺炎立即给予禁食、胃肠减压等。

3）感染：主要为胆道感染。由于绝大多数胆总管结石患者的胆管内都有细菌生长，所以术后严密观察患者有无腹痛、畏寒、发热、黄疸及腹膜刺激征，关注血常规的变化，必要时遵医嘱静脉给予抗生素，并加强高热护理及皮肤护理。

4）穿孔：一般为乳头切开十二指肠穿孔，多由于切开长度超过胆总管十二指肠段所致。表现为腹痛腹胀、腹部膨隆、腹膜刺激征、发热和白细胞开高，X线透视或摄片可确诊。

（5）妥善固定鼻胆管，保持引流通畅，防止意外拔管，观察引流效果。

【注意事项】

（1）说明该项检查或治疗的目的、术前准备事项、术后注意事项。

（2）配合完成术前准备。

（3）了解ERCP术后相关知识

1）术后常规禁食2小时，宜少量多餐，以低脂、易消化、高热量、富含维生素为主。

2）鼻胆管的重要性，保持引流通畅，防止意外拔管。

3）药物的名称、用法、用量、作用及副作用。

【考核标准】

逆行性胰胆管造影检查（ERCP）的护理操作考核评分标准

姓名： 总分：

操作流程	内容	分值	扣分细则	扣分
操作前准备（10分）	1.环境准备：环境清洁、光照情况良好	2	未评估扣1~2分	
	2.用物准备：治疗盘、无菌手套、50ml注射器、消毒后备用的电子纤维十二指肠镜及显像系统、口垫、造影剂、生理盐水、导管、导丝、X线设备，防护服、监护仪	4	缺一项扣0.5分	
	3.护士准备：着装整洁规范，仪表端庄大方，规范洗手	2	不规范扣1~2分	
	4.患者准备 （1）核对患者、医嘱 （2）查看凝血功能、血小板计数、知情同意书 （3）建立静脉通道	2	酌情扣分	
操作过程（80分）	1.接患者至导管室，核对患者，根据病情协助患者取适当体位	2	未核对扣1分；未指导患者取体位扣1分	
	2.确认患者身份，向患者解释操作的目的，取得配合	2	酌情扣分	
	3.根据病情协助患者取适当体位评估病情	2	未做扣2分	
	4.评估病情，行心电监护	2	未做扣2分	
	5.建立静脉通路	10		
	6.协助给予镇静剂或者协助麻醉师行全身麻醉	10	酌情扣分	
	7.协助内镜医师插入十二指肠镜	10	酌情扣分	
	8.协助置入导管，排空造影导管内气体	10	酌情扣分	
	9.导管插入成功后缓慢注入造影剂	4	酌情扣分	
	10.胆道、胰管有感染时先抽胆汁、胰液等送细菌培养及药敏，标本采集正确	10	酌情扣分	
	11.胆道、胰管梗阻时应先抽出胆汁、胰液，行胆道、胰管减压，再动态下缓慢注入造影剂，胰管注入造影剂时应更缓慢，一般3~5ml	10	酌情扣分	
	12.护送患者回病房，协助取舒适体位，酌情拉床挡，整理床单位	2	缺一项扣1分	
	13.清洗消毒十二指肠镜，晾干，备用	4	酌情扣分	
	14.规范处理用物，洗手	2	酌情扣1~2分	
操作后沟通（6分）	1.及时向患者报告检查情况	2	酌情扣1~2分	
	2.讲解术后注意事项	2	酌情扣1~2分	
	3.告知患者护士会巡查病房，如需要请及时按铃呼叫	2	酌情扣1~2分	

续表

操作流程	内容	分值	扣分细则	扣分
综合评价 （4分）	1.操作与配合熟练、流畅，遵守无菌原则	2	酌情扣1~2分	
	2.礼仪规范，沟通自然体现人文关怀	2	酌情扣1~2分	
合计		100		

（唐晓玲）

任务五　腹腔穿刺引流、冲洗的护理

【目的】

（1）引流腹腔内积液。

（2）检测引流液，确定腹腔积液的性质。

（3）可灌洗腹腔，并可做腹腔内给药。

（4）监测引流液情况，判断病情变化。

【适用范围】

（1）抽取腹腔内积液进行检验，以便寻找病因，协助临床诊断。

（2）对大量腹水引起严重的胸闷、气促、少尿等症状，患者难以忍受时，可适当抽放腹水以缓解症状。

（3）腹腔内注射药物，如抗生素、化疗药物等，以协助治疗疾病。

【操作流程】

（一）操作前准备

1.环境准备　环境清洁、安静，温度适宜，必要时屏风遮挡。

2.用物准备　腹腔穿刺包、无菌手套、胶布、2%利多卡因、75%乙醇、2%碘酊、消毒棉签、治疗盘、腹带、留置送检标本的无菌试管、注射器、乳胶管，并备好血压计、听诊器和卷尺。

3.护士准备　衣帽整齐、戴口罩、修剪指甲、七步洗手法洗手。

4.患者准备

（1）核对　床号、姓名及相关信息。

（2）告知　说明测量的目的、方法、注意事项，取得患者配合。

（3）评估　询问患者有无麻醉药过敏史，并签手术同意书；复核患者的肝功能、血常规、出凝血时间等检查结果。

（二）操作过程

1.体位　协助患者取穿刺体位，可坐在靠椅上，或半卧位、平卧位、稍左侧卧位。

2.选择穿刺点　一般选择左下腹脐与左髂前上棘连线中、外1/3交点；也可选择侧卧位脐水平线与腋前线或腋中线的延长线相交点为穿刺点。对少量或包裹性腹水，必须在B超指导下定位穿刺。

3.穿刺部位常规消毒　戴无菌手套，铺消毒洞巾，用0.5%利多卡因逐层做局部浸润麻醉。

4.协助穿刺

（1）操作者左手固定穿刺处皮肤，右手持针座接8号或9号乳胶管的针头，经麻醉处刺入皮肤后，以45°斜刺入腹肌，再与腹壁呈垂直角度刺入腹腔。

（2）助手用消毒血管钳子固定针头，并夹住乳胶管。见腹水流出后，以输液夹子调整速度。将腹水引入容器中计量，并置于标本试管送检。

（3）穿刺结束后，消毒针孔部位，并按住针孔3~5分钟，防止腹水渗漏，加蝶形胶布固定，纱布覆盖。并加用腹带加压包扎。

5.记录　穿刺引流物的量、颜色、性质，签名。

（三）操作后沟通

（1）告知患者本次操作的目的及意义。

（2）操作后患者平卧，保持穿刺孔处于高位，以免腹水漏出。如仍有漏出，可用蝶形胶布或火棉胶粘贴。

（3）告知患者操作后观察，如有异常及时反馈并处理。

（4）肯定患者操作中的配合，及时告知检查结果。

（四）操作后处理

（1）非感染性的腹水，每1000ml用1粒消毒剂；感染性腹水，每500ml用1粒消毒剂；保留30分钟后，倒入专门倾倒医疗污物的渠道。

（2）穿刺针、注射器等锐器必须放入专门的医疗锐器收集箱。

（3）其余物品投入标有放置医疗废物的黄色垃圾袋内。

【注意事项】

（1）注重操作前、中、后的护患沟通。

（2）每次放腹水的量不超过3000~6000ml；如为肝硬化患者，第一次放腹水不要超过3000ml。

（3）注意无菌操作，以防腹腔感染。

（4）操作中密切观察患者，如发现头晕、恶心、心悸、气促、脉搏增快、面色苍白，应立即停止操作，并做适当处理。

（5）术后应严密观察有无出血和继发感染的并发症。

【考核标准】

腹腔穿刺引流、冲洗的护理操作考核评分标准

姓名：　　　　　总分：

操作流程	内容	分值	扣分细则	扣分
操作前准备（20分）	1.环境准备：环境清洁、安静，温度适宜，必要时屏风遮挡	4	未评估扣2分	
	2.用物准备：腹腔穿刺包、无菌手套、胶布、2%利多卡因、75%乙醇、2%碘酊、消毒棉签、治疗盘、腹带、留置送检标本的无菌试管、注射器、乳胶管，并备好血压计、听诊器和卷尺	6	缺一项扣0.5分，扣完为止	
	3.护士准备：着装整洁规范、戴口罩、修剪指甲、七步洗手法洗手	2	不规范扣2分	
	4.患者准备 （1）核对床号、姓名及相关信息（2分） （2）操作前排空尿液（2分） （3）加强沟通，消除恐惧：内容包括目的、操作过程与注意事项（2分） （4）核实患者无麻醉药过敏史，并已签手术同意书；复核肝功能、凝血功能检查结果（2分）	8	缺一项扣2分	
操作过程（40分）	1.体位：协助患者取穿刺体位，可半卧位、平卧位、稍左侧卧位	6	未安置或不正确扣6分	
	2.穿刺点选择：左下腹脐与左髂前上棘连线中、外1/3交点；也可选侧卧位脐水平线与腋前线或腋中线的延长线相交点为穿刺点	8	一个穿刺点不正确扣2分	
	3.消毒、戴手套、铺巾、局部浸润麻醉	6	酌情扣分	
	4.穿刺方法：左手固定穿刺处皮肤，右手持穿刺针，刺入皮肤后，以45°斜刺入腹肌，再与腹壁呈垂直角度刺入腹腔	8	酌情扣分	
	5.穿刺部位处理：消毒针孔，并按压针孔3~5分钟，加蝶形胶布固定，纱布覆盖。并加用腹带加压包扎	6	酌情扣分	
	6.穿刺操作过程中观察：有无头晕、恶心、心悸、气促、脉搏增快、面色苍白等	6	酌情扣分	
操作后处理（21分）	1.整理用物及床单	3	未整理扣3分	
	2.腹水处理：抽出腹水按比例放入消毒剂；保留30分钟后，倒入专门倾倒医疗污物的渠道	3	未处理扣3分	
	3.穿刺针、注射器等锐器处理：放入专用的锐器收集箱	3	未处理扣3分	
	4.其他用物处理：按医用垃圾处理	3	处理不当扣3分	
	5.记录：引流液量、色	3	未记录扣3分	
	6.及时送检	3	未送检扣3分	
	7.操作后观察：观察有无出血和继发感染的并发症	3		
注意事项（9分）	1.操作前明确操作的目的、操作中配合 2.密切观察操作中不适反应 3.观察操作后有无出血及感染并发症	9	缺一项扣3分	

续表

操作流程	内容	分值	扣分细则	扣分
综合评价 （10分）	1.准备充分、规范	2.5	酌情扣分	
	2.操作熟练、正确	2.5	酌情扣分	
	3.无菌操作规范	2.5	酌情扣分	
	4.关心体贴患者，动作亲切，沟通有效	2.5	酌情扣分	
合计		100		

（彭　奇）

任务六　胃肠减压的护理

【目的】

引流胃肠道内积气、积液；手术前准备，预防及减少术后并发症。

【适用范围】

（1）急腹症患者，出现急性肠梗阻症状者。

（2）不明原因的严重的腹部闭合性损伤。

（3）胃肠道手术，术前的胃肠道准备。

（4）其他大型手术的术前准备，如胸腔手术、上腹部手术等。

【操作流程】

（一）操作前准备

1.环境准备　清洁，通风，光线、温度适宜。

2.用物准备　一次性胃肠减压装置、胃管、治疗巾、镊子、棉签、纱布、石蜡油、胶布、别针、一次性注射器、听诊器、弯盘、治疗碗、手电筒、血管钳等。

3.护士准备　着装整洁、戴口罩、清洁洗手。

4.患者准备

（1）核对　"三查八对"患者的信息、医嘱，确认操作对象。

（2）告知　向患者说明操作目的、操作过程、配合方式，做好操作前准备。

（3）评估　了解患者意识状态、病情、生命体征、合作程度，取手电筒、棉签检查鼻腔情况，查阅检查结果以判断有无禁忌证。

（二）操作过程

（1）协助患者取平卧位或半卧位，铺治疗巾至颌下，将弯盘放至口角旁。

（2）打开一次性胃管外包装，检查胃管通畅性后关闭胃管末端，测量胃管置入长度。

（3）润滑胃管，右手持胃管前端，左手托胃管，沿一侧鼻孔将胃管缓慢插入，插至10~15cm时嘱患者做吞咽动作，将胃管插至预期长度。

（4）确认胃管前端是否置于胃内。注射器是否能抽吸胃液；注射器快速注入空气，取听诊器判断是否有气过水音；将胃管末端置于装有清水的水杯，嘱患者深呼吸，观察是否有气泡溢出。

（5）用胶布固定胃管于鼻翼，反折胃管末端后与胃肠减压装置连接，取别针将胃肠减压装置妥善固定。

（6）拔管

1）核对医嘱、患者信息。

2）协助患者取平卧位或半卧位，充分暴露胃管。

3）用血管钳夹闭胃管末端，取纱布包裹胃管，将胃管缓慢拔除，拔至咽喉部时迅速拔出。

（7）记录置管长度、时间、置管过程、操作者姓名。

（三）操作后沟通

（1）协助患者取舒适体位。

（2）告知患者安置胃管期间禁食、禁饮。

（3）安置胃管期间若出现腹胀、腹痛、咽喉部不适等情况，应及时告知医护人员。

【注意事项】

（1）避免管道反折、受压、脱落。

（2）告知患者安置胃管期禁食禁饮。

（3）安置胃管期间如出现腹胀、腹痛、咽部不适、引流液异常等情况，应及时告知医护人员。

【考核标准】

胃肠减压的护理操作考核评分标准

姓名：　　　　总分：

操作流程	内容	分值	扣分细则	扣分
操作前准备（20分）	1.环境准备：清洁，通风，光线、温度适宜	4	未评估扣4分	
	2.用物准备：一次性胃肠减压装置、胃管、治疗巾、镊子、棉签、纱布、石蜡油、胶布、别针、一次性注射器、听诊器、弯盘、治疗碗、手电筒、血管钳	5	缺一项扣0.5分	
	3.护士准备：着装整洁、戴口罩、清洁洗手	5	不规范扣2~4分	
	4.患者准备 （1）核对患者相关信息 （2）心理准备：向患者明确操作目的、过程 （3）身体准备：做好操作前的相关检查，评估患者意识状态、病情、生命体征；检查鼻腔情况，判断有无禁忌证	6	缺一项扣2分	

续表

操作流程	内容	分值	扣分细则	扣分
操作过程 （48分）	1.安置体位、铺巾。患者取平卧位或半卧位，铺治疗巾，将弯盘放至口角旁	8	酌情扣分	
	2.检查胃管通畅性后关闭胃管末端，测量胃管置入长度	8	酌情扣分	
	3.插管：润滑胃管，右手持胃管前端，左手托起胃管，沿一侧鼻孔将胃管缓慢插入，插至10~15cm时嘱患者做吞咽动作，将胃管插至预期长度	8	酌情扣分	
	4.确认胃管前端是否置于胃内	8	未确认扣8分	
	5.固定胃管：用胶布固定胃管于鼻翼，反折胃管末端后与胃肠减压装置连接，取别针将胃肠减压装置妥善固定	7	酌情扣分	
	6.拔管 （1）核对医嘱、患者信息 （2）患者取平卧位或半卧位，充分暴露胃管 （3）用血管钳夹闭胃管末端，取纱布包裹胃管，将胃管缓慢拔除，拔至咽喉部时迅速拔出	9	缺一项扣3分	
操作后处理 （11分）	1.整理床单位，安置舒适体位	4	未整理及安置体位个扣2分	
	2.处置用物：按照医疗垃圾分类处理原则处理一次性用物；多次使用物品分类放置，做消毒、灭菌处理（口述）	3	口述不正确一项扣1分	
	3.记录置管长度、时间、置管过程；引流液情况	4	记录不正确一项扣1分	
注意事项 （9分）	1.避免管道反折、受压、脱落	3	酌情扣分	
	2.告知患者安置胃管期禁食禁饮	3	酌情扣分	
	3.安置胃管期间如出现腹胀、腹痛、咽部不适、引流液异常等情况，应及时告知医护人员	3	观察不全酌情扣分	
综合评价 （12分）	1.准备充分、规范	3	酌情扣分	
	2.操作熟练、正确	3	酌情扣分	
	3.无菌操作规范	3	酌情扣分	
	4.关心体贴患者，动作亲切，沟通有效	3	酌情扣分	
合计		100		

（彭 奇）

呼吸系统疾病常用护理技术

任务一　胸腔穿刺术的护理配合

【目的】

（1）抽取胸腔积液，明确胸腔积液性质，协助诊断。

（2）抽除胸腔内积液或积气，以缓解其压迫症状。

（3）向胸腔内注射药物，辅助治疗。

【适用范围】

（1）性质不明的胸腔积液患者。

（2）大量胸腔积液或积气的患者。

（3）脓胸或结核性胸膜炎等需要在胸腔内局部用药的患者。

【操作流程】

（一）操作前准备

1.环境准备　环境安静、清洁，温度适宜、光线明亮，必要时屏风遮挡。

2.用物准备　无菌胸腔穿刺包、无菌手套、试管、治疗盘1套、棉签、无菌纱布、胶布、麻醉药品及抢救药品等。

3.护士准备　规范着装、戴无菌口罩、七步洗手法洗手。

4.患者准备

（1）核对　床号、姓名。

（2）告知　说明胸腔穿刺的目的、方法、配合要点及注意事项等，消除患者顾虑，签署同意书。

（3）评估　了解有无影响胸腔穿刺的因素（精神紧张、剧烈咳嗽等），如患者精神过度紧张，可遵医嘱在术前半小时给予镇静药物；了解有无药物（尤其是利多卡因等）过敏史。

（二）操作中的配合

1.安置体位　协助患者取坐位，面向椅背，两前臂置于椅背上，前额伏于椅背上。不能起床者，协助其取半卧位，患侧前臂上举抱于枕部，床头抬高约30°。

2.穿刺点选择　根据胸部叩诊选择实音最明显部位进行，常选腋后线或肩胛线第7~9肋间，也可选择腋中线第5~7肋间（必要时结合X线及超声检查确定穿刺点位置，并做好相应标记）。气胸患者穿刺点：患侧锁骨中线第2肋间隙或腋前线第4、5肋间隙。

3.协助医生消毒、铺洞巾、局部麻醉 以穿刺点为中心常规消毒穿刺部位（范围直径15cm），术者铺洞巾后，护士用胶布固定洞巾两上角以防滑落。护士将准备好的麻醉药瓶口面对术者，术者用5ml注射器抽吸麻醉药后，对穿刺点进行麻醉。

4.配合穿刺抽吸

（1）术者用血管钳夹闭穿刺针尾部的胶管，以左手示指与中指固定穿刺部位皮肤，右手将穿刺针在麻醉部位缓慢刺入。

（2）当针尖抵抗感突然消失后，确认穿刺针进入胸膜腔时，护士用另一把血管钳固定穿刺针，术者将50ml注射器与胶管连接。

（3）护士松开夹闭胶管的血管钳，术者用注射器抽液或抽气。

（4）注射器抽满后，为防止空气进入胸膜腔，护士先用止血钳夹闭胶管，术者再取下注射器排液或排气，如此反复，直至抽吸完毕。在此过程中，护士要一直协助固定穿刺针，防止针刺入过深损伤肺组织。在穿刺过程中，要注意安慰患者，观察患者反应，告知患者不可随意活动，避免深呼吸和咳嗽，以免造成肺组织损伤。

（5）抽吸完毕后，拔出穿刺针，局部敷以无菌纱布，按压1~2分钟后用胶布固定。

5.整理并记录 穿刺完毕及时整理好所用物品，并记录抽取物的量及性状。将留取的标本及时送检。

（三）操作后沟通

（1）告知患者本次穿刺结果。

（2）嘱患者卧床休息1~2小时，并观察其生命体征，告知穿刺点24小时内不碰水，以免引起感染。

（3）告知患者护士会巡查病房，如有不适及时按铃呼叫。

【注意事项】

（1）术中应密切观察患者的反应，如出现头晕、面色苍白、出汗、心悸、胸部压迫感或剧痛、昏厥等胸膜过敏反应，应立即停止抽液，遵医嘱在皮下注射0.1%肾上腺素0.3~0.5ml，或进行其他对症处理等，密切观察血压变化，以防发生休克。

（2）抽液过多、过快，可使胸腔内压骤降，发生复张后肺水肿或循环衰竭。具体表现：剧烈咳嗽、呼吸困难、咳大量粉红色泡沫痰、双肺布满湿啰音等，应立即吸氧，遵医嘱应用糖皮质激素和利尿剂等。为避免其发生，首次抽液不应超过600ml，抽气量不超过1000ml，以后每次抽吸量不超过1000ml。如为脓胸，应每次尽量抽干净。

（3）应避免在第9肋下穿刺，避免损伤膈肌及腹腔内脏器。

（4）术后注意观察患者穿刺点有无渗血或渗液、红肿等情况，并观察患者有无不良反应。

【考核标准】

胸腔穿刺术的护理配合操作考核评分标准

姓名：　　　　总分：

操作流程	内容	分值	扣分细则	扣分
操作前准备（15分）	1.环境准备：环境清洁、光照情况良好（口述）	2	未评估扣2分	
	2.用物准备：胸穿包、无菌手套、注射器、麻醉用药、消毒用品、胶带、抢救用药（0.1%肾上腺素及注射器）	3	缺一项扣1分	
	3.护士准备：着装整洁规范，仪表端庄大方，规范洗手	2	着装、洗手不规范各扣1分	
	4.患者准备 （1）核对患者 （2）评估患者 （3）告知胸腔穿刺的目的、方法、配合要点及注意事项等	8	未核对患者姓名及床号扣2分	
			未评估患者生命体征及影响穿刺的因素扣3分（口述）	
			未告知目的、方法、注意事项各扣1分，一共3分	
操作过程中的配合（55分）	1.根据病情协助患者取坐位，面向椅背，双臂平置于椅背	4	体位不正确扣4分	
	2.协助穿刺点常选腋后线或肩胛线第7~9肋间，也可选择腋中线第5~7肋间（口述）	4	未叩诊或未标记扣2分；范围之外扣2分	
	3.协助医生消毒皮肤，检查胸穿包、有效期及是否消毒（口述）。戴无菌手套，协助覆盖消毒洞巾，并做好相应固定。检查穿刺针及胶皮管等器械是否完好	10	消毒次数不够、范围不够各扣2分；未检查胸穿包扣2分，未口述扣1分；戴无菌手套不规范扣2分；未检查穿刺针是否漏气、完好扣2分	
	4.协助医生在穿刺点进行局部浸润麻醉，需核对麻药的名称及浓度（口述）	4	未核对麻药的名称及浓度扣4分	
	5.协助医生在穿刺点进针，确认穿刺针进入胸膜腔后，护士用血管钳固定穿刺针，当医生将50ml注射器与胶管连接后，护士协助松开夹闭胶管的血管钳，医生用注射器抽液或抽气，抽气或抽液完毕后，护士先用止血钳夹闭胶管，术者再取下注射器排液或排气，如此反复，直至抽吸完毕	15	连接注射器与打开血管钳顺序错误扣5分；关闭血管钳与去除注射器顺序错误扣5分；过程中未固定穿刺针扣5分	
	6.穿刺过程中注意观察患者反应，询问患者有无不适，警惕胸膜反应的可能	8	未询问扣4分；未口述胸膜反应及处理扣4分	
	7.穿刺结束后，协助医生拔出穿刺针，按压2分钟左右，纱布包扎穿刺点，胶带固定	10	拔出穿刺针时未用血管钳密闭扣2分；未消毒、未按压各扣2分；未包扎、未固定各扣2分	

续表

操作流程	内容	分值	扣分细则	扣分
术后操作 （10分）	1.核对医嘱、患者姓名、床号 2.送检标本（口述），洗手 3.清理还原用物 4.记录穿刺时间，穿刺液的颜色、量、形状，以及患者在穿刺过程中的反应等	10	未再次核对扣2分	
			未送检标本、洗手扣2分	
			未清理用物扣2分	
			未记录扣4分；缺一项扣1分	
操作后沟通（10分）	1.告知患者本次穿刺结果 2.嘱患者卧床休息1~2小时，并观察其生命体征 3.告知穿刺点24小时内不碰水，以免引起感染 4.告知患者护士会巡查病房，如需要请及时按铃呼叫 5.向患者表示感谢	10	缺一项扣2分	
综合评价 （10分）	1.操作程序熟练、流畅	4	每颠倒一处扣1分	
	2.关心、体贴患者，态度亲切	3	关心、体贴患者不够，态度不亲切扣1~2分	
	3.操作时间：6分钟	3	每超时1分钟扣1分	
合计		100		

（郑海艳）

任务二　呼吸功能锻炼

【目的】

（1）增加肺泡通气量，提高呼吸效率。

（2）改善患者呼吸功能，缓解呼吸困难。

【适用范围】

（1）慢性阻塞性肺疾病（COPD）稳定期，肺不张患者。

（2）手术后、卧床过久的患者。

【操作流程】

（一）操作前准备

1.**环境准备**　光线明亮，环境清洁，安静舒适，温度适宜，必要时屏风遮挡。

2.**用物准备**　呼吸训练器、吹嘴。

3.**护士准备**　衣帽整齐、符合要求、修剪指甲、洗手、戴口罩。

4.**患者准备**

（1）核对　床号、姓名、医嘱。

（2）告知　说明呼吸功能锻炼的目的、方法、注意事项，取得患者配合。

（3）评估　了解有无影响呼吸功能锻炼的因素，如剧烈咳嗽、胸痛、情绪变化等。

（二）操作过程

1.缩唇呼吸　见图3-1。

（1）协助患者取坐位或站立位。

（2）指导患者闭嘴经鼻吸气，然后通过缩唇（吹口哨样）缓慢呼气。吸气与呼气时间比为1∶2或1∶3。

2.腹式呼吸　见图3-2。

（1）患者取立位、平卧位或半卧位，两手分别放于前胸部和上腹部。

（2）用鼻缓慢吸气时，膈肌最大限度下降，腹部凸出，手感到腹部向前抬起。

（3）缩唇用力呼气，膈肌随腹腔内压增加而上抬，推动肺部气体排出，手感到腹部向内陷。

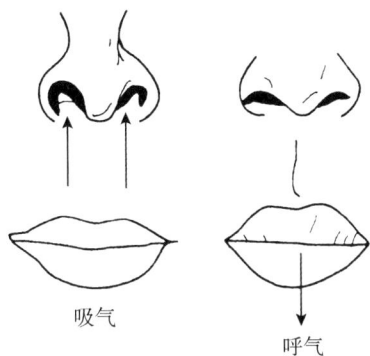

图3-1　缩唇呼吸　　　　图3-2　腹式呼吸

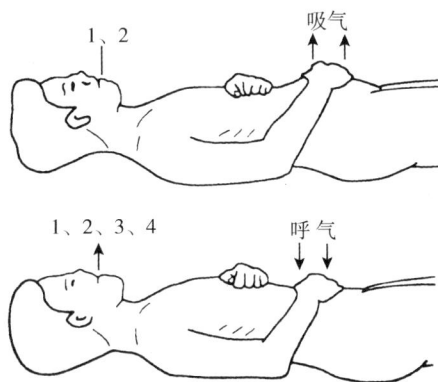

3.呼吸训练器

（1）将呼吸训练器下端吸气阻力挡归零，将上端呼气阻力挡归零，连接软管及咬嘴。

（2）协助患者取坐位，保持上半身直立进行训练。

（3）将呼吸训练器垂直平放于与眼同高的位置或用手拿着，用嘴含住咬嘴，调整呼吸。

（4）吸气训练：含住咬嘴进行深缓呼气，在1秒钟内快速用力地持续吸气，使训练器内的球体升起，尽可能屏气2~3秒维持球体于上升刻度的最高点。松开咬嘴缓慢呼气，调整呼吸，呼吸均匀后再进行下一回训练，可进行10~15回/次的呼吸训练。

（5）呼气训练：含住咬嘴调整呼吸后在1秒钟内进行深长呼气，使训练器内的球体升起并尽量保持球体的上升状态2~3秒。松开咬嘴缓慢吸气。调整呼吸，呼吸均匀后再进行下一回训练，每次可进行10~15回的呼吸训练。

4.记录　患者本次训练时间和呼吸频率。

（三）操作后沟通

（1）告知患者呼吸功能锻炼要循序渐进，根据患者的承受能力逐渐进行，训练时间由短到长慢慢增加。

（2）告知患者呼吸功能锻炼必须在病情稳定后进行。

（3）告知患者正确的吸气与呼气比例为1：（2~3）。

（4）告知患者如有不适请及时按铃呼叫，以便及时处理。

（5）对患者的配合表示感谢。

【注意事项】

锻炼时密切观察病情变化，一旦发生心悸、头晕、胸痛、剧烈咳嗽等情况时立即停止操作，报告医生并配合相应处理。

【考核标准】

呼吸功能锻炼操作考核评分标准

姓名：　　　　　　得分：

操作流程	内容	分值	扣分细则	扣分
操作前准备（10分）	1.环境准备：光线明亮，环境清洁，安静舒适，温度适宜，必要时屏风遮挡（口述）	1	缺一项扣1分	
	2.用物准备：呼吸训练器、吹嘴	2	缺一项扣1分	
	3.护士准备：着装整洁规范，仪表端庄，规范洗手	2	未洗手扣1分	
	4.患者准备 （1）核对患者床号、姓名、医嘱 （2）评估患者有无影响呼吸功能锻炼的因素，如剧烈咳嗽、胸痛、情绪变化等 （3）告知患者呼吸功能锻炼的目的、方法、注意事项，取得患者配合（口述）	5	缺一项扣1分	
操作过程（77分）	1.缩唇呼吸 （1）协助患者取坐位或站立位 （2）指导患者闭嘴经鼻吸气，然后通过缩唇（吹口哨样）缓慢呼气 （3）吸气与呼气时间比为1：2或1：3	20	未协助体位扣3分； 方法不正确扣5分； 呼气时间短扣2分	
	2.腹式呼吸 （1）患者取站立位或平卧位，一手掌放于前胸部，另一手掌放在上腹部 （2）用鼻缓慢吸气时，膈肌最大限度下降，腹部凸出，手感到腹部向前抬起 （3）缩唇用力呼气，膈肌随腹腔内压增加而上抬，推动肺部气体排出，手感到腹部向内陷	25	未协助体位扣3分； 方法不正确扣10分； 呼气时间短扣2分	

续表

操作流程	内容	分值	扣分细则	扣分
操作过程 （77分）	3.呼吸训练器 （1）将呼吸训练器下端吸气阻力挡归零，将上端呼气阻力挡归零，连接软管及咬嘴 （2）协助患者取坐位 （3）将呼吸训练器垂直平放于与眼同高的位置或用手拿着，用嘴含住咬嘴，调整呼吸 （4）吸气训练：含住咬嘴进行深缓呼气，在1秒钟内快速用力地持续吸气，使训练器内的球体升起，尽可能屏气2~3秒维持球体于上升刻度的最高点。松开咬嘴缓慢呼气，调整呼吸，呼吸均匀后再进行下一回训练，可进行10~15回/次的呼吸训练 （5）呼气训练：含住咬嘴调整呼吸后在1秒钟内进行深长呼气，使训练器内的球体升起并尽量保持球体的上升状态2~3秒。松开咬嘴缓慢吸气。调整呼吸，呼吸均匀后再进行下一回训练，每次可进行10~15回的呼吸训练	30	呼吸训练器未归零扣3分 未协助体位扣2分 方法不正确扣10分	
	4.记录本次锻炼时间及呼吸频率	2	未记录扣2分	
注意事项 （3分）	呼吸功能锻炼时密切观察病情变化，一旦发生心悸、头晕、胸痛、剧烈咳嗽等情况时立即停止操作，报告医生并配合相应处理（口述）	3	未口述不得分；口述不全酌情扣分	
操作后沟通 （5分）	1.告知患者呼吸功能锻炼要循序渐进，根据患者的承受能力逐渐进行，训练时间由短到长慢慢增加 2.告知患者呼吸功能锻炼必须在病情稳定后进行 3.嘱患者正确吸气与呼气比例为（1：2）~3 4.告知患者如有不适请按铃呼叫，以便及时处理 5.患者的配合表示感谢	5	未沟通不得分；沟通不全酌情扣分	
综合评价 （5分）	1.操作流程是否熟悉	2	不熟悉酌情扣分	
	2.沟通情况：对患者关心及态度	2	关心沟通不够酌情扣分	
	3.操作时间：3分钟	1	超时扣1分	
合计		100		

（田红梅）

任务三　哮喘患者药物吸入技术的护理

【目的】

教会患者正确使用手持定量吸入器，有效控制哮喘发作。

【适用范围】

（1）支气管哮喘。

（2）可逆性支气管痉挛伴慢性气道阻塞性疾病等。

【操作流程】

（一）操作前准备

1.环境准备　光线明亮，环境清洁，安静舒适，温度适宜，必要时屏风遮挡。

2. 用物准备　手持定量吸入器。

3. 护士准备　衣帽整齐、符合要求、修剪指甲、洗手、戴口罩。

4. 患者准备

（1）核对　床号、姓名、医嘱。

（2）告知　说明吸入技术的目的、方法、注意事项，取得患者配合。

（3）评估　呼吸困难程度，了解患者有无心律失常、情绪变化等。

（二）操作过程

1. 体位　协助取舒适坐位或半卧位。

2. 使用方法

（1）打开手持定量吸入器盖子，充分摇匀药物。

（2）将定量雾化吸入器喷嘴置于口中，双唇包住咬口。

（3）深吸气的同时以手指按压喷药，吸气末屏气10秒，然后缓慢呼气。休息3分钟后再重复使用一次。

（4）吸药后漱口。

3. 记录　吸药时间及效果。

（三）操作后沟通

（1）嘱患者每次定量雾化吸入后都要漱口。

（2）告知患者护士会巡查病房，如有不适请及时按铃呼叫，以便及时处理。

（3）对患者的配合表示感谢。

【注意事项】

（1）协助患者取舒适体位，观察有无药物不良反应。

（2）观察有无痰液及其颜色、量、黏稠度，是否容易排出。

【考核标准】

哮喘患者药物吸入技术的护理操作考核评分标准

姓名：　　　　得分：

操作流程	内容	分值	扣分细则	扣分
操作前准备（15分）	1. 环境准备：环境清洁、光照情况良好	2	缺一项扣1分	
	2. 用物准备：手持定量吸入器	2	缺一项扣1分	
	3. 护士准备：着装整洁规范，仪表端庄大方，规范洗手	2	未洗手扣1分	
	4. 患者准备 （1）核对患者床号、姓名、医嘱 （2）评估患者呼吸困难程度，了解有无心律失常、情绪变化等 （3）告知患者吸入技术的目的、方法、注意事项，取得患者配合	9	缺一项扣1分；未告知扣2分	

续表

操作流程	内容	分值	扣分细则	扣分
操作过程 （65分）	1.携用物至床旁，核对患者	3	未核对扣1分	
	2.体位：协助取舒适坐位或半卧位	2	体位不正确扣2分	
	3.使用方法 （1）打开手持定量吸入器盖子，充分摇匀药物 （2）将吸入器喷嘴置于口中，双唇包住咬口 （3）深吸气时以手指按压喷药，吸气末屏气10秒，然后缓慢呼气。休息3分钟后再使用一次 （4）吸药后漱口（口述）	55	未摇匀药物扣2分；未包住咬口扣8分；吸气与喷药不同步扣10分；吸气末未屏气扣5分；未口述漱口扣10分	
	4.记录吸药时间及效果	5	未记录不得分；记录不全酌情扣分	
注意事项 （5分）	1.协助患者取舒适体位，观察有无药物不良反应 2.观察有无痰液及其颜色、量、黏稠度，是否容易排出（口述）	5	未口述不得分；口述不全酌情扣分	
操作后沟通（10分）	1.嘱患者每次定量雾化吸入后都要漱口 2.告知患者护士会巡查病房，如有不适请及时按铃呼叫，以便及时处理 3.对患者的配合表示感谢	10	未沟通不得分；沟通不全酌情扣分	
综合评价 （5分）	1.操作流程是否熟悉	2	不熟悉酌情扣分	
	2.沟通情况：对患者关心及态度	2	关心、沟通不够酌情扣分	
	3.操作时间：3分钟	1	超时扣1分	
合计		100		

（张朝鸿）

任务四　胸腔闭式引流的护理配合

【目的】

（1）引流胸腔内渗液、血液及气体。

（2）重建胸腔内负压，维持纵隔的正常位置。

（3）促进肺膨胀。

（4）保持引流通畅，维持胸腔内压力。

（5）防止逆行感染。

（6）便于观察胸腔引流液的性状、颜色、量。

【适用范围】

（1）各种类型的气胸，肺压缩15%以上的患者。

（2）血胸（中等量以上的为患者）。

（3）脓胸或支气管胸膜瘘。

（4）乳糜胸。

（5）开胸术后。

【操作流程】

（一）操作前准备

1.环境准备 环境清洁、安静，温度适宜，必要时屏风遮挡。

2.用物准备 治疗盘、无菌胸腔闭式引流包、无菌胸腔闭式引流装置1套、无菌生理盐水、无菌巾、弯盘、消毒剂、棉签、无菌手套、止血钳2把、胶布、剪刀、别针等。

3.护士准备 衣帽整齐、符合要求、七步洗手法洗手、戴口罩。

4.患者准备

（1）核对 床号、姓名、住院号。

（2）告知 向患者说明安置胸腔闭式引流管的目的、方法、注意事项。

（3）评估 了解患者病情、生命体征等。

（二）操作过程

（1）同医生一起携用物至床旁，核对患者身份，向患者解释引流的目的及注意事项，消除其紧张情绪，取得合作。评估患者，协助患者取正确体位。

（2）规范洗手，戴口罩。

（3）打开无菌引流瓶，遵医嘱倒入适量的无菌生理盐水，使长玻璃管埋于水下3~4cm，保持密闭，妥善固定，接头一端保持无菌。在引流瓶的水平线上注明日期和水量。

（4）协助医生进行穿刺点的选择：液体引流选患侧腋中线第6~7肋间进针，气体引流选患侧锁骨中线第2~3肋间，脓胸引流管应放置在脓腔最低位。

（5）协助医生打开无菌胸腔闭式引流包，清点物品。将消毒液倒入无菌碗，然后进行术野皮肤消毒，铺无菌手术巾，术者戴无菌手套。

（6）局部浸润麻醉切口区胸壁备层，直至胸膜并可见积液或积气抽出；沿肋间走行作2~3cm切口，依次切开皮肤及皮下组织。沿肋骨上缘伸入血管钳，分开肋间肌肉各层直至胸腔；见有液体或气体涌出时立即置入引流管，其侧孔应位于胸内2~3cm。

（7）以手术丝线间断缝合胸壁皮肤切口1~2针，并结扎固定引流管，以防脱出，敷盖无菌纱布，妥善固定。

（8）用两把止血钳双重夹闭引流管，消毒引流管连接口，并连接胸腔闭式引流装置。

（9）松开止血钳。观察引流是否通畅。

（10）将引流瓶放于安全处，妥善固定引流管，保持引流瓶低于胸腔60~100cm。密切观察患者的反应，正常水柱上下波动4~6cm。

（11）清点物品。

（12）记录引流液的性质、量及患者的反应。

（三）操作后沟通

（1）协助患者取舒适体位，告知患者本次操作结果。

（2）向患者及家属讲解放置管道意义及维护的相关注意事项。

（3）教会患者及家属管道滑脱的应急措施。

（4）指导患者肢体功能锻炼。

（5）指导患者做有效的呼吸活动，促进液体及气体排出。

【注意事项】

（1）引流管的妥善固定。

（2）密切观察引流，保持引流的有效性。

（3）保证引流系统在引流过程中的密闭状态。

（4）在活动时防止水下长玻璃管暴露在空气中。

（5）术后患者若血压平稳，应取半卧位以利于引流。

（6）水封瓶应位于胸部以下。不可倒转，维持引流系统密闭，接头牢固固定。

（7）保持引流管长度适宜，翻身活动时防止受压、打折、扭曲、脱出。

（8）搬动患者时，应注意保持引流瓶低于胸腔。

（9）保持引流管通畅，注意观察引流液的量、颜色、性质，并做好记录。如引流液量增多，及时通知医生。

（10）更换引流瓶时，应用止血钳夹闭引流管防止空气进入。注意保证引流管与引流瓶连接的牢固紧密，切勿漏气。严格无菌操作。

（11）拔除引流管后24小时内要密切观察患者有无胸闷、憋气、呼吸困难、皮下气肿等。观察局部有无渗血、渗液。如有变化，要及时报告医师处理。

【考核标准】

胸腔闭式引流的护理配合操作考核评分标准

姓名：　　　　　得分：

操作流程	内容	评分等级			
		A	B	C	D
操作前准备（10分）	1.用物准备：治疗盘、无菌胸腔闭式引流装置1套、无菌生理盐水、止血钳2把、消毒剂、棉签、无菌手套、胶布、笔、剪刀、无菌治疗巾、弯盘，必要时别针、启瓶器	5	4	3	2
	2.护士准备：仪表端庄、着装整洁	5	4	3	2
操作评估（10分）	1.携用物至床旁、自我介绍、核对患者、解释目的，取得合作	5	4	3	2
	2.评估患者病情、生命体征。协助患者取合适卧位，评估胸腔引流情况：观察切开渗出情况、引流管波动情况、引流液性状、引流管置入长度	5	4	3	2

续表

操作流程	内容	评分等级			
		A	B	C	D
操作要点 （55分）	1.规范洗手，戴口罩，戴手套	5	4	3	2
	2.分别打开无菌胸腔闭式引流瓶和无菌生理盐水，按无菌要求将生理盐水倒入引流瓶内，使长管埋于水下3~4cm，连接管道，妥善固定，检查水封瓶密封性，在引流瓶的水平线上注明日期和水量	10	8	6	4
	3.暴露胸腔引流管及胸壁，将无菌治疗巾铺于引流管下方，弯盘置于胸腔引流管与闭式引流瓶接口下方	5	4	3	2
	4.用两把无齿止血钳双向夹闭胸腔引流管，消毒引流管接口，断开胸腔引流管与闭式引流瓶接口，进行再次消毒，连接已准备的闭式引流瓶。检查连接紧密后，松开止血钳，撤去治疗巾和弯盘	10	8	6	4
	5.将连接好的闭式引流瓶置于床下安全处，妥善固定引流管，保持引流瓶低于胸腔60~100cm	5	4	3	2
	6.密切观察患者的反应，观察引流是否通畅，正常水柱上下波动4~6cm	5	4	3	2
	7.撤去换下的引流瓶，放入医疗废物桶	5	4	3	2
	8.脱手套、洗手、脱口罩，记录引流液的量、颜色、性质及患者的反应。询问患者感受，协助患者取舒适体位。整理床单位及用物	5	4	3	2
指导患者 （10分）	1.嘱患者不要拔出引流管，保持密闭状态	5	4	3	2
	2.拔除引流管时嘱患者深吸气，屏气，避免拔出引流管时管端损伤肺脏或者造成疼痛及气胸	5	4	3	2
提问 （10分）	目的及注意事项	10	8	6	4
综合评价 （5分）	对操作的总体评价	5	4	3	2

注：A级表示操作熟练、规范，无缺陷、无污染，与患者沟通自然，语言通俗易懂；B级表示操作熟练、规范，有1~2项缺陷、污染，与患者沟通不够自然；C级表示操作欠熟练、规范，有2~3处缺项、污染，与患者沟通较少；D级表示操作欠熟练，有4处以上缺项、污染，与患者没有沟通。

（胡　玲）

传染性疾病常用护理技术

任务一　穿脱隔离衣操作

【目的】

（1）保护医务人员避免受到血液、体液和其他感染性物质的污染。

（2）保护患者避免感染。

【适用范围】

（1）需接触传染性疾病患者的医务工作者。

（2）需接触多重耐药患者的医务工作者。

（3）需接触保护性隔离患者的医务工作者。

【操作流程】

（一）操作前准备

1.环境准备　环境清洁、光照情况良好。

2.用物准备　隔离衣、衣架、弯盘1个、治疗碗2个、毛巾2条、手刷4把、10%肥皂液或消毒水、清水、夹子。

3.护士准备　着装整洁、仪表端庄、七步洗手法洗手。

（二）穿隔离衣

1.准备　取下手表，卷袖过肘，洗手，戴口罩、帽子。

2.取衣　查对隔离衣，手持衣领取衣。将隔离衣清洁面朝向自己，污染面向外，衣领两端向外折齐，对齐肩缝，露出肩袖内口。

3.穿袖　一手持衣领，另一手伸入一侧袖内，持衣领的手向上拉衣领；换手持衣领，同上法穿好另一袖。

4.系领　两手持衣领，由领子中央顺着边缘由前向后系好衣领（图4-1）。

5.系袖口　扣好袖口或系上袖带，需要时用橡皮圈束紧袖口。

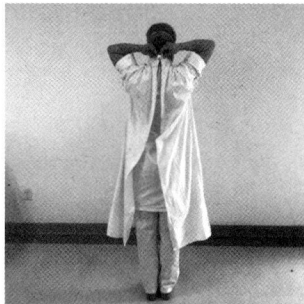

图4-1　系领

6. 系腰带 将隔离衣一边（约在腰下5cm处）逐渐向前拉，见到衣边捏住，同法捏住另一侧一边（注意手不触及内面），两手在背后将两侧边缘对齐，向外下拉，宽余部分向一侧折叠，以一手按住，另一手将腰带拉至备好压住的折叠处，将腰带在背后交叉，再回到前面打一活结。

（三）脱隔离衣

1. 解腰带 解开腰带，在前面打一活结。

2. 解袖口 解开两袖口或系带，在肘部将部分袖子塞入工作服袖下，使两手露出。

3. 消毒双手 冲湿双手及前臂，再用手刷蘸肥皂水刷手，按前臂、腕部、手掌、手背、手指、指缝、指甲顺序刷洗，每只手刷半分钟后用流水从臂向手冲洗（避免污水倒流）。换刷，洗另一只手，同法刷洗第二次（共刷2分钟），擦干双手。如无流水洗手设备，可用双手浸在消毒液盆中，用小毛巾浸泡擦洗3分钟，手法与肥皂液刷手相同，然后用清水洗净擦干。

4. 解衣领 解开衣领。

5. 脱衣袖 一手伸入另一侧袖口内拉下衣袖过手，再用衣袖遮住的手在另一衣袖的外面将袖拉下，两手轮换逐渐从袖管中退出，再以右手握住两肩缝撤左手，用左手握住衣领外面，退出右手。

6. 挂隔离衣 双手持衣领，使隔离衣两边对齐，挂在衣钩上。若挂在半污染区，清洁面向外；若挂在污染区，污染面向外。

【注意事项】

（1）不再穿的隔离衣脱下后，将清洁面向外卷好，放入污衣桶内。

（2）隔离衣每日更换一次，污染或潮湿时，应立即更换。

（3）隔离衣长短要适合，必须全部遮盖工作服，有破损时不可使用，应及时修补。

（4）穿着隔离衣限在规定区域内进行活动。

（5）穿隔离衣时，避免接触清洁面。系领子时，袖口不可触及衣领、面部和帽子。

（6）不同病种不能共用一件隔离衣。

（7）肥皂液每日更换，手刷及治疗碗每日消毒。

【考核标准】

穿脱隔离衣操作考核评分标准

姓名：　　　　总分：

操作流程	内容	分值	扣分细则	扣分
操作前准备（10分）	1. 用物准备：隔离衣、衣架、弯盘1个、治疗碗2个、毛巾2条、手刷4把、10%肥皂液或消毒水、清水、夹子	5	不规范扣3分	
	2. 护士准备：着装整洁、仪表端庄、七步洗手法洗手	5	缺一项扣0.5分	

续表

操作流程	内容	分值	扣分细则	扣分
操作评估 （10分）	1.评估患者的病情、治疗与护理、隔离的种类与措施	5	未评估扣5分	
	2.评估穿隔离衣的环境	5	未评估扣5分	
操作要点 （65分）	**穿隔离衣**			
	1.取下手表，卷袖过肘，洗手，戴口罩、帽子	5	酌情扣分	
	2.取衣：查对隔离衣，手持衣领取衣。将隔离衣清洁面朝向自己，污染面向外，衣领两端向外折齐，对齐肩缝，露出肩袖内口	5	酌情扣分	
	3.穿袖：一手持衣领，另一手伸入一侧袖内，持衣领的手向上拉衣领；换手持衣领，同上法穿好另一袖	5	酌情扣分	
	4.系领：两手持衣领，由领子中央顺着边缘由前向后系好衣领	5	酌情扣分	
	5.系袖口：扣好袖口或系上袖带，需要时用橡皮圈束紧袖口	5	酌情扣分	
	6.系腰带：将隔离衣一边（约在下腰5cm处）逐渐向前拉，见到衣边捏住，同法捏住另一侧一边（注意手不触及内面），两手在背后将两侧边缘对齐，向外下拉，宽余部分向一侧折叠，以一手按住，另一手将腰带拉至备好压住的折叠处，将腰带在背后交叉，再回到前面打一活结	5	酌情扣分	
	脱隔离衣			
	1.解腰带：解开腰带，在前面打一活结	5	酌情扣分	
	2.解袖口：解开两袖口或系带，在肘部将部分袖子塞入工作服袖下，使两手露出	5	酌情扣分	
	3.消毒双手：冲湿双手及前臂，再用手刷蘸肥皂水刷手，按前臂、腕部、手掌、手背、手指、指缝、指甲顺序刷洗，每只手刷半分钟后用流水从臂向手冲洗（避免污水倒流）。换刷，洗另一只手，同法刷洗第二次（共刷2分钟），擦干双手。如无流水洗手设备，可用双手浸在消毒液盆中，用小毛巾浸泡擦洗3分钟，手法与肥皂液刷手相同，然后用清水洗净擦干	10	酌情扣分	
	4.解衣领：解开衣领	5	酌情扣分	
	5.脱衣袖：一手伸入另一侧袖口内拉下衣袖过手，再用衣袖遮住的手在另一衣袖的外面将袖拉下，两手轮换逐渐从袖管中退出，再以右手握住两肩缝撤左手，用左手握住衣领外面，退出右手	5	酌情扣分	
	6.挂隔离衣：双手持衣领，使隔离衣两边对齐，挂在衣钩上。若挂在半污染区，清洁面向外；若挂在污染区，污染面向外	5	酌情扣分	
提问 （10分）	目的及注意事项	10	酌情扣分	
综合评价 （5分）	1.按操作程序流畅熟练 2.操作时间：6分钟	5	每颠倒一处扣1分	
			每超时1分钟扣2分	
合计		100		

（李原莉）

任务二　职业暴露的处理

【目的】

通过职业暴露的处理，减少发生职业暴露的医护人员及其他相关人员发生疾病感染的概率，保障其人身安全。

【适用范围】

发生职业暴露的人员。

【操作流程】

（一）锐器伤处理流程

（1）在伤口旁端轻轻挤压，尽可能挤出损伤处的血液，必要时包扎伤口。

（2）用肥皂液和流动水进行冲洗。

（3）用0.5%碘或75%乙醇消毒伤口。

（4）禁止进行伤口的局部挤压。

（二）皮肤黏膜暴露的处理

（1）用肥皂液和流动水清洗污染的皮肤。

（2）反复用生理盐水冲洗黏膜。

（三）上报登记

（1）护士向护士长报告、医生向主任报告。

（2）科室向院感科报告。

（3）填写职业暴露登记表。

（四）评估处理

（1）院感科指导暴露者到感染科门诊对职业暴露情况进行评估。

（2）如果评估风险成立进行暴露者的基本情况调查。

（3）疫苗接种或预防用药。

（4）随访。

【注意事项】

（1）医护人员在进行有可能接触患者体液、血液的操作时，要采取必要的防护措施。

（2）一旦发生职业暴露，立即按标准处理流程进行处理。

（3）一旦发生职业暴露，及时上报，采取相应处理措施。

【考核标准】

职业暴露的处理操作考核评分标准

姓名：　　　　　总分：

操作流程	内容	分值	扣分细则	扣分
	锐器伤处理流程			
局部处理（60分）	1.在伤口旁端轻轻挤压，尽可能挤出损伤处的血液，必要时包扎伤口	10	酌情扣分	
	2.用肥皂液和流动水进行冲洗	10	酌情扣分	
	3.用0.5%碘或75%乙醇消毒伤口	10	酌情扣分	
	4.禁止进行伤口的局部挤压	10	酌情扣分	
	皮肤黏膜暴露的处理			
	1.用肥皂液和流动水清洗污染的皮肤，用生理盐水冲洗黏膜	10	酌情扣分	
	2.反复用生理盐水冲洗黏膜	10	酌情扣分	
上报登记（30分）	报告登记			
	1.护士向护士长报告、医生向主任报告	5	未报告扣5分	
	2.科室向院感科报告	5	未报告扣5分	
	3.填写职业暴露登记表	5	未填写扣5分	
	评估处理			
	1.院感科立即指导暴露者到感染科门诊对职业暴露情况进行评估	5	未评估扣5分	
	2.如果评估风险成立进行暴露者的基本情况调查	5	未调查扣5分	
	3.疫苗接种或预防用药，随访	5	缺一项扣2分	
提问（5分）	目的及注意事项	5	酌情扣分	
综合评价（5分）	操作程序流畅、熟练	5	每颠倒一处扣1分	
合计		100		

（李原莉）

妊娠、分娩和产褥期疾病常用护理技术

任务一 产前检查

一、腹部四步触诊法

【目的】

通过四步触诊法可以判定胎产式、胎先露、胎方位、胎先露是否衔接。

【适用范围】

（1）孕中晚期孕妇。

（2）避开宫缩期进行。

【操作流程】

（一）操作前准备

1.**环境准备** 环境安静、整洁，光线、温度适宜，必要时屏风遮挡。

2.**用物准备** 软尺、护理记录单。

3.**护士准备** 着装规范、七步洗手法洗手、戴无菌口罩。

4.**孕妇准备**

（1）核对 床号、姓名。

（2）告知 说明四步触诊法的目的、方法、配合要点及注意事项，指导孕妇排空膀胱取仰卧屈膝体位。

（二）操作过程

1.**第一步** 检查者位于孕妇右侧并面对孕妇头部。检查者双手置于子宫底部，先确定子宫底高度，估计宫底高度与孕周是否相符，再以双手指腹交替轻推，分辨宫底处是胎体的哪一部分，圆而硬有浮球感的为胎头，宽而软且形状不规则为胎臀。

2.**第二步** 检查者双手置于子宫两侧，一手固定，另一手轻轻深按，两手交替进行。分辨胎背及胎儿四肢各在母体腹壁的哪一侧，平坦饱满者为胎背，高低不平部分为胎儿肢体。

3. **第三步** 检查者右手拇指与其余四指分开，置于耻骨联合上方，握住先露部，按第一步特点判断先露是胎头还是胎臀。再左右推动先露部，以确定是否入盆，能被推动提示未入盆，反之提示入盆。

4. **第四步** 检查者面对孕妇足部，两手分别置于先露部两侧，向骨盆入口方向轻轻摇晃并往下深压，复核先露部的诊断是否正确，并确定先露部入盆程度。

四步触诊法具体见图5-1。

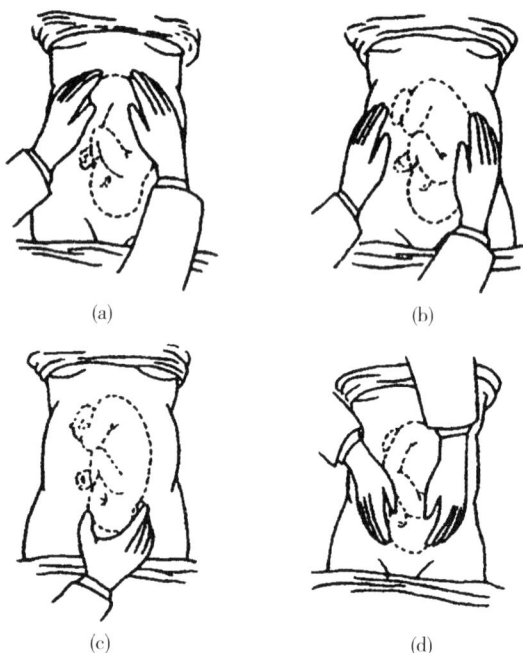

(a)   (b)

(c)   (d)

图5-1　四步触诊法

5. 协助孕妇穿好衣服并取舒适体位，整理床单位并记录。

（三）操作后沟通

（1）告知孕妇本次触诊结果。

（2）告知孕妇注意休息，避免情绪激动、剧烈运动。

（3）告知孕妇护士会巡查病房，如需要请及时按铃呼叫。

（4）向孕妇表示感谢。

【注意事项】

（1）妊娠早期孕妇不适宜此方法。

（2）孕妇排尿后，仰卧于检查床上，暴露腹部，双腿略屈外展，腹肌放松。

【考核标准】

腹部四步触诊法操作考核评分标准

姓名：　　　　　总分：

操作流程	内容	分值	扣分细则	扣分
操作前准备（11分）	1.环境准备：环境清洁、光照情况良好	2	未评估环境扣2分	
	2.用物准备：软尺、护理记录单；黄色袋垃圾桶、黑色袋垃圾桶	4	缺一项用物扣1分，扣完为止	
	3.护士准备：着装整洁规范，仪表端庄大方，规范洗手	2	着装、仪表不符合规范扣1分；未规范洗手扣1分	
	4.孕妇准备 （1）核对孕妇 （2）评估孕妇 （3）告知腹部四步触诊的目的及方法，取得孕妇合作	3	未评估一项扣1分	
操作过程（65分）	1.携用物至床旁，核对孕妇并解释，根据病情协助孕妇左侧卧位或半坐卧位	5	未携用物至床旁扣1分；未向孕妇解释扣2分；未协助孕妇采取正确体位扣2分	
	2.做好遮挡防护，注意保暖，保护孕妇隐私	5	未做好遮挡防护扣2分；未注意保暖扣1分；未保护孕妇隐私扣2分	
	3.第一步 （1）检查者位于孕妇右侧并面对孕妇头部 （2）检查者双手置于子宫底部，先确定子宫底高度，估计宫底高度与孕周是否相符 （3）再以双手指腹交替轻推，分辨宫底处是胎体的哪一部分，圆而硬有浮球感的为胎头，宽而软且形状不规则为胎臀	16	第一项不正确扣3分；第二项不正确扣5分；第三项不正确扣8分	
	4.第二步 （1）检查者双手置于子宫两侧，一手固定，另一手轻轻深按，两手交替进行 （2）分辨胎背及胎儿四肢各在母体腹壁的哪一侧，平坦饱满者为胎背，高低不平部分为胎儿肢体	10	第一项不正确扣5分；第二项不正确扣5分	
	5.第三步 （1）检查者右手拇指与其余四指分开，置于耻骨联合上方，握住先露部，按第一步特点判断先露是胎头还是胎臀 （2）再左右推动先露部，以确定是否入盆，能被推动提示未入盆，反之提示入盆	13	第一项不正确扣8分；第二项不正确扣5分	
	6.第四步 （1）检查者面对孕妇足部 （2）两手分别置于先露部两侧，向骨盆入口方向轻轻摇晃并往下深压，复核先露部的诊断是否正确，并确定先露部入盆程度	10	第一项不正确扣3分；第二项不正确扣7分	
	7.协助孕妇穿好衣裤，整理床单位、用物并归位	3	未整理孕妇衣裤扣1分；未整理床单位扣1分；未整理用物扣1分	
	8.洗手，遵医嘱记录触诊结果	3	未洗手扣2分；未记录触诊结果扣1分	

续表

操作流程	内容	分值	扣分细则	扣分
注意事项（4分）	妊娠早期孕妇不适宜此法。孕妇排尿后，仰卧于检查床上，暴露腹部，双腿略屈外展，腹肌放松	4	每缺一项扣2分	
操作后沟通（10分）	1.告知孕妇本次触诊结果 2.告知孕妇注意休息，避免情绪激动、剧烈运动 3.告知孕妇护士会巡查病房，如需要请及时按铃呼叫 4.向孕妇表示感谢	10	缺一项扣2.5分	
综合评价（10分）	1.关心、体贴孕妇，态度亲切，评估沟通到位	6	态度及评估沟通不到位酌情扣分	
	2.操作时间：5分钟	4	每超时1分钟扣2分	
合计		100		

（严　菊）

二、骨盆外测量法

【目的】

评估骨盆的大小和形状，判断胎儿能否经阴道分娩。

【适用范围】

孕中晚期孕妇。

【操作流程】

（一）操作前准备

1.环境准备　环境安静、整洁，光线、温度适宜，屏风遮挡。

2.用物准备　一次性垫巾、一次性手套、骨盆测量器、石蜡油、纸巾、护理记录单。

3.护士准备　着装规范、七步洗手法洗手、戴无菌口罩。

4.孕妇准备

（1）核对　床号、姓名。

（2）告知　说明骨盆外测量的目的、方法、配合要点及注意事项，指导孕妇排空膀胱取仰卧屈膝体位。

（二）操作过程

1.髂棘间径　协助孕妇取仰卧位，臀下垫一次性臀垫，双腿伸直，测量两髂前上棘外缘的距离（图5-2），正常值23~26cm。

2.髂嵴间径　测量两髂嵴最宽外缘的距离（图5-3），正常值25~28cm。

3.骶耻外径 协助孕妇左侧卧位，右腿伸直，左腿屈曲，测量第5腰椎棘突下到耻骨联合上缘中点的距离（图5-4），正常值18~20cm。

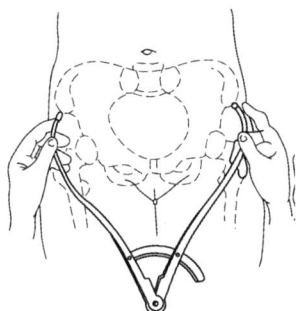
图 5-2 测量髂棘间径

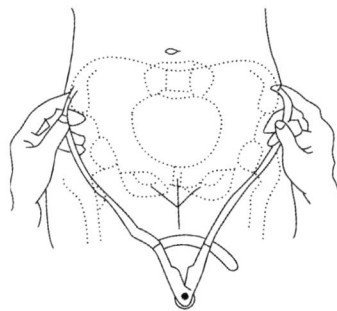
图 5-3 测量髂嵴间径

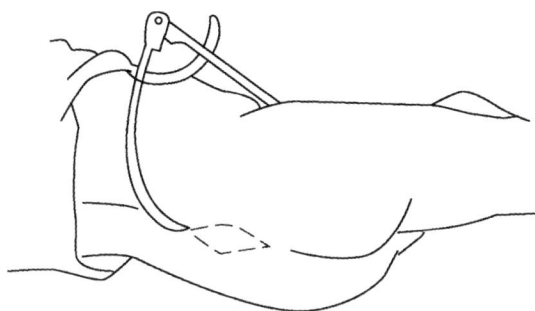
图 5-4 测量骶耻外径

4.坐骨结节间径 协助孕妇仰卧位，褪一条裤腿，双腿弯曲，双手抱膝，测量坐骨结节内侧缘距离（图5-5），正常值8.5~9.5cm。

5.耻骨弓角度 两手拇指指尖对拢，放在耻骨联合下缘，两拇指平放在耻骨降支上，测量两拇指间角度（图5-6），正常值90°，小于80°为异常。

协助孕妇穿好衣服并取舒适体位，整理床单位及用物。

记录测量结果。

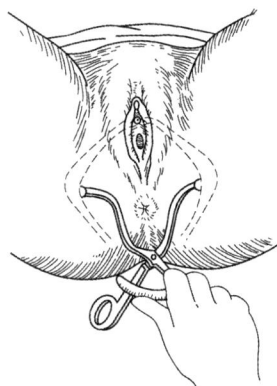
图 5-5 测量坐骨结节间径

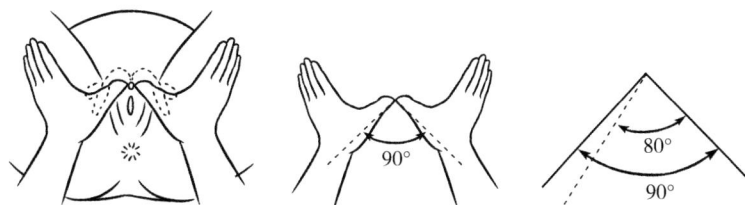
图 5-6 测量耻骨弓角度

（三）操作后沟通

（1）告知孕妇本次测量结果。

（2）告知孕妇注意休息，避免情绪激动、剧烈运动。

（3）告知孕妇护士会巡查病房，如需要请及时按铃呼叫。

（4）向孕妇表示感谢。

【注意事项】

（1）动作要轻柔。

（2）注意保暖和遮挡孕妇。

（3）测量数据要准确。

【考核标准】

骨盆外测量法操作考核评分标准

姓名：　　　　　　　　总分：

操作流程	内容	分值	扣分细则	扣分
操作前准备（11分）	1.环境准备：环境清洁、光照情况良好	2	未评估环境扣2分	
	2.用物准备：一次性垫巾、一次性手套、骨盆测量器、石蜡油、纸巾、护理记录单；黄色袋垃圾桶、黑色袋垃圾桶	4	缺一项用物扣0.5分，扣完为止	
	3.护士准备：着装整洁规范，仪表端庄大方，规范洗手	2	着装、仪表不符合规范扣1分；未规范洗手扣1分	
	4.孕妇准备 （1）核对孕妇 （2）评估孕妇 （3）告知骨盆外测量的目的及方法，取得孕妇合作	3	未评估一项扣1分	
操作过程（63分）	1.携用物至床旁，核对孕妇并解释	3	未携用物至床旁扣1分；未向孕妇解释扣2分	
	2.做好遮挡防护，注意保暖，保护孕妇隐私	5	未做好遮挡防护扣2分；未注意保暖扣1分；未保护孕妇隐私扣2分	
	3.协助孕妇取仰卧位，臀下垫一次性臀垫，暴露臀部，检查者戴一次性手套	4	每缺少一项扣1分	
	4.髂棘间径 （1）协助孕妇取平卧位，双腿伸直 （2）测量两髂前上棘外缘的距离 （3）查看数据，正常值23~26cm	9	第一项不正确扣3分；第二项不正确扣5分；第三项不正确扣1分	
	5.髂嵴间径 （1）协助孕妇取平卧位 （2）测量两髂嵴外缘最宽的距离 （3）查看数据，正常值25~28cm	9	第一项不正确扣3分；第二项不正确扣5分；第三项不正确扣1分	
	6.骶耻外径 （1）协助孕妇左侧卧位，右腿伸直，左腿屈曲 （2）测量第5腰椎棘突下到耻骨联合上缘中点的距离 （3）查看数据，正常值18~20cm	9	第一项不正确扣3分；第二项不正确扣5分；第三项不正确扣1分	

续表

操作流程	内容	分值	扣分细则	扣分
操作过程（63分）	7.坐骨结节间径 （1）协助孕妇仰卧位，褪一条裤腿，双腿弯曲，双手抱膝 （2）测量坐骨结节内侧缘距离 （3）查看数据，正常值8.5~9.5cm	9	第一项不正确扣3分； 第二项不正确扣5分； 第三项不正确扣1分	
	8.耻骨弓角度 （1）协助孕妇仰卧位，双腿弯曲 （2）两手拇指指尖对拢，放在耻骨联合下缘，两拇指平放在耻骨降支上，测量两拇指间角度 （3）查看数据，正常值90°	9	第一项不正确扣3分； 第二项不正确扣5分； 第三项不正确扣1分	
	9.协助孕妇穿好衣裤，整理床单位、用物并归位	3	未整理孕妇衣裤扣1分； 未整理床单位扣1分； 未整理用物扣1分	
	10.洗手	3	未洗手扣3分	
注意事项（6分）	动作要轻柔。注意保暖和遮挡孕妇。测量数据要准确	6	每缺一项扣2分	
操作后沟通（10分）	1.告知孕妇本次测量结果 2.告知孕妇注意休息，避免情绪激动、剧烈运动 3.告知孕妇护士会巡查病房，如需要请及时按铃呼叫 4.向孕妇表示感谢	10	每缺一项扣2.5分	
综合评价（10分）	1.关心、体贴孕妇，态度亲切，评估沟通到位	6	态度及评估沟通不到位酌情扣分	
	2.操作时间：4分钟	4	每超时1分钟扣2分	
合计		100		

（严　菊）

三、听诊胎心音技术

【目的】

了解胎心音是否正常，了解胎儿在子宫内情况。

【适用范围】

正常妊娠12周以后的孕妇。

【操作流程】

（一）操作前准备

1.环境准备　环境安静、整洁，光线、温度适宜，必要时屏风遮挡。

2.用物准备　听诊器、多普勒胎心仪、手表。

3.护士准备　着装规范、七步洗手法洗手、戴无菌口罩。

4.孕妇准备

（1）核对 床号、姓名。

（2）告知 说明听诊胎心音的目的、方法、配合要点及注意事项，指导孕妇取舒适体位。

（3）评估 孕妇孕周大小、胎方位、胎动情况、孕妇自理能力、合作程度、耐受力、孕妇局部皮肤情况。

（二）操作过程

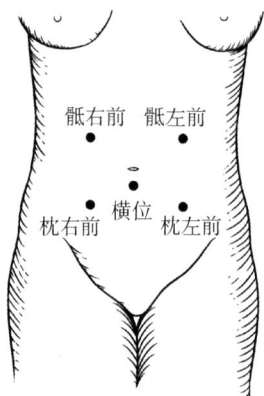

图 5-7 不同胎位胎心音听诊部位

（1）核对孕妇信息，洗手，协助患者取合适卧位。

（2）必要时屏风遮挡，保护孕妇隐私。

（3）合理暴露腹部，胎心在靠近胎背上方的孕妇腹壁上听得最清楚。枕先露时，胎心在脐右（左）下方；臀先露时，胎心在脐右（左）上方；肩先露时，胎心在靠近脐部下方听得最清楚（图5-7）。听诊部位取决于先露部和其下降程度。

（4）用多普勒胎心仪或者用胎心听筒在其上方听诊，听到如钟表的"嘀嗒"双音后，计数1分钟。

（5）选择宫缩后间歇期听诊。

（6）操作过程中观察孕妇有无异常情况，及时处理。

（7）记录。

（三）操作后沟通

（1）告知孕妇本次听诊结果为实时监测结果，正常胎心率的范围是110~160次/分，以及自我监测胎动的方法。

（2）告知孕妇护士会巡查病房，如需要请及时按铃呼叫。

（3）向孕妇表示感谢。

【注意事项】

（1）保持环境安静。

（2）听胎心音时，需与子宫杂音、腹主动脉音、胎动音及脐带杂音相鉴别。

（3）若孕妇的胎心音小于110次/分或者大于160次/分，应当立即触诊孕妇脉搏做对比鉴别，必要时吸氧，改变孕妇体位，进行胎心监护，通知医师。

【考核标准】

听诊胎心音技术操作考核评分标准

姓名：　　　　　　　　　总分：

操作流程	内容	分值	扣分细则	扣分
操作前准备（13分）	1.环境准备：环境清洁、光照情况良好	2	未评估环境扣2分	
	2.用物准备：多普勒胎心仪、耦合剂、纱布块2张、弯盘；黄色袋垃圾桶、黑色袋垃圾桶	6	缺一项扣1分，扣完为止	
	3.护士准备：着装整洁规范，仪表端庄大方，规范洗手	2	着装、仪表不符合规范扣1分；未规范洗手扣1分	
	4.孕妇准备 （1）核对孕妇 （2）评估孕妇 （3）告知听诊胎心的目的及方法，取得孕妇合作	3	未评估一项扣1分	
操作过程（60分）	1.携用物至床旁，核对孕妇并解释，根据病情协助孕妇取左侧位或半坐卧位	5	未携用物至床旁扣1分；未向孕妇解释扣2分；未协助孕妇采取正确体位扣2分	
	2.做好遮挡防护，注意保暖，保护孕妇隐私	5	未做好遮挡防护扣2分；未注意保暖扣1分；未保护孕妇隐私扣2分	
	3.判断胎背位置：合理暴露腹部，胎心在靠近胎背上方的孕妇腹壁上听得最清楚。枕先露时，胎心在脐右（左）下方；臀先露时，胎心在脐右（左）上方；肩先露时，胎心在靠近脐部下方听得最清楚。听诊部位取决于先露部和其下降程度	12	未判断胎背位置扣12分；胎背位置判断不正确扣10分	
	4.听诊胎心音：在胎背的腹部位置上涂上适量耦合剂，用多普勒胎心仪在其上方听诊，听到如钟表的"滴嗒"双音后，计数1分钟	15	未涂耦合剂扣7分；计数未到1分钟扣8分	
	5.将孕妇腹部及多普勒胎心仪用纱布块擦拭干净，并协助其穿好衣裤，整理床单位、用物并归位	7	未清理孕妇腹部的耦合剂扣2分；未清理多普勒胎心仪耦合剂扣2分；未整理孕妇衣裤扣1分；未整理床单位扣1分；未整理用物扣1分	
	6.洗手，遵医嘱记录胎心音数值	6	未洗手扣3分；未记录胎心音数值扣3分	
	7.选择宫缩后间歇期听诊	5	未在宫缩间歇期听诊扣5分	
	8.操作过程中观察孕妇有无异常情况，及时处理	5	未观察孕妇扣5分	
注意事项（7分）	保持环境安静。听胎心音时，需与子宫杂音、腹主动脉音、胎动音及脐带杂音相鉴别。若孕妇的胎心音小于110次/分或者大于160次/分，应当立即触诊孕妇脉搏做对比鉴别，必要时吸氧，改变孕妇体位，进行胎心监护，通知医师（口述）	7	病室环境嘈杂扣2分；听胎心音时未鉴别扣2分；孕妇胎心音异常未通知医师处理扣3分	

续表

操作流程	内容	分值	扣分细则	扣分
操作后沟通（10分）	1.告知孕妇本次监测结果为实时监测结果，正常胎心率的范围是110~160次/分 2.告知孕妇自我监测胎动的方法 3.告知孕妇护士会巡查病房，如需要请及时按铃呼叫 4.向孕妇表示感谢	10	缺一项扣2.5分	
综合评价（10分）	1.关心、体贴孕妇，态度亲切，评估沟通到位	6	态度及评估沟通不到位酌情扣分	
	2.操作时间：5分钟	4	每超时1分钟扣2分	
合计		100		

（严　菊）

任务二　产褥期妇女的护理

【目的】

通过观察产后妇女生命体征、子宫复旧、阴道流血、会阴伤口、排尿排便情况，给予适宜的护理措施及健康教育，保障和促进产后妇女健康。

【适用范围】

胎盘娩出至产后6周的妇女。

【操作流程】

（一）操作前准备

1.环境准备　室温24~26℃、湿度50%~60%，环境安静、整洁、舒适，光线充足、温度适宜，病床用屏风遮挡。

2.用物准备　处置车及治疗盘、体温计、血压计、无菌纱布、碘伏、一次性大棉签、一次性橡胶手套、一次性臀垫、便盆、产后护理记录单、签字笔等。

3.护士准备　着装规范、仪表端庄、七步洗手法洗手、戴无菌口罩。

4.患者准备

（1）核对　床号、姓名。

（2）告知　说明子宫复旧、会阴护理的意义，取得产妇、家属的信任与配合。

（3）评估　了解分娩方式和过程，有无宫颈裂伤、会阴裂伤、阴道流血、产时产后并发症等情况及产后2小时观察情况。评估产妇会阴情况；腹部伤口情况；子宫底高度、质地；膀胱充盈情况。

（二）操作过程

1.测量生命体征　为产妇测量血压、脉搏、体温、呼吸，将测量结果记录在产后观察记录单上。

2.观察子宫复旧

（1）协助产妇平卧稍屈膝，放松腹肌，一手放在产妇耻骨联合上方，另一手放在子宫底部，环形按摩，用手指宽度测量宫底高度（或米尺测量）。

（2）以脐部为标志点，以一横指为测量单位，分别用脐上、平脐、脐下来表示。

（3）胎盘娩出后，宫底位于脐下一横指，产后12小时宫底上升平脐或稍高的水平。产后宫底每日下降一横指或1~2cm，10日后不能触及宫底。

3.观察恶露

（1）一手环形按摩宫底并轻轻按压，观察恶露的量、性状、气味、颜色，产后24小时内要统计并记录产后出血量，采取称重法，将产后出血量记录在产后观察记录单上。

（2）如果15分钟完全浸湿1块卫生巾，或者1小时内完全浸湿超过1块以上的卫生巾，则属于产后出血迹象，应严密观察，准确估计出血量。

（3）如恶露有腥臭味，按压子宫区域压痛明显，则提示有感染可能。

4.会阴伤口护理

（1）协助产妇平卧双腿弯曲，两膝尽量展开。

（2）评估会阴伤口是否有红肿、硬结、疼痛等情况。

（3）必要时用5%聚维酮碘溶液大棉签擦拭消毒会阴伤口。

（4）告知产妇大小便排完之后注意清洗会阴，保持会阴清洁干燥。产后恶露多者，易致伤口感染，可用1：5000高锰酸钾稀释液冲洗，以促进伤口恢复。

（5）撤去用物，协助产妇穿裤，更换干净卫生棉条，取舒适卧位，整理床单位，进行卫生宣教。

5.产褥期健康教育

（1）休息活动　指导产妇与新生儿同步休息，保证充足睡眠。经阴道分娩产妇产后6~12小时可起床轻微活动，产后第二天可下床在室内活动，以增加食欲和促进恶露的排出。剖宫产产妇术后第一天可床上活动，待尿管拔出后可下床在家属的陪同下室内活动。

（2）锻炼　指导产妇产后循序渐进活动，产后第二天可开始做产后健身操。

（3）产后检查　嘱产妇于产后第42天携婴儿一起回医院进行产后健康检查，了解产妇生殖道的恢复情况及婴儿发育情况。

（4）避孕指导　产褥期内禁止性生活。产后第42天开始避孕，哺乳者可采取男用避孕套，非哺乳者可选用药物避孕。

（三）操作后沟通

（1）告知产妇子宫复旧、会阴伤口情况。

（2）告知产妇合理营养，适当休息与活动。

（3）告知产妇护士会巡查病房，如需要请及时按铃呼叫。

（4）向产妇表示感谢。

【注意事项】

（1）产后进行观察需在以下时间进行：进入产后休养室时，入产后休养室30分钟、1小时、2小时观察子宫收缩、宫底高度、软硬度、阴道流血等情况；严密观察生命体征；产后每天同一时间评估子宫复旧情况。

（2）观察排尿、排便情况，给予相应处理。产后4小时内让产妇排尿，若排尿不畅致尿潴留，可影响子宫收缩导致产后出血。

（3）操作时应注意适当遮挡和保暖，以保护产妇隐私，避免着凉。

（4）严格执行无菌操作，避免交叉感染。

（5）观察子宫复旧及恶露排出情况，发现异常及时处理。

（6）子宫按摩力度要适宜，用力应均匀。

【考核标准】

产褥期妇女的护理操作考核评分标准

姓名：　　　　　　　总分：

操作流程	内容	分值	扣分细则	扣分
操作前准备（23分）	1.环境准备：室内清洁、安静，室温调节至24~26℃，床旁屏风遮挡	3	未评估环境扣1分；无屏风遮挡扣1分	
	2.用物准备：齐全、准确	3	用物缺一项扣1分	
	3.护士准备：仪表端庄大方，态度认真和蔼；服装鞋帽整洁，着装符合要求，规范洗手	3	态度不认真扣1分；着装不整洁扣1分；不规范洗手扣1分	
	4.患者准备（1）核对患者（2）评估患者（3）告知产褥期护理内容及方法，取得患者合作（4）核对产妇床号、姓名等一般资料，了解产妇分娩方式，评估产妇一般情况（5）了解分娩过程，有无宫颈裂伤、会阴裂伤、阴道流血、产时产后并发症及产后2小时观察情况	14	未核对产妇扣1分	
			未评估产妇扣1分	
			未操作前告知扣1分	
操作过程（62分）	1.测量体温、脉搏、呼吸、血压，并记录	5	一项未核对评估扣1分；未记录扣1分	
	2.观察子宫复旧（1）用手指宽度测量宫底高度（2）以肚脐为指标，以一横指为测量单位，分别用脐上、平脐、脐下表示（3）产后宫底每日下降一横指或1~2cm，10日后不能触及宫底	6	未正确测量宫底高度扣2分；宫底高度描述不正确扣2分；未观察子宫复旧情况扣2分	

续表

操作流程	内容	分值	扣分细则	扣分
操作过程 （62分）	3.观察恶露 （1）一手环形按摩宫底并轻轻下推，观察恶露的量、性状、气味、颜色 （2）如果15分钟便完全浸湿1块卫生巾，或者1小时内完全浸湿超过1块以上的卫生巾，则属于产后出血迹象 （3）如恶露有腥臭味，则提示有感染可能	10	观察恶露指标少一项扣1分；产后恶露量估计不正确扣3分；未评估是否存在感染迹象扣3分	
	4.会阴擦洗	5	未行会阴擦洗扣5分	
	5.会阴伤口护理 （1）协助产妇平卧双腿弯曲，两膝尽量展开 （2）评估会阴伤口是否有红肿、硬结、疼痛等情况 （3）必要时用5%聚维酮碘溶液大棉签由会阴向肛门擦拭 （4）告知产妇大小便排完之后注意清洗会阴，保持会阴清洁干燥。产后恶露多者，易致伤口感染，可用1：5000高锰酸钾稀释液冲洗，以促进伤口恢复 （5）撤去用物，协助产妇穿裤，更换干净卫生巾，取舒适卧位，整理床单位	11	会阴伤口观察内容缺一项扣2分；会阴护理程序不正确扣3分	
	6.产褥期健康教育 （1）休息与活动：指导产妇与新生儿同步休息，保证充足睡眠；经阴道自然分娩产妇产后6~12小时即可起床轻微活动，产后第二天可下床在室内活动，以增加食欲和促进恶露的排出 （2）产后锻炼：产后第二天可开始做产后健身操 （3）产后检查：嘱产妇于产后第42天携婴儿一起回医院进行产后健康检查，了解产妇生殖道的恢复情况及婴儿发育情况 （4）避孕指导：产褥期内禁止性生活。产后第42天开始避孕，哺乳者采用男用避孕套，非哺乳者可选用药物避孕	20	健康教育内容缺一项扣2分	
	7.记录填写产后护理记录单	5	未及时进行产后记录扣5分	
操作后沟通 （5分）	1.告知产妇子宫复旧、会阴伤口情况 2.告知产妇合理营养，适当休息与活动 3.告知产妇护士会巡查病房，如需要请及时按铃呼叫 4.向产妇表示感谢	5	沟通内容少一项扣1分	
综合评价 （10分）	1.态度认真，沟通能力强	5	态度不认真扣3分；沟通不到位扣2分	
	2.程序正确，动作协调，宣教适当	5	流程不正确扣2分；动作不协调规范扣2分；宣教不到位扣1分	
合计		100		

（魏琳娜）

任务三　会阴湿热敷

【目的】

（1）热敷促进局部血液循环，增强白细胞的吞噬作用和组织活力，有助于局限脓肿，刺激局部组织的生长和修复。

（2）促使陈旧性血肿局限，有利于外阴伤口的愈合。

【适用范围】

（1）会阴部水肿及会阴血肿吸收期。

（2）会阴伤口硬结及早期感染。

【操作流程】

（一）操作前准备

1.环境准备　环境安静、整洁，光线、温度适宜，必要时屏风遮挡。

2.用物准备

（1）中单橡胶布1块，棉垫1块，一次性垫巾1块。

（2）会阴擦洗盘1个（内有消毒弯盘2个，镊子或消毒止血钳2把，无菌纱布数块），医用凡士林，沸水，热源袋如热水袋、电热宝等，红外线灯。

（3）热敷药品：煮沸的50%硫酸镁，95%乙醇。

3.护士准备　着装规范、七步洗手法洗手、戴无菌口罩。

4.患者准备

（1）核对　床号、姓名。

（2）告知　说明会阴湿热敷的目的、方法、效果及预后，取得患者的理解与配合，指导患者取舒适体位。

（3）评估　了解患者的一般状况；会阴局部皮肤情况、卫生状况、有无留置尿管等。

（二）操作过程

（1）嘱患者排空膀胱，协助患者松解衣裤，暴露热敷部位，臀下垫中单橡胶布和一次性垫巾。

（2）行会阴擦洗，清洁局部。会阴擦洗后用纱布擦干会阴，撤出便盆。

（3）热敷部位先薄涂一层凡士林，再盖上纱布，再轻轻敷上浸有热敷溶液的温纱布，外面盖上棉布垫保温。

（4）每3~5分钟更换热敷垫1次，也可用热源袋放在棉垫外或用红外线灯照射，延长更换敷料时间。热敷时间为15~30分钟。

（三）操作后处理

（1）热敷完毕，移去敷料，观察热敷部位皮肤有无异常。

（2）用纱布拭净皮肤上的凡士林。

（3）协助患者整理衣裤，并整理好床单位。

【注意事项】

（1）严格无菌操作。

（2）操作时注意保暖和遮挡。

（3）会阴湿热敷应该在会阴擦洗、清洁外阴局部伤口的污垢后进行。

（4）湿热敷过程中要注意观察会阴切口及会阴肿胀情况，发现异常，应及时告知医生，遵医嘱给予相应处理。

（5）湿热敷的温度一般为41~48℃，或以自我感觉舒适为宜，防止烫伤。湿热敷时间为30分钟。

（6）湿热敷的面积应是病损范围的2倍。

（7）检查热源袋的完好性，防止烫伤。对休克、虚脱、昏迷及术后感觉不灵敏的患者应特别注意。

（8）在热敷的过程中，护士应随时评价热敷的效果，并为患者提供必要的生活护理。

【考核标准】

会阴湿热敷操作考核评分标准

姓名：　　　　　　　　总分：

操作流程	内容	分值	扣分细则	扣分
操作前准备（26分）	1.环境准备：环境清洁、光照情况良好，拉上窗帘或用屏风遮挡，保护患者隐私	6	未遮挡保护患者隐私扣3分	
	2.用物准备 （1）中单橡胶布1块，棉垫1块，一次性垫巾1块 （2）会阴擦洗盘1个（内有消毒弯盘2个，镊子或消毒止血钳2把，无菌纱布数块），医用凡士林，沸水，热源袋如热水袋等 （3）热敷药品：煮沸的50%硫酸镁，95%乙醇	7	缺一项扣1分，扣完为止	
	3.护士准备：着装整洁规范，仪表端庄大方，规范洗手，戴口罩	6	洗手不规范、未戴口罩各扣3分	
	4.患者准备 （1）核对患者 （2）评估患者 （3）告知会阴湿热敷的目的及方法，取得患者理解与合作	7	未核对患者扣3分	
			未评估患者会阴情况等扣1~2分	
			未解释告知目的扣1~2分	

续表

操作流程	内容	分值	扣分细则	扣分
操作过程（34分）	1.携用物至床旁，注意保护患者隐私和保暖	4	未注意保护患者隐私扣2分；未注意保暖扣2分	
	2.嘱患者排空膀胱，协助患者松解衣裤，暴露热敷部位，臀下垫中单橡胶布和一次性垫巾	10	未嘱患者排空膀胱扣4分；未协助松解衣裤扣2分；臀下未垫一次性垫巾扣4分	
	3.行会阴擦洗，清洁局部。会阴擦洗后用纱布擦干会阴，撤出便盆	6	未进行会阴清洁扣6分；清洁后未擦干扣2分	
	4.热敷部位先薄涂一层凡士林，盖上纱布，再轻轻敷上浸有热敷溶液的温纱布，外面盖上棉布垫保温	7	热敷部位未涂凡士林扣4分；局部未盖棉布保温扣3分	
	5.每3~5分钟更换热敷垫1次，也可用热源袋放在棉垫外或用红外线灯照射，延长更换敷料时间。热敷时间15~30分钟（口述）	7	更换热敷垫频率不正确扣3分；热敷时间错误扣4分	
操作后护理（25分）	1.热敷完毕，移去敷布，观察热敷部位皮肤有无异常	5	热敷结束后未检查局部扣5分	
	2.用纱布拭净皮肤上的凡士林	4	未帮助擦拭凡士林扣4分	
	3.协助患者整理衣裤，并整理好床单位，感谢患者的配合	6	未协助整理衣裤和床单位各扣3分	
	4.再次核对，洗手，记录	6	未核对、洗手、记录各扣2分	
	5.交代注意事项	4	未交代扣4分	
综合评价（15分）	1.程序正确，动作轻柔，操作规范熟练，8分钟内完成	10	操作不规范、不熟练扣1~4分；每超时1分钟扣2分，扣完6分为止	
	2.关心、体贴患者，态度亲切，评估沟通到位	2	沟通不到位扣1~2分	
	3.效果评价：病损部位得到充分热敷，局部皮肤无异常	3	热敷后未及时进行评价扣3分	
合计		100		

（杨　静）

新生儿与新生儿疾病常用护理技术

任务一　新生儿沐浴

【目的】

（1）保持皮肤清洁，促进血液循环、增进身体舒适，预防感染。

（2）协助皮肤排泄和散热，促进新陈代谢、食欲和睡眠，有利于新生儿生长发育。

（3）观察新生儿全身情况，有利于及时发现疾病及早治疗。

【适用范围】

正常新生儿及病情较轻的新生儿。

【操作流程】

（一）操作前准备

1. **环境准备**　光线充足，安静；调节室温在26~28℃；操作台清洁、柔软，沐浴时关闭门窗，无对流风。

2. **用物准备**　大毛巾、小面巾、新生儿衣裤、纸尿裤，护理篮内盛：指甲刀、弯盘、脐带卷、干棉签、发梳、70%乙醇、碘伏、5%鞣酸软膏、生理盐水、消毒石蜡油棉球、新生儿洗发沐浴露、新生儿润肤露、新生儿情况记录单1本、笔1支。

3. **护士准备**　衣帽整洁、沐浴时应卷袖过肘、七步洗手法洗手、修剪指甲、戴无菌口罩。

4. **患儿准备**　核对新生儿手腕带、床头卡（查对母亲姓名、床号、新生儿性别、出生日期及时间）；避开进食前后1小时。

（二）评估患儿

（1）将新生儿抱至沐浴台上，脱去衣物、留下尿布，用大毛巾包裹新生儿至双肩。

（2）评估新生儿身体状况及全身皮肤情况，观察有无红肿、糜烂、破溃、感染；是否适合沐浴（应注意避开新生儿喂乳前后1小时）。

（3）检查皮肤有无胎脂和血液，如有，应用消毒石蜡油棉球擦去。

（三）沐浴方法

1. **核对信息，调节水温**　核对新生儿手腕带信息，调节水温至38~40℃（应先加冷水再加热水，2/3满为宜，夏季可稍低，37~38℃），用手腕内侧或手背测水温。

2. 清洗头面部

（1）洗脸　用清洁小面巾蘸少量温水拧干后，由内眦向外眦擦拭眼，更换面巾以同法擦另一眼，再同法清洗额头、面部、鼻翼、口周、下颌及耳。

（2）洗头　护士以左手托住新生儿枕部，将新生儿躯干夹于护士左腋下，左手拇指和中指将新生儿双耳廓向内压盖住其外耳道口，防止水流入耳内。护士用右手先湿润小儿头发，将洗发沐浴露用手搓成泡沫后擦在新生儿头发上，柔和地按摩新生儿头皮，然后以水冲净并用大毛巾擦干，注意勿使水或泡沫进入新生儿耳、眼内。

3. 清洗躯干

（1）抱持方法　去掉大毛巾和尿布，护士左手从新生儿腋下握住新生儿左臂靠近肩处，使其头颈部枕于护士手腕处，护士再以右前臂托住新生儿左腿，右手握住新生儿左腿靠近腹股沟处使其臀部位于护士手掌上，将新生儿抱起轻轻放于水盆中。必要时盆底可垫毛巾，以防新生儿滑倒。

（2）清洗顺序　护士用右手从上到下按顺序清洗新生儿颈部、胸部、腋下、双上肢、腹部、腹股沟、下肢、背部、臀部。洗完前身后反转新生儿，使其面部、胸部靠在护士右前臂上，护士左手持毛巾由上到下洗背部、肛门、腘窝皮肤皱褶处。清洗会阴时，女婴需分开阴唇，自上而下轻轻擦洗；男婴则将包皮往上推，露出阴茎头将污垢洗净，清洗后还原包皮。

脐带未脱落的新生儿应分段沐浴，盆浴时不能弄湿脐部。

清洗时操作者的手不要离开新生儿的身体，换手时注意安全。动作应迅速轻柔，减少暴露，注意保暖。沐浴时间应控制在5分钟以内，小儿头顶部皮脂结痂不可用力清洗，可涂液体石蜡浸润，待次日轻轻梳去结痂后再洗净。

（四）沐浴后护理

1. 做好新生儿护理，注意保暖

（1）擦干　将新生儿抱至沐浴台上，用大毛巾包裹新生儿，从上到下轻轻吸干水分，尤其是皮肤皱褶处，不可用力擦，并注意同时检查新生儿皮肤黏膜情况。

（2）涂抹润肤露　从上到下，尤其在颈部、腋下和腹股沟等皮肤皱褶处涂抹少许润肤露，涂抹时注意避开口、鼻、会阴部。

（3）脐部护理　脐带未脱落者更换脐部敷料（详见脐部护理）。

（4）臀部护理　更换尿布。

（5）检查眼、耳、鼻有无异常，如有分泌物可进行清洁并遵医嘱进行相应处理。

（6）视情况修剪指甲、进行抚触等。

2. 穿衣

（1）核对信息　核对新生儿手腕带、床头卡（查对母亲姓名、床号、新生儿性别、出生日期及时间），若手腕带字迹不清晰者应及时更换。

（2）穿衣服　将新生儿的一只胳膊轻轻抬起，使肘关节稍稍弯曲伸入袖子，轻轻拉出小手。整理衣服，带子打活结并固定好。将衣服袖口拉出，包覆住新生

儿的双手，避免其抓脸。

（3）穿裤子　操作者手从裤脚管中伸入，拉住小脚，将脚轻轻地拉出。最后将裤腰提上去包住上衣，整理平整。

（4）裹好包被　将新生儿抱回病床，协助其取舒适体位。

（五）操作后处理

用消毒液擦抹台面及洗澡盆，必要时更换床单位，医疗垃圾与生活垃圾按医院感染管理办法规定进行分类处置。

（六）洗手、记录

洗手、取口罩并详细记录沐浴时间及观察到的新生儿全身情况。

【注意事项】

（1）物品、环境及患儿准备符合要求，门窗关闭，避免对流风。

（2）正确评估新生儿，遇头血肿、难产（产钳、头吸、臀牵引）者，可观察24小时后再行沐浴，重症婴儿病情稳定后再沐浴。

（3）操作熟练，顺序正确，防止水溅入口鼻、耳、眼内；防止污染脐部。

（4）全过程确保患儿安全，注意保暖，避免受凉，注意调节好水温，防止烫伤。

（5）注意观察全身、四肢活动情况及皮肤有无红肿、糜烂等感染灶。若有异常应及时报告及处理。

（6）操作者动作轻柔，处理两个新生儿之间应严格洗手制度，预防交叉感染；洗澡用物应单独清洁、消毒，做到一人一巾一换；洗面部时禁用肥皂。

（7）沐浴时，注意体现出人文关怀，与新生儿进行目光及语言交流。

【考核标准】

新生儿沐浴操作考核评分标准

姓名：　　　　　　总分：

操作流程	内容	分值	扣分细则	扣分
操作前准备（10分）	1.环境准备：光线充足，安静；调节室温在26~28℃；操作台清洁、柔软，沐浴时关闭门窗，无对流风 2.用物准备：大毛巾、小面巾、新生儿衣裤、纸尿裤、指甲刀、弯盘、脐带卷、干棉签、发梳、70%乙醇、碘伏、5%鞣酸软膏、生理盐水、消毒石蜡油棉球、新生儿洗发沐浴露、新生儿润肤露 3.护士准备：衣帽整洁、沐浴时应卷袖过肘、七步洗手法洗手、修剪指甲、戴无菌口罩 4.患者准备：核对新生儿手腕带、床头卡（查对母亲姓名、床号、新生儿性别、出生日期及时间）；避开进食前后1小时	10	室温不符合要求扣2分；门窗未关闭扣1分 用物准备每缺一项扣1分 护士着装不符合要求，每项扣1分；未剪指甲扣1分；未洗手、洗手步骤不正确扣1分；未去除饰物扣1分 未核对患儿或核对不清扣2分；未了解进食情况扣1分	

续表

操作流程	内容	分值	扣分细则	扣分
评估患儿（15分）	1.将新生儿抱至沐浴台上，脱去衣物、留下尿布，用大毛巾包裹新生儿至双肩 2.评估新生儿身体状况及全身皮肤情况，观察有无红肿、糜烂、破溃、感染；是否适合沐浴 3.检查皮肤上有无胎脂和血液，如有，先用消毒石蜡油棉球擦去	15	未用大毛巾包裹新生儿扣2分；包裹新生儿方法不正确扣1分 未正确评估身体状况扣2分；未正确评估皮肤情况扣2分 未用消毒石蜡油棉球擦去胎脂和血液扣2分	
沐浴方法（40分）	1.调节水温至38~40℃（应先加冷水再加热水，2/3满为宜，夏季可稍低，37~38℃），用手腕内侧或手背测水温 2.防滑倒：必要时盆底可垫毛巾 3.洗脸：用小毛巾为新生儿擦洗双眼（由内眦洗向外眦）洗净脸部，擦拭时注意更换面巾清洁部位，禁用肥皂 4.洗头 （1）左手托住新生儿枕部，将新生儿躯干夹于护士左腋下，左手拇指和中指将新生儿双耳廓向内压盖住其外耳道口，防止水流入耳内 （2）右手先湿润小儿头发，再将洗发沐浴露用手搓成泡沫，擦在新生儿头部，以水冲净并擦干 5.洗身体 （1）抱持方法：去掉大毛巾和尿片，护士左手从新生儿腋下握住新生儿左臂靠近肩处，使其头部枕于护理者手腕处，右手握小儿左腿近腹股沟处，轻放于水中 （2）清洗顺序：护士用右手从上到下按顺序清洗新生儿颈部、胸部、腋下、双上肢、腹部、腹股沟、下肢、背部、臀部。清洗会阴时，女婴需分开阴唇，自上而下轻轻擦洗；男婴则将包皮往上推，露出阴茎头将污垢洗净，清洗后还原包皮 6.脐带未脱落的新生儿：分段沐浴，盆浴时不能弄湿脐部 7.清洗时，操作者的手不要离开新生儿的身体，换手时注意安全 8.动作应迅速轻柔，减少暴露，注意保暖	40	水温调节未口述或叙述错误扣2分；未试水温或试温方法不正确扣2分 未口述防滑措施扣1分 擦拭方法错误扣2分；擦拭顺序错一处扣1分；未更换面巾清洁部位扣2分；洗面用肥皂扣2分 洗头时抱持方法不正确扣2分；未堵住外耳道扣1分；水和泡沫进入五官扣1分；洗头手法不正规扣1分 直接将沐浴露涂抹在身上扣1分；洗身体抱持方法不正确扣2分；清洗各部位顺序不正确或部位遗漏一处扣1分；未清洗皮肤皱褶处扣1分；会阴部清洗方法错误扣2分；男婴清洗后未还原包皮扣1分 脐部弄湿扣1分 操作者的手离开新生儿的身体扣2分 未注意保暖扣2分	

续表

操作流程	内容	分值	扣分细则	扣分
沐浴后护理（20分）	1.擦干：大毛巾包裹婴儿，轻轻拍打，吸干水分，尤其是皮肤皱褶，并注意同时检查新生儿皮肤黏膜情况 2.涂抹润肤露：从上到下在颈部、腋下和腹股沟等皮肤皱褶处涂抹少许润肤露，蔽开口、鼻、会阴部 3.脐部护理：用消毒棉签蘸75%乙醇消毒新生儿脐部 4.臀部护理：更换尿布 5.检查眼、耳、鼻有无异常，如有分泌物可进行清洁并遵医嘱处理 6.视情况修剪指甲、进行抚触等 7.穿衣裤动作轻柔 8.核对新生儿手腕带、床头卡（查对母亲姓名、床号、新生儿性别、出生日期及时间），若手腕带字迹不清晰者应及时更换 9.穿衣服：将新生儿的一只胳膊轻轻抬起，使肘关节稍稍弯曲伸入袖子，轻轻拉出小手。整理衣服，带子打活结并固定好 10.穿裤子：操作者手从裤脚管中伸入，拉住小脚，将脚轻轻地拉出；最后将裤腰提上去包住上衣，整理平整 11.裹好包被，将新生儿抱回病床，协助患者取舒适体位	20	用力擦或皮肤皱褶水分未吸干扣2分；未评估皮肤黏膜情况扣2分 涂润肤露部位不正确一处扣1分；未蔽开口、鼻、会阴部扣1分 脐部护理操作错误扣1分 臀部护理操作错误扣1分 未检查眼、耳、鼻扣1分 未修剪指甲扣1分 穿衣裤动作不轻柔扣1分 未核对患儿或核对不清扣2分；手腕带字迹不清晰者未更换扣1分 穿衣服方法不正确扣2分 穿裤子方法不正确扣2分；衣裤未整理美观扣2分 包被未裹好扣1分；未取舒适体位扣1分	
整理记录（5分）	整理用物，洗手，及时记录新生儿沐浴时间及皮肤情况	5	未整理用物扣1分；未洗手扣1分；未做记录扣2分	
综合评价（10分）	1.程序正确，动作轻柔，操作规范熟练 2.沐浴全过程注意保暖，在5分钟内结束 3.操作体现护理礼仪，具有安全意识 4.操作过程面带微笑，表情和蔼，与新生儿有眼神对视和语言沟通，并注意向家长解释	10	程序混乱扣2分；动作不轻柔扣1分；操作不熟练2分；每超时1分钟扣1分；未体现护理礼仪2分；无安全意识扣2分；沟通不流畅、未体现人文关怀扣1分	
合计		100		

（许玲玲）

任务二　新生儿抚触

【目的】

促进消化吸收；有利于新生儿体重增长和智力发育；减少哭闹，增加新生儿睡眠；促进呼吸循环功能；提高抗病能力；增进母子感情，满足新生儿情感需要。

【**适用范围**】

产后正常新生儿及不需监护的早产儿、胎儿生长受限及过期儿。

【**操作流程**】

（一）操作前准备

1. **环境准备**　环境整洁、播放柔和音乐，光线柔和、室温28℃。
2. **用物准备**　抚触台、垫巾、室温计、毛巾、尿布、替换衣服、润肤油。
3. **护士准备**　着装规范、洗手、修剪指甲、戴口罩。
4. **患儿准备**
（1）核对　床号、姓名。
（2）告知　向家长说明抚触的目的。
（3）评估　新生儿全身情况及是否适合抚触。

（二）操作过程

（1）将新生儿放浴巾上，脱去衣服、尿不湿，检查全身情况。

（2）双手涂润肤油，抚触顺序为头部→胸部→腹部→上肢→手→下肢→脚→背部→臀部。

1）头面部：两拇指指腹从眉间向两侧推至发际；两拇指从下颌部中央向两侧以上滑行，让上下唇形成微笑状；一手托头，另一手的指腹从前额发际抚向脑后，避开囟门；然后示指、中指分别在耳后乳突部轻压一下；换手，同法抚触另半部。

2）胸部：两手分别从胸外下方（两侧肋下缘），向对侧上方交叉推进，至两侧肩部，在胸前划一个大交叉，避开乳头。

3）腹部：示指、中指一次从新生儿的右下腹至上腹向左下移动，呈顺时针方向画半圆，避开新生儿的脐部和膀胱。

4）四肢：两手交替抓住新生儿一侧上肢，从上臂至手腕轻轻滑行，从近端向远端分段挤捏。对侧及双下肢做法相同。用拇指指腹从新生儿掌面（脚跟）向手指（脚趾）方向推进，并从手指（脚趾）根部轻轻挤压每个手指（脚趾）。

5）背部：以脊椎为中分线，双手分别平行放在脊椎两侧，往相反方向重复移动双手；从背部上端开始逐步向下渐至臀部，最后由头顶沿脊椎抚触至骶、臀部。

（3）更换衣服，穿好尿不湿，整理用物，洗手。

【**注意事项**】

（1）房间温度适宜（26~28℃），可放柔和的音乐作背景，若为早产儿或体温不稳定者，应在暖箱内进行。

（2）根据新生儿状态决定抚触时间，一般时间为10~15分钟，注意避免在新生儿饥饿或进食后1小时内抚触。每天1次或2次为佳，建议最好在新生儿沐浴后进行。

（3）抚触过程中注意观察新生儿的反应，如有哭闹、肌张力增高、肤色异常、呕吐等应停止抚触。

（4）抚触时应注意与新生儿进行目光与语言的交流。

（5）手法从轻开始，慢慢增加力度，以新生儿舒服合作为宜。

（6）按摩前必须温暖双手，将新生儿润肤液倒在掌心，不要将乳液或油直接倒在其身上。

【考核标准】

新生儿抚触操作考核评分标准

姓名：　　　　总分：

操作流程	内容	分值	扣分细则	扣分
操作前准备（20分）	1.环境准备：环境整洁、播放柔和音乐，光线柔和，调节室温28℃	4	一项不符扣1分	
	2.用物准备：抚触台及垫巾、室温计、毛巾、尿布、替换衣服、润肤油	6	缺一项扣1分	
	3.护士准备：衣帽整洁，洗手（修剪指甲），戴口罩	5	一项不符扣1分	
	4.患儿准备：核对床号、姓名，向家长解释操作的目的、方法，取得合作	5	未查对扣3分；未解释扣3分	
评估患儿（10分）	1.评估新生儿全身情况，包括皮肤、病情	5	少评估一项扣1分	
	2.评估新生儿目前状况，包括喂奶时间、是否疲倦等	5	未评估扣5分；少评估一项扣1分	
操作过程（60分）	1.解开包被，将新生儿放包被上，解开衣物，检查全身情况，及时更换尿布	5	未检查全身情况扣1分；未更换尿布扣1分	
	2.护士双手涂润肤油，抚触顺序为头部→胸部→腹部→上肢→手→下肢→脚→背部→臀部，每个部位的动作重复4~6次	10	顺序有误扣5分	
	3.头面部：两拇指指腹从眉间向两侧推至发际；两拇指从下颌部中央向两侧以上滑行；一手托头，另一手指腹从前额发际抚向脑后，避开囟门；然后示指、中指分别在耳后乳突部轻压一下；同法抚触另半部	10	手法有误扣3分；顺序有误扣3分	
	4.胸部：两手分别从胸外下方（两侧肋下缘），向对侧上方交叉推进至肩部	5	手法有误扣3分	
	5.腹部：示指、中指从右下腹至上腹向左下移动，呈顺时针方向画半圆，避开脐部和膀胱	5	手法有误扣3分	
	6.四肢：两手交替抓住一侧上肢，从近端向远端分段挤捏。对侧及双下肢同法。拇指指腹从掌面（脚跟）向手指（脚趾）方向推进，从手指（脚趾）根部轻挤每个手指（脚趾）	10	手法有误扣3分；顺序有误扣3分	
	7.背部：以脊椎为中分线，双手平行放于脊椎两侧，往相反方向滑动双手；从背部上端开始至臀部，最后由头顶沿脊椎抚触至骶、臀部	10	手法有误扣3分；顺序有误扣3分	

续表

操作流程	内容	分值	扣分细则	扣分
操作过程（60分）	8.抚触毕，为新生儿垫好尿布，用包被包好	1	未包好扣1分	
	9.查对，整理用物，洗手，记录	4	一项未做扣1分	
综合评价（10分）	1.掌握抚触目的、注意事项、抚触的好处	3	一项未掌握扣1分	
	2.动作娴熟、轻柔，新生儿安全舒适，爱护体贴新生儿	4	酌情扣分	
	3.有眼神和情感交流	3	无交流扣3分	
合计		100		

（许玲玲）

任务三　温箱的使用及维护

【目的】

为新生儿创造一个温度和湿度均相对适宜的环境，以保持患儿体温的恒定。

【适用范围】

（1）出生体重＜2000g者。

（2）体温偏低或体温不升者。

（3）需要保护性隔离者。

【操作流程】

（一）操作前准备

1.**环境准备**　保持适宜的环境温度（24~26℃），保持安静。

2.**用物准备**　温箱、小床单、枕头、灭菌注射用水或蒸馏水、温湿度计、手足保护套、手套、速干手消毒液、尿不湿、遮光布等。

3.**护士准备**　着装整齐、七步洗手法洗手、戴口罩。

4.**患儿准备**　皮肤清洁，已修剪指甲、戴好手足保护套。

（1）核对　双人核对床号、姓名、出生日期或住院号。

（2）评估　患儿体温、胎龄、出身体重、日龄等。

（二）操作过程

（1）将温箱水槽内加入蒸馏水或灭菌注射用水。

（2）接通电源，预热箱温到所需温度。一般箱温的温度应根据患儿体重及出生后日龄而定，维持在适中温度，暖箱的湿度一般为60%~80%。如果患儿体温不升，箱温应设置比患儿体温高1℃。

（3）温箱达到预定温度后，双人核对患儿后将其抱入，戴好手足保护套，根据情况选择肤温模式（表6-1）或箱温模式（表6-2），调节温箱温湿度。

表6-1　肤温模式下温箱温、湿度设置

出生体重（kg）	腹壁温度（℃）	相对湿度
＜1.0	36.9	
~1.5	36.7	
~2.0	36.5	60%~80%
~2.5	36.3	
＞2.5	36.0	

表6-2　箱温模式下温箱温、湿度设置

出生体重（kg）	温箱温度（℃）				湿度
	35	34	33	32	
1.0~	初生10天内	10天以后	3周以后	5周以后	
1.5~		初生10天内	10天以后	4周以后	60%~80%
2.0~		初生2天内	2天以后	3周后	
2.5~			初生2天内	2天后	

（4）将遮光布正确放置在温箱上，为患儿营造舒适的环境。

（5）患儿入箱后2小时内，应30~60分钟测量体温1次，体温稳定后，1~4小时测体温1次，记录箱温和患儿体温。

（6）患儿出箱后，应对温箱进行终末消毒处理。

【出箱条件】

（1）体重达2000g左右或以上，体温正常者。

（2）在不加热的温箱内，室温维持在24~26℃时，患儿能保持正常体温者。

（3）患儿在温箱中生活了1个月以上，体重虽不到2000g，但一般情况良好者。

【注意事项】

（1）严格执行操作规程。

（2）温箱报警应及时查找原因，以免患儿体温突然上升造成不良后果。

（3）操作前后严格进行手卫生，防止交叉感染。

（4）肤温探头金属面朝下，贴于患儿上腹部平坦处，保持探头干燥。

（5）温箱不可放置在阳光直射的地方，也不可放置于巡视对流风处。

（6）每天定时更换温箱水槽内湿化液，避免细菌滋生。

（7）治疗护理集中进行，避免频繁开关箱门造成温箱内温度波动。

（8）温箱保养：使用中的温箱每天清水擦拭。使用1周时需更换暖箱，患儿出箱后彻底拆卸温箱各部件行终末消毒处理。

【考核标准】

温箱使用及维护操作考核评分标准

姓名：　　　　总分：

操作流程	内容	分值	扣分细则	扣分
操作前准备（10分）	1.环境准备：环境清洁、保持安静 2.用物准备：温箱、床单、枕头、灭菌注射用水或蒸馏水、温湿度计、手足保护套、手套、速干手消毒液、尿不湿、遮光布等 3.护士准备：着装整洁规范，仪表端庄大方，规范洗手、戴口罩 4.患儿准备 （1）核对患儿 （2）评估患儿体温、胎龄、出身体重、日龄等	10	少一项评估扣1分；用物准备少一项扣0.5分	
入箱步骤（60分）	1.核对患儿床号、姓名、ID号、医嘱 2.洗手，戴口罩，铺好温箱，置入枕头及温湿度计。水槽内加入灭菌注射用水或蒸馏水至水位刻度线中 3.接通电源，打开开关，检查各仪表显示是否正常 4.选择温度控制模式，设定患儿所需温度，并确认 5.为患儿剪指甲，戴尿不湿，戴手足保护套 6.温箱温度达到设定值时，放入患儿，将其裸露，仅着尿布。若为肤温模式，将传感器探头稳妥贴于患儿剑突与脐部之间皮肤 7.适度调节患儿体位，关闭箱门，加盖遮光布 8.使用过程中密切观察：患儿体温、四肢是否暖和、温箱温度及湿度 9.再次核对患儿床号、姓名、ID号、医嘱 10.洗手，记录	60	未核对扣1~2分	
			未洗手、戴口罩扣1分；未加入灭菌注射用水或蒸馏水扣2分；水位不正确扣1分	
			未选择温度模式扣1~2分；模式选择错误扣1分；温度设置不正确扣3~5分	
			未修剪指甲或戴手足保护套扣0.5~1分	
			传感器探头放置错误扣1~2分	
			未关闭箱门扣2~4分	
			使用过程中观察不全扣2~4分	
			未再次核对扣1~2分	
			未记录或记录不全1~2分	
出箱步骤（15分）	1.核对患儿床号、姓名、ID号、医嘱 2.预热患儿衣物 3.洗手、戴口罩、为患儿穿好衣服后抱出温箱 4.关闭开关、拔掉电源、记录 5.温箱终末处理	15	未核对扣1~2分；未预热衣物扣1分；未洗手、戴口罩扣1分；终末处理不当扣1~2分	
综合评价（15分）	1.按操流程顺序无出错 2.操作熟练、规范，不超时 3.具有职业防护及安全意识 4.人文关怀 5.知晓注意事项	15	无安全意识扣1~2分；操作不熟练1~3分；超时扣1~3分；注意事项回答不全扣1~4分	
合计		100		

（舟丹丹）

任务四　光照疗法

【目的】

治疗新生儿高胆红素血症，降低血清胆红素浓度。

【适用范围】

新生儿黄疸。

【操作流程】

（一）操作前准备

1.环境准备

（1）安静、安全，清洁、无阳光直射。

（2）温湿度变化小、室内温度维持在24~26℃，相对湿度55%~65%。

2.用物准备

（1）光疗箱准备

1）使用波长427~475nm的蓝色荧光灯，光亮度以160~320W为宜，灯管与患儿皮肤的距离为33~50cm。

2）放置在干净、温湿度变化较小、无阳光直射的场所，室内温度维持在24~26℃，相对湿度55%~65%。

3）操作前清洁蓝光箱，清除灯管及反射板的灰尘，检查灯管亮度并及时更换。

4）在箱内湿化器水箱内加水至2/3满，接通电源，调节箱温至患儿适中温度（30~32℃）。

（2）其他物品准备　患儿戴眼罩、穿尿不湿；保护眼睛、会阴；工作人员用护眼罩等。

3.护士准备

（1）告知家长应用蓝光箱治疗的必要性，了解家长的合作程度。

（2）操作前洗手、戴护眼罩。

4.患儿准备

（1）评估患儿的胎龄、分娩方式、Apgar评分结果，患儿的日龄、体重、生命体征、精神状况、吸吮能力、皮肤黄染范围和程度等。

（2）清洁患儿皮肤，禁忌在皮肤上涂粉剂和油类；剪短指甲，防止抓破皮肤。测量患儿体温，必要时测体重，采血检测血清胆红素水平。

（二）入箱步骤

（1）核对患儿姓名、床号或腕带信息及医嘱。

（2）将患儿全身裸露，用尿布遮盖会阴部，男婴注意保护阴囊，患儿佩戴眼罩。

（3）将患儿放入已预热好的光疗箱中，记录入箱时间。

（三）入箱后护理

1.**监测体温和箱温** 光疗时应每2~4小时测体温1次，或根据病情、体温情况随时测量，使体温保持在36~37℃。根据体温调节箱温，如体温超过37.8℃或低于35℃，要暂停光疗，经处理体温恢复正常后再继续治疗。

2.**光照方法** 尽量使患儿皮肤均匀受光、广泛照射。若使用单面光疗箱，一般每2小时更换体位一次，可以仰卧、侧卧、俯卧交替更换。俯卧照射时要有专人巡视，以免口鼻受压而影响呼吸。

3.**安全及卫生** 注意光照时卫生防护，为患儿进行检查、治疗，护理时戴眼罩保护眼睛，及时清除患儿的呕吐物、汗水、大小便，保持蓝光箱玻璃的透明度。

4.**光疗副作用** 可出现轻度腹泻、排深绿色多泡沫稀便、深黄色小便、皮疹等副作用，随病情好转而消失。

5.**病情观察** 注意患儿精神、反应、呼吸、脉搏、黄疸程度的变化以及大小便颜色与性状；观察有无激惹、尖叫、惊厥、嗜睡、发热、腹胀、呕吐等表现；检查皮肤有无发红、干燥、皮疹等。若有异常及时与医生联系。

6.**血清胆红素监测** 监测血清胆红素变化，以判断疗效。一般光照12~24小时才能使血清胆红素下降，血清胆红素＜171μmol/L（10mg/d1）时可停止光疗。光疗总时间按医嘱执行。

7.**保证水分及营养供给** 按医嘱静脉输液，按需喂乳，喂乳间可适量喂水，记录出入液量。

（四）出箱护理

（1）出箱前先将患儿衣物预热，关蓝光开关，切断电源，除去患儿护眼罩，给患儿穿好衣服，抱回病床。

（2）做好各项记录，如出箱时间、生命体征等。

（3）结束后整理用物，将水槽内水倒出，记录灯管使用时间。做好整机的清洗、消毒工作，有机玻璃制品用含氯消毒液擦洗消毒，忌用乙醇擦洗（可选用紫外线灯管照射消毒，有助于防止有机玻璃裂口）。

（五）评估效果

（1）评估患儿皮肤黄染范围和程度，取血检测血清胆红素水平。

（2）检查患儿体表皮肤有无损伤或其他异常。

（3）评估患儿精神状况、进食情况等是否正常。

【注意事项】

（1）患儿入箱前必须进行皮肤清洁，禁忌在皮肤上涂粉剂和油类。

（2）光疗时随时观察患儿双眼、会阴遮盖物有无脱落，注意皮肤有无破损。

（3）光疗时，如体温高于37.8℃或低于35℃应暂时停止光疗。

（4）光疗过程中患儿出现烦躁、嗜睡、高热、皮疹、呕吐、拒奶、腹泻及脱水等症状时，及时与医师联系，妥善处理。

（5）光疗常见不良反应有发热、腹泻、皮疹、低钙血症、贫血、青铜症等，应注意观察。

（6）光疗超过24小时会造成体内核黄素（维生素B$_2$）缺乏，一般光疗同时或光疗后应补充核黄素，以预防继发性红细胞谷胱甘肽还原酶活性降低而导致溶血。

（7）保持灯管及反射板的清洁，每日擦拭，防止灰尘影响光照强度。

（8）灯管与患儿皮肤距离需遵照设备说明调节，使用时间达到设备规定时限后应及时更换。

光照疗法操作考核评分标准

姓名：　　　　　总分：

操作流程	内容	分值	扣分细则	扣分
操作前准备（20分）	1.环境准备：环境清洁，安全，安静，无阳光直射，室内温度24~26℃，相对湿度55%~65% 2.用物准备：双面光疗箱、温湿度计、新生儿护眼罩、护臀尿布、护眼罩 3.护士准备：着装整洁，洗手，戴口罩、帽子，必要时戴护目镜 4.患者准备：核对患儿姓名、住院号。向家长解释蓝光治疗的必要性，了解家长的合作程度	20	环境准备未做到扣2分 用物缺一项扣1分 着装不整洁扣2分 评分不全，缺一项扣1分；未告知扣3分	
入箱步骤（14分）	1.核对患儿姓名、床号或腕带信息及医嘱 2.清洁光疗箱，水槽内加蒸馏水至2/3满 3.接通电源并监测，预热调至适中温度，相对湿度保持在55%~65%	14	未核对扣4分；一项未做到扣2分	
入箱后护理（36分）	1.将患儿放入已预热好的光疗箱中，记录入箱时间 2.将患儿全身裸露，剪去过长的指甲，用尿布遮盖会阴部，男婴注意保护阴囊，让患儿佩戴护眼罩，测量体温并记录 3.将患儿置于光疗箱中央，灯管与皮肤距离为33~50cm，关好箱门，记录入箱时间及箱温 4.光疗中每2~4小时测体温一次，单面疗法每2小时更换体位一次 5.观察患儿精神反应、呼吸、脉搏、黄疸进展或消退情况、大小便情况，遵医嘱补充水分并记录。发现异常及时与医生联系	36	未记录入箱时间扣2分 未脱去衣物裸露皮肤扣4分；未保护眼睛和会阴各扣4分 一项未做到扣3分 监测体温、更换体位未做到各扣3分 一项未做扣3分；未按时补水扣5分；有异常未及时通知扣5分	
出箱护理（15分）	1.出箱前先将衣物预热，关蓝光开关，切断电源 2.除去患儿护眼罩，给患儿穿好衣服，抱回病床，测体温，更换普通尿布，检查患儿皮肤有无破损，包裹好患儿 3.做好各项记录，如出箱时间、生命体征等 4.光疗结束后整理用物，将水槽内水倒出。做好整机的清洗、消毒工作，记录灯管使用时间	15	一项未做到扣2分	

续表

操作流程	内容	分值	扣分细则	扣分
综合评价（15分）	1.操作熟练，各参数指标调校正确 2.患儿安全，眼睛和会阴部有保护，皮肤无破损 3.光疗有效：血清胆红素下降	15	操作不熟练扣5分	
			无保护措施每项扣4分	
			因操作不当影响疗效扣5分	
合计		100		

（杨　静）

任务五　臀红护理法

【目的】

通过正确评估患儿的臀红程度，并采取辐射台保暖治疗法与高流量氧疗法相结合的护理措施，促进受损臀部皮肤的恢复。

【适用范围】

发生臀红的患儿。

【操作流程】

（一）操作前准备

1.**环境准备**　环境安全、安静、整洁，光线明亮，温度适宜。

2.**用物准备**　药膏、无菌棉签、婴儿辐射台、氧源、输氧导管、治疗车、浴盆、温水、毛巾及尿布。

3.**护士准备**　仪表大方、着装规范、无饰品、修剪指甲、洗手、戴口罩。

4.**患儿准备**　核对患儿姓名、床号、喂养时间。

（二）评估患儿

（1）评估患儿是否处于容易安抚或者安静状态。

（2）评估患儿的喂养时间是否适合进行臀红护理。

（3）评估患儿的臀红程度，根据不同臀红程度采取相应的护理措施。

（三）操作过程

（1）将用物移至床旁，核对患儿姓名、床号。

（2）将水放入盆中，调好水温。

（3）用手沾水清洗患儿臀部。

（4）洗后用浴巾轻轻吸干。

（5）将患儿取俯卧位放在提前预热的辐射台上，充分暴露患儿的臀红部位。

（6）吹氧：用高流量氧8~10L/min直接对准溃疡或糜烂面吹，15分/次，3~

4次/天，湿化瓶不加水。

（7）涂药：用无菌棉签蘸取适量药膏，在患处皮肤上轻轻滚动涂药。

（8）涂药完毕后，给患儿穿上露臀部的衣物，使臀部尽量裸露在空气中。

（9）将患儿交由家属，并告知家属注意事项。

（10）整理用物，做好记录。按医院感染管理办法分类进行用物处置，洗手，做好记录并签名。

【注意事项】

（1）患儿进行辐射台保暖治疗及氧疗时，必须在喂食至少1小时以后，防止照射过程中患儿出现吐奶现象。

（2）氧疗时，湿化瓶内不能加水，以免加重臀红部位的湿润度，加重臀红或延迟愈合。

（3）整个治疗过程必须有专人守护，防止患儿身体移动改变吹氧部位，影响治疗效果。

【考核标准】

臀红护理法操作考核评分标准

姓名： 　　　总分：

操作流程	内容	分值	扣分细则	扣分
操作前准备（5分）	1.环境准备：环境安全、安静、整洁，光线明亮，温度适宜 2.用物准备：药膏、无菌棉签、婴儿辐射台、氧源、输氧导管、治疗车、浴盆、温水、毛巾及尿布 3.护士准备：仪表大方、着装规范、无饰品、修剪指甲、洗手、戴口罩 4.患儿准备：患儿喂奶1小时后，已拍嗝；核对患儿姓名、床号	5	少一项评估扣0.5分；用物准备少一项扣0.2分	
评估患儿（5分）	1.评估患儿是否处于容易安抚、安静状态 2.了解患儿臀红分度，根据分度采取相应的护理措施	5	少判断一项扣1分；未评估直接操作扣5分	
操作过程（70分）	1.将用物移至床旁，核对患儿姓名、床号 2.将水放入盆中，调好水温 3.用手沾水清洗患儿臀部 4.洗后用浴巾轻轻吸干 5.将患儿取俯卧位放在提前预热的辐射台上，充分暴露患儿的臀红部位 6.吹氧：用高流量氧8~10L/min直接对准溃疡或糜烂面吹，15分/次，3~4次/天，湿化瓶不加水 7.涂药：用无菌棉签蘸取适量药膏，在患处皮肤上轻轻滚动涂药 8.涂药完毕，给患儿穿上露臀部的衣物，使臀部尽量裸露在空气中 9.将患儿交由家属，并告知家属注意事项，做好记录 10.整理用物，洗手，记录并签名	70	未核对患儿姓名、床号扣10分 未调试水温扣5分 臀部水分未吸干扣5分 辐射台未提前预热扣5分 氧流量过高或过低扣5分；湿化瓶加水扣10分 未按医院感染办法处理用物扣5分 未洗手扣5分；未做好记录扣5分；未签名扣5分	

续表

操作流程	内容	分值	扣分细则	扣分
健康教育（10分）	1.为防止尿布皮炎的发生，应勤换尿布，使婴儿外阴及臀部皮肤保持干燥清洁 2.指导患儿家属选用吸水性强、柔软、白色旧布做尿布	10	未做健康教育扣10分；口述内容不全扣5分	
综合评价（10分）	1.按操作流程熟悉、规范、不超时 2.医疗垃圾处理得当 3.具有职业防护及安全意识 4.操作过程中人文关怀好	10	操作不熟练、规范扣5分；操作过程中无人文关怀、无解释扣5分	
合计		100		

（熊冬梅）

泌尿生殖系统疾病常用护理技术

任务一　肾脏穿刺活检术的护理配合

【目的】

（1）明确肾脏穿刺活检的适用范围。

（2）能配合完成肾脏穿刺活检的基本操作步骤。

（3）能进行穿刺前后的指导。

【适用范围】

（1）原发性肾脏疾病。

（2）继发性或遗传性肾脏病。

（3）急性肾衰竭、移植肾：①肾功能明显减退原因不清，②严重排异反应决定是否切除移植肾；③怀疑原有肾脏病在移植肾中复发。

【操作流程】

（一）操作前准备

1.环境准备　环境安静、整洁，光线、温度适宜，必要时屏风遮挡。

2.用物准备　常规消毒治疗盘1套、无菌肾穿包1个、棉签盒、2ml 1%普鲁卡因（或利多卡因）2支、无菌手套2副、弯盘、无菌生理盐水、标本送检盒、布包1个、5ml注射器1个、20ml注射器1个、高弹力腹带、小沙袋等。

3.护士准备　着装规范、七步洗手法洗手、戴无菌口罩。

4.患者准备

（1）了解肾脏穿刺的目的及注意事项，愿意合作，有安全感，并训练患者床上使用便器，反复练习吸气、屏气动作，以配合手术，患者或家属同意穿刺并签字，紧张者可用镇静剂，如安定等。

（2）进行出凝血时间，血小板、血红蛋白及部分活化凝血酶原时间，凝血酶原时间检查（异常者可用维生素K 10mg肌内注射，3~5天后再复查），有严重高血压时，应先控制血压。

（3）测定血型、配血，必要时输血，测血压及进行24小时尿蛋白定量和肌酐清除率检查。

（4）进行静脉肾盂造影及超声检查，以了解肾脏的位置、轮廓、功能及距离皮肤的深度，便于确定穿刺点，有条件者，可在放射线超声直视下选择穿刺部位。

（5）排空膀胱。

（二）操作中的配合

（1）患者取俯卧位（最好卧于硬板床上），腹部垫以10~16cm的厚枕，以固定肾脏，将肾推向背侧固定双臂前伸，头偏向一侧，充分暴露术野。

（2）确定穿刺部位，在B超定位下选取穿刺点，一般为右肾下极。

（3）常规消毒局部皮肤，术者戴无菌手套，铺无菌洞巾, 2%利多卡因穿刺点局麻。

（4）检查穿刺物品是否通畅、衔接是否紧密。

（5）穿刺、取材，穿刺针刺入，到肾包膜脂肪囊时随呼吸摆动。令患者吸气末屏气，暂停呼吸，立即快速将穿刺针刺入肾3cm左右，取组织并迅速拔出，嘱患者正常呼吸。

（6）观察患者面色、脉搏、呼吸，安慰患者，争取合作及呼吸配合。穿刺拔针后用力压迫5~10分钟，覆盖无菌纱布，捆绑腹带。

（三）操作后沟通

（1）整理用物，根据需要将留取的标本及时送检。

（2）向患者说明穿刺情况。

（3）术后观察沙袋压迫穿刺部位，腹带包扎腰腹部。卧床制动24小时。做好基础护理，让患者在床上排尿、排便，保持床单清洁。6小时后可协助患者翻身，24小时后下床活动。

（4）观察生命体征，每隔15~30分钟测一次，连续观察4小时。如平稳改为2小时测一次，观察穿刺部位有无出血、肾区有无疼痛，如疼痛剧烈，可疑发生肾周血肿，立即报告医生。如有持续性的腹胀、腹痛、血压下降时护士应提高警惕，密切观察病情变化，严防并发症的发生。

（5）观察尿色、尿量，以判断血尿的程度。

（6）鼓励患者多饮水，以轻度利尿，主要是为了防止出血凝块阻塞尿路。

（7）告知患者护士会巡查病房，如需要请及时按铃呼叫。

（8）向患者表示感谢。

【注意事项】

注意观察并发症：①血尿；②肾周血肿；③感染；④损伤其他脏器（肝脾损伤）；⑤肾撕裂伤。

【考核标准】

肾脏穿刺活检术的护理配合操作考核评分标准

姓名：　　　　　　总分：

操作流程	内容	分值	扣分细则	扣分
素质要求（6分）	1.形象：服装、鞋帽整洁，戴口罩，仪表大方、举止端庄、修剪指甲 2.态度：微笑服务、语言柔和恰当、态度和蔼可亲	6	着装、仪表不符合规范扣1分；未戴口罩、未修剪指甲各扣1分；态度不适各扣1分	

续表

操作流程	内容	分值	扣分细则	扣分
操作前准备（14分）	1.环境准备：环境清洁，温度适宜，必要时屏风遮挡	2	未评估环境温度、未注意隐私各扣1分	
	2.用物准备：备齐用物、放置妥当	4	未将用物备齐、放置妥当各扣2分	
	3.护士准备：核对患者、自我介绍、七步洗手法洗手、评估患者	3	未核对患者，自我介绍，洗手、评估患者各扣1分	
	4.患者准备 （1）理解目的、愿意合作、有安全感 （2）做好各项检查，如出凝血时间等	5	未告患者目的，争取患者合作扣2分；未评估各项检查扣2分	
操作中的配合（50分）	1.体位：体位合适	10	未取正确体位扣10分	
	2.肾脏穿刺 （1）操作手法正确 （2）密切观察患者神志、呼吸、心率等情况 （3）有异常时及时报告医生，采取相应的处理措施 （4）指导患者配合呼吸，穿刺拔针后用力压迫5~10分钟，覆盖无菌纱布，捆绑腹带	40	操作手法错误扣10分	
			未密切观察患者神志、呼吸、心率等情况扣10分	
			未根据情况有异常时及时报告医生，采取相应的处理措施扣10分	
			未指导患者配合呼吸，穿刺拔针后用力压迫5~10分钟，覆盖无菌纱布，捆绑腹带扣10分	
操作后沟通（20分）	1.协助患者整理衣物，嘱患者休息 2.穿刺后应取合适的体位 3.记录患者病情变化情况及将取出的组织送检 4.密切观察生命体征 5.观察尿液的变化 6.向患者说明穿刺情况及注意事项	20	未协助患者整理衣物扣2分	
			未协助穿刺后应取合适的体位扣5分	
			未将取出的组织送检扣2分	
			未密切观察生命体征扣5分	
			未观察尿液的变化扣4分	
			未向患者说明穿刺情况及注意事项扣2分	
综合评价（10分）	1.沟通流畅	5	无沟通不得分；沟通不良扣2分	
	2.操作规范	5	操作不规范扣1~5分	
合计		100		

（李　琴）

任务二　膀胱穿刺术的护理配合

【目的】

实现尿路改道，以解除急性尿路梗阻，消除慢性尿路梗阻对上尿路的不利影响，或尿路手术后确保创口愈合。

【适用范围】

（1）急性尿潴留患者。

（2）阴茎尿路损伤患者。

（3）泌尿道手术后患者。

（4）尿路有严重感染的患者。

（5）下尿路梗阻不能耐受手术患者。

（6）尿道肿瘤行下尿路切除者。

【操作流程】

（一）操作前准备

1.环境准备 环境清洁、光照情况良好。

2.用物准备 治疗盘、无菌手套、一次性膀胱穿刺套针、清创缝合包（洞巾、手术刀、手术缝针、丝线、弯盘、血管钳、棉球、纱布）、5ml注射器、2%利多卡因5ml、5%碘伏、一次性中单及污物桶，根据需求备标本容器。

3.护士准备 着装整洁规范，仪表端庄大方，规范洗手。

4.患者准备

（1）核对患者、核对医嘱。

（2）查看凝血功能、血小板计数、知情同意书。

（二）操作过程

（1）携用物至床旁，核对患者，根据病情协助患者取平卧位。

（2）确认患者身份，向患者解释操作的目的，取得配合。

（3）评估病情，测量血压、脉搏，拉上窗帘，评估膀胱充盈度，要求膀胱底部在耻骨联合上两横指以上，评估穿刺部位有无瘢痕感染。

（4）会阴部备皮、清洁外阴。

（5）暴露下腹部，一次性中单垫于臀部，注意保暖。

（6）选择穿刺部位，耻骨联合上两横指处，必要时结合超声检查定位。

（7）护士打开清创缝合包，铺无菌区域，放入所需无菌物品，倒消毒液。

（8）洗手、戴手套、消毒铺巾，以穿刺部位为中心，消毒皮肤至少两遍，消毒面积＞15cm。

（9）更换无菌手套，铺洞巾，护士协助医生核对并抽取2%利多卡因，行局部麻醉，并检查麻醉效果。

（10）穿刺：在穿刺部位作1.0~1.5cm的皮肤切口，将一次性膀胱穿刺套针通过皮肤切口，垂直方向刺入，当达腹直肌前鞘或腹白线有阻力感时，稍加压力，有落空感时，即表明进入膀胱，拔出套管针芯，可见尿液流出，再将套管向内送入，约3cm。

（三）操作后处理

用丝线缝合导管，固定于皮肤上，或用纱布、胶带固定，连接引流袋，必要时连接三通管及膀胱冲洗液，粘贴导管标识。

（四）终末处理

整理床单位，协助患者取舒适体位，酌情拉起床挡；观察尿液的颜色、性状、量；观察患者的反应、血压、脉搏、伤口渗血渗液情况。规范处理用物洗手，做好记录。

【注意事项】

（1）膀胱穿刺造瘘术必须在膀胱充盈状态下进行，即触诊或叩诊膀胱底部应在耻骨上两横指以上，叩出浊音，必要时予以B超辅助。

（2）操作过程应严格遵守无菌操作技术。

（3）对过分充盈的膀胱，抽吸尿液宜缓慢，以免膀胱内压快速下降致膀胱内出血。

（4）穿刺点切忌过高，以免误刺入腹腔。

（5）膀胱造管可以在10天左右拔除，拔除前先进行夹管试验，待排尿通畅2~3天后方可拔除。长期留置膀胱造瘘管应适时夹管，间歇引流尿液，以训练膀胱的功能。

（6）膀胱穿刺术后行持久性引流，首次更换时间为术后3周，此后应每4~6周更换造瘘管或根据造瘘管说明书要求更换，保持尿液引流通畅，以免引起感染或继发性结石。

膀胱穿刺术的护理配合操作考核评分标准

姓名：　　　　　总分：

操作流程	内容	分值	扣分细则	扣分
操作前准备（10分）	1.环境准备：环境清洁、光照情况良好	2	未评估扣1分	
	2.用物准备：治疗盘、无菌手套、一次性膀胱穿刺套针、清创缝合包（洞巾、手术刀、手术缝针、丝线、弯盘、血管钳、棉球、纱布）、5ml注射器、2%利多卡因5ml、5%碘伏、一次性中单及污物桶，根据需求备标本容器	4	缺一项扣0.5分，扣完为止	
	3.护士准备：着装整洁规范，仪表端庄大方，规范洗手	2	着装、洗手不规范各扣1分	
	4.患者准备 （1）核对患者、医嘱 （2）查看凝血功能、血小板计数、知情同意书	2	缺一项扣1分	
操作过程（70分）	1.携用物至床旁，核对患者，根据病情协助患者取平卧位	2	未协助扣2分	
	2.确认患者身份，向患者解释操作的目的，取得配合	2	未确认、解释扣2分	
	3.评估病情，测量血压、脉搏，拉上窗帘，评估膀胱有无充盈，膀胱底部在耻骨联合上两横指以上，穿刺部位有无瘢痕感染等	2	未评估扣2分	
	4.会阴部备皮、清洁外阴	2	酌情扣分	
	5.暴露下腹部，一次性中单垫于臀部，注意保暖	2	酌情扣分	

续表

操作流程	内容	分值	扣分细则	扣分
操作过程 （70分）	6.选择穿刺部位，耻骨联合上两横指处，必要时结合超声检查定位	10	部位不准确扣5分	
	7.护士打开清创缝合包，铺无菌区域，放入所需无菌物品，倒消毒液	10	酌情扣分	
	8.洗手、戴手套、消毒铺巾，以穿刺部位为中心，消毒皮肤至少两遍，消毒面积＞15cm	10	流程不准确扣5分；消毒面积不够扣5分	
	9.更换无菌手套，铺洞巾，协助医生核对并抽取2%利多卡因，行局部麻醉，并检查麻醉效果	10	酌情扣分	
	10.穿刺：于穿刺部位作1.0~1.5cm的皮肤切口，将一次性膀胱穿刺套针通过皮肤切口，垂直方向刺入，当达腹直肌前鞘或腹白线有阻力感时，稍加压力，有落空感时，即表明已进入膀胱，拔出套管针芯，可见尿液流出，再将套管向内送入，约3cm	10	酌情扣分	
	11.穿刺完毕后，用丝线缝合导管，固定于皮肤上或用纱布、胶带固定，连接引流袋，必要时连接三通管及膀胱冲洗液，粘贴导管标识	10	酌情扣分	
终末处理 （8分）	1.整理床单位，协助患者取舒适体位，拉床挡	2	未整理扣2分	
	2.观察尿液的颜色、性状、量，观察患者的反应、血压、脉搏、伤口、渗血、渗液情况	4	未观察扣4分；观察缺一项扣1分	
	3.规范处理用物，洗手，记录穿刺引流的时间、引流液性质以及量、患者的反应、伤口渗血渗液情况	2	缺一项扣1分	
操作后沟通（8分）	1.保持穿刺处清洁干燥，勿牵拉折叠管道	2	未沟通扣2分	
	2.多饮水，保持尿液引流的通畅	2	未沟通扣2分	
	3.告知患者护士会巡查病房，如需要请及时按铃呼叫	2	未告知扣2分	
	4.向患者表示感谢	2	酌情扣分	
综合评价（4分）	1.操作与配合熟练、流畅，遵守无菌原则	2	酌情扣1~2分	
	2.礼仪规范，沟通自然，体现人文关怀	2	酌情扣1~2分	
合计		100		

（唐晓玲）

任务三　血液净化的护理

【目的】

将患者体内多余水及代谢废物排出体外，并从透析液中吸收机体缺乏的电解质及碱基，而被"净化"的血液经过静脉血管通路重新输入患者体内，以达到"清洗"、纠正水电解质及酸碱平衡的目的。

【适用范围】

1.急性肾功能衰竭患者　出现以下之一者：①血尿素氮＞21.4mmol/L，血肌酐＞442μmol/L；②血钾＞6.0mmol/L；③二氧化碳结合力＜15mmol/L；④无尿或少尿达48小时以上，伴有高血压、肺水肿、脑水肿。

2.慢性肾功能衰竭患者 出现GFR＜10mmol/L，血肌酐＞707μmol/L，并有明显尿毒症临床表现，经治疗不能缓解者。

3.急性药物或毒物中毒患者 分子量小，不与组织蛋白结合，在体内均匀分布的毒物，应争取8~16小时内进行透析治疗。

【操作流程】

（一）操作前准备

1.环境准备 透析室内严格执行定期清洁与消毒制度。

2.用物准备

（1）血液透析机、血液透析滤过器、血液透析滤过管路、安全导管（补液装置）、无菌治疗巾、穿刺针、一次性冲洗管、止血带、消毒用品、无菌手套、透析液等。

（2）透析用药 生理盐水、肝素、5%碳酸氢钠。

（3）急救药物 高渗葡萄糖注射液、10%葡萄糖酸钙、地塞米松等。

（4）抢救器械 呼吸机、气管插管、吸痰器、心电监护仪等。

3.护士准备 衣帽整齐、符合要求、修剪指甲、七步洗手法洗手、戴口罩。

4.患者准备

（1）核对 床号、姓名。

（2）告知 向初次接受透析的患者说明透析的目的、方法，减少患者的恐惧紧张情绪，使其配合操作。

（3）评估 了解患者的生命体征以及饮食、出入量和体重，必要时抽血做生化检验；检查内瘘是否通畅，有无出血、栓塞、感染等情况。

（二）操作过程

（1）正确连接透析管路，用生理盐水和肝素液冲管。

（2）消毒瘘管处，进行穿刺，穿刺时严格无菌操作，动作熟练、轻、稳。先穿刺动脉端，并接动脉管路针，开动脉血泵，流量100ml/min，将血流引出透析器至静脉管路，接静脉回流针，穿刺静脉端，完成体外循环。

（3）调整透析时间和各项参数指标，一般透析时长为3~5小时，血流量调至200~300ml/min，透析液流速500ml/min，温度37~39℃。

（4）透析中用肝素抗凝治疗，首次剂量为0.5~0.8mg/kg，于静脉穿刺处注入，以后每小时追加6~8g，透析结束前1小时停止追加。

（5）在透析过程中护理人员应每隔30分钟至1小时观察患者生命体征，注意测量并记录透析时间、超滤量及肝素用量；随时注意观察透析机的运转情况，发现问题并及时处理。

（6）透析结束时关闭超滤控制开关，使跨膜压降至50mmHg，血流量减至100ml/min，以碘酊消毒动静脉穿刺部位，拔出动脉针头，待血液缓慢流入患者体内后，再拔出静脉针头，必要时留血标本做生化检查，标本及时送检。

（7）穿刺处消毒后覆盖无菌纱布或创可贴，并予以加压包扎。

（8）记录患者生命体征、体重，与患者约定下次透析的时间。

（三）操作后沟通

1. 告知患者注意休息，根据其健康状况适当参加社会活动。

2. 保护好血管通路。

3. 合理饮食：保证充足的热量，适量优质蛋白，低盐饮食。

4. 控制液体摄入：严格执行"量出为入"原则，每天饮水量一般为前一天尿量加500ml水，两次透析之间，体重增加以不超过4%~5%为宜。

【注意事项】

注意以下并发症的护理。

1. **低血压** 是最常见的并发症，可能与脱水过多过快、心源性休克、过敏反应有关。应严格掌握脱水量。处理：立即减慢血流速度，吸氧，并通过透析管路输入50%葡萄糖液40~60ml或10%氯化钠10ml，或输入200~250ml的生理盐水，症状重者加大补液量。

2. **失衡综合征** 严重高尿素氮血症患者开始透析时易发生，表现为头痛、恶心、呕吐、抽搐、昏迷等，因此缩短第一次透析时间可预防其发生，一旦发生，可通过透析管路输入50%葡萄糖液40ml或3%氯化钠40ml，遵医嘱使用镇静剂及对症处理。

3. **致热源反应** 由内毒素进入人体所致，常在透析开始1小时左右发生。表现为寒战、发热等。

（1）预防 应严格无菌操作，做好透析管路的处理等。

（2）处理 发生致热源反应后，可肌内注射异丙嗪25mg，静脉注射地塞米松2~5mg，并注意保暖等。

4. **出血** 由于肝素应用、血小板功能不良等所致，表现为牙龈、鼻、消化道甚至颅内出血。一旦发生可减少肝素用量，按1∶1注射鱼精蛋白对抗或改用无肝素透析。

5. **其他** 过敏反应、心律失常、心绞痛、栓塞、溶血等，应予以对症护理。

【考核标准】

血液净化护理操作考核评分标准

姓名： 总分：

操作流程	内容	分值	扣分细则	扣分
操作前准备（15分）	1.环境准备：环境清洁、光照情况良好	1	未评估扣1分	
	2.用物准备：评估透析机状态，水电正常，治疗盘用物齐备	4	缺一项扣1分	
	3.护士准备：着装整洁规范，仪表端庄大方，规范洗手	5	不规范各扣2分	

续表

操作流程	内容	分值	扣分细则	扣分
操作前准备（15分）	4.患者准备 （1）核对患者 （2）评估患者体重、内瘘情况 （3）向初次接受透析的患者说明透析的目的、方法，使其配合操作	5	缺一项扣2分	
操作过程（55分）	1.携用物至床旁（1分），核对患者（1分），协助患者取平卧位（3分）	5	酌情扣分	
	2.正确连接透析管路（3分），用生理盐水和肝素液冲管（2分）	5	酌情扣分	
	3.消毒瘘管处（2分），进行穿刺，穿刺时严格无菌操作，动作熟练、轻、稳（5分）。先穿刺动脉端，并接动脉管路针，开动脉血泵，流量100ml/min（3分），将血流引出透析器至静脉管路，接静脉回流针，穿刺静脉端（5分），完成体外循环	15	酌情扣分	
	4.遵医嘱调整透析时间和各项参数指标，一般透析时长为3~5小时，血流量调至200~300ml/min，透析液流速500ml/min，温度37~39℃	5	酌情扣分	
	5.在透析过程中护理人员应定时巡视，每隔30分钟至1小时观察患者生命体征，注意测量并记录透析时间、超滤量及肝素用量	10	酌情扣分	
	6.透析结束时关闭超滤控制开关，使跨膜压降至50mmHg，血流量减至100ml/min，以碘酊消毒动静脉穿刺部位，拔出动脉针头，待血液缓慢流入患者体内后，再拔出静脉针头	10	酌情扣分	
	7.协助患者穿好衣服并取舒适体位休息，记录患者生命体征、体重，与患者约定下次透析的时间。清理、还原用物，洗手	5	酌情扣分	
操作后沟通（10分）	1.告知患者注意休息，根据其健康状况适当参加社会活动 2.保护好内瘘 3.合理饮食：保证充足的热量，适量优质蛋白，低盐饮食 4.控制液体摄入：严格执行"量出为入"原则	10	缺一项扣2分	
综合评价（20分）	1.操作程序流畅、熟练	5	颠倒一处扣5分	
	2.用物齐全且符合要求	5	酌情扣分	
	3.关心、体贴患者，态度亲切，评估沟通到位	5	关爱、沟通不到位扣2~5分	
	4.操作时间：8分钟	5	每超时1分钟扣5分	
合计		100		

（蔡佩璇）

任务四　体外冲击波碎石术的护理配合

【目的】

为冲击波碎石术的患者做好术前准备，降低术中发生意外的概率。为术后患者提供知识宣教，尽量防治术后并发症。

【适用范围】

需要实施体外冲击波碎石术的患者。

【操作流程】

（一）操作前准备

1. **环境准备** 环境安静、整洁，温度适宜。
2. **用物准备** 病历。

（二）操作中的配合

（1）携带患者病历至患者处，核对基本信息。

（2）向患者解释冲击波碎石的原理，消除患者紧张情绪。

（3）再次核对患者检查结果，确保患者无冲击波碎石禁忌证。再次确认患者已完善术前准备，可进行手术。

（4）信息核对完毕，根据医生要求，协助患者摆放合适体位，并向患者强调保持体位的重要性，避免治疗过程中的体位变动，造成损伤。

（5）向患者解释在治疗过程中会出现较响的似放鞭炮的声音。碎石术治疗过程中，协助医生维持患者体位。

（6）治疗过程中遵医嘱给予需要的患者使用止痛剂。

（7）治疗完毕，扶起患者，向患者宣教术后可能出现的并发症，指导患者术后饮食喝水及运动。

（8）嘱咐患者2周后门诊复查，以确定结石排出情况。

（三）操作后沟通

（1）告知患者碎石后结石情况。

（2）嘱咐患者术后多饮水，每日饮水量在2500~3000ml，帮助结石排出。

（3）嘱咐患者排尿需排在容器内，以便于收集排出的结石。

（4）告知患者应及时复查，以便发现小结石，及时治疗。

【注意事项】

（1）操作过程向患者交代信息应详尽。

（2）应向患者强调治疗中保持体位的重要性。

（3）术中应注意观察患者疼痛情况，及时按医嘱使用止痛药。

【考核标准】

体外冲击波碎石术的护理配合操作考核评分标准

姓名： 总分：

操作流程	内容	分值	扣分细则	扣分
操作前准备（10分）	着装整齐（5分），病历及检查结果完善（5分）	10	着装不规范扣5分	

续表

操作流程	内容	分值	扣分细则	扣分
操作中的配合（40分）	1.核对患者基本信息	5	未核对扣5分	
	2.解释冲击波碎石的原理	5	未解释扣5分	
	3.核对患者检查结果，确认患者已完善术前准备	10	未核对、未完善各扣5分	
	4.协助患者摆放合适体位，并向患者强调保持体位的重要性	10	未协助、未强调各扣5分	
	5.遵医嘱使用止痛剂	10	未遵医嘱扣10分	
操作后沟通（35分）	1.告知患者碎石后结石情况	5	未告知扣5分	
	2.嘱咐患者术后多饮水（5分），每日饮水量在2500~3000ml，帮助结石排出（5分）	10	未告知扣5~10分	
	3.嘱咐患者排尿需排在容器内（5分），并收集排出的结石（5分）	10	未告知扣5~10分	
	4.告知患者应及时复查（5分），以便发现小结石，及时治疗（5分）	10	未告知扣5~10分	
综合评价（15分）	1.沟通合理得当，体现人文关怀	5	沟通不良扣2~4分	
	2.宣教知识全面	10	酌情扣分	
合计		100		

（刘春江　张　懿）

任务五　妇科检查

【目的】

疑为妇产科疾病或必须排除妇产科疾病的患者及体检。

【基本要求】

（1）检查者关心体贴患者，做到态度严肃，语言亲切，检查前向患者做好解释工作，检查时仔细认真，动作轻柔。

（2）除尿失禁患者外，检查前嘱咐患者排空膀胱，必要时先导尿。大便充盈者应在排便或灌肠后进行。

（3）每检查一人，应更换一次臀下垫单（或塑料布、纸单）、无菌手套和检查器械，一人一换，一次性使用，以免感染或交叉感染。

（4）除尿瘘患者有时需取膝胸卧位外，一般妇科检查均取截石位，患者**臀部**置于台缘，头部略抬高，两手平放于身旁，使腹肌松弛。检查者一般面向**患者**，立在患者两腿间。不宜搬动的危重患者不能上检查台，可在病床上检查。

（5）正常月经期应避免检查，如为阴道异常出血则必须检查。检查前应先消毒外阴，并使用无菌手套及器械，以防发生感染。

（6）无性生活患者禁做窥器检查和双合诊检查，一般仅限于**直肠 – 腹部诊**。

如确有检查必要时，应先征得患者及其家属同意后，方可用示指放入阴道扪诊，或者行阴道窥器检查、双合诊检查等。

（7）怀疑有盆腔内病变而腹壁肥厚、高度紧张不合作或无性生活史患者，如妇科检查不满意时，可行B超检查，必要时可在麻醉下进行盆腔检查，以帮助做出正确的判断。

（8）男性医护工作者对患者进行妇科检查时，应有一名女性医护人员在场，以减轻患者紧张心理，并可避免发生不必要的误会。

【操作流程】

（一）操作前准备

1.环境准备　环境安静、整洁，光线、温度适宜，屏风遮挡保护患者隐私。

2.用物准备　一次性臀部垫单、无菌手套、阴道窥器、鼠齿钳、长镊子、子宫探针、宫颈刮板、玻片、棉拭子、消毒液、液体石蜡或肥皂水、生理盐水等。

3.护士准备　着装规范、七步洗手法洗手、戴无菌口罩。

4.患者准备

（1）核对　床号、姓名。

（2）告知　妇科检查的目的、方法、配合要点及注意事项。

（3）嘱被检查者排空膀胱，协助患者取截石位。

（二）外阴部检查

（1）观察患者外阴发育及阴毛分布（女性型或男性型，正常女性阴毛应呈倒置三角形分布）、阴毛多少，有无畸形、水肿、皮炎、溃疡、赘生物、肿块，皮肤黏膜色泽、有无增厚、变薄、萎缩。

（2）用戴消毒手套的右手拇指和示指分开小阴唇，暴露阴道前庭、尿道口和阴道口，观察尿道口周围黏膜色泽及有无赘生物。无性生活的患者处女膜一般完整未破，其阴道勉强可容示指；有性生活的患者阴道口能容两指通过，经产妇处女膜仅余残痕或可见会阴侧切瘢痕。

（3）嘱患者向下屏气用力，观察有无阴道前壁或后壁膨出、子宫脱垂或尿失禁等情况。

（三）阴道窥器检查

1.选择窥器　根据患者阴道大小和阴道壁松弛情况，选用适当大小的阴道窥器。无性生活者未经本人同意，禁用阴道窥器检查。使用阴道窥器检查阴道和宫颈时，要注意阴道窥器的结构特点，以免漏诊。

2.放置窥器　先将窥器两叶合拢，旋紧中部螺丝，放松侧部螺丝，窥器两叶前端涂润滑剂（生理盐水或肥皂液），以利于插入阴道，避免阴道损伤。冬天气温较低时，可将窥器前端置于40~45℃肥皂液中进行预加温，防止因窥器的温度过低影响检查效果。如拟做宫颈细胞学检查或阴道分泌物涂片时，则不宜用润滑剂，以免影响涂片质量和检查结果，可改用生理盐水润滑。

3.操作　以左手示指和拇指分开两侧小阴唇，暴露阴道口，右手持阴道窥器，避开敏感的尿道周围区，斜行沿阴道侧后壁缓慢插入阴道内，边推进边旋转，将窥器两叶转正并逐渐张开两叶，直至完全暴露宫颈、阴道壁及穹隆部，然后旋转窥器，充分暴露阴道各壁。置入时注意防止阴道窥器顶端碰伤宫颈，以免引起出血。

4.检查内容　窥器检查内容包括宫颈、阴道的视诊。

（1）检查宫颈　暴露宫颈后，暂时旋紧窥器侧部螺丝，使窥器固定在阴道内。观察宫口大小、色泽、外口形状，有无糜烂、撕裂、外翻、息肉、腺囊肿、肿块、宫颈管内有无出血、分泌物。宫颈刮片或培养的标本均于此时采集。

（2）检查阴道　旋松窥器侧部螺丝，转动窥器。观察阴道前、后、两侧壁黏膜颜色、皱襞、有无溃疡、赘生物、囊肿以及有无阴道隔等先天畸形。阴道内分泌物的量、色泽、性状、有无异味。白带异常者取分泌物做涂片或培养，找滴虫、假丝酵母菌、淋菌及线索细胞，以及测定阴道pH、白带清洁度等。

5.检查完毕，取出窥器　取出窥器前，应旋松侧部螺丝，轻轻退出少许，离开宫颈，待两叶合拢再取出，以免小阴唇和阴道壁被夹入两叶侧壁间而引起患者剧痛或不适。使用后的窥器弃于相应回收器内。

（四）双合诊检查

（1）检查者戴无菌手套，右手（或左手）示指和中指蘸润滑剂，顺阴道后壁轻轻插入，检查阴道通畅度、深度、弹性，有无先天畸形、瘢痕、结节、肿块，阴道穹隆情况，有无触痛。

（2）触诊宫颈大小、形状、硬度、宫颈外口形态情况，有无接触性出血、拨动宫颈有无疼痛（称为宫颈举痛），宫颈周围穹隆情况。根据宫颈外口朝向估计子宫位置（当扪及宫颈外口方向朝后时，宫体为前倾；宫颈外口方向朝前时，宫体为后倾。宫颈外口朝前且阴道内手指伸达后穹隆顶部可触及子宫体时，子宫为后屈）。

（3）将阴道内两指放在宫颈后方，另一手掌心朝下，手指平放在患者腹部平脐处，当阴道内手指向上、向前方抬举宫颈时，腹部手指往下、往后按压腹壁，并逐渐向耻骨联合部位移动，通过内、外手指同时抬举和按压，相互协调，扪诊子宫体位置、大小、形状、软硬度、活动度以及有无压痛。

（4）扪清子宫后，将阴道内两指由宫颈后方移至一侧穹隆部，尽可能往上向盆腔深部扪触；与此同时，另一手从同侧下腹壁髂嵴水平开始，由上往下按压腹壁，与阴道内手指相互对合，以触摸该侧子宫附件区有无块状物、增厚或压痛。若扪及块状物，应查清其位置、大小、形状、硬度、活动度、与子宫的关系以及有无压痛等。正常卵巢可扪及，触后稍有酸胀感。正常输卵管不能扪及。

（5）从阴道抽出手指，褪去手套，弃于相应回收器内。

（五）三合诊：经直肠、阴道、腹部的联合检查

1.方法　一手示指放入阴道，中指插入直肠以替代双合诊时的两指，其余检查步骤与双合诊时相同。

2.检查内容 三合诊能扪清后倾或后屈子宫的大小，发现子宫后壁、宫颈旁、直肠子宫凹陷、子宫宫骶韧带及双侧盆腔后壁的病变，估计盆腔内病变范围及其与子宫或直肠的关系，特别是癌肿与盆壁间的关系，以及扪诊阴道直肠隔、骶骨前方或直肠内有无病变。所以三合诊在生殖器官肿瘤结核、内膜异位症、炎症的检查中尤为重要。

（六）直肠－腹部诊

1.方法 检查者一手示指伸入直肠，另一手在腹部配合检查。

2.适应证 该方法一般适用于无性生活史、阴道闭锁、经期不宜做双合诊检查者或有其他原因不宜行双合诊检查的患者。

（七）记录

将检查结果按照解剖部位先后顺序进行记录，有异常发现时应详加描述。

1.外阴 发育情况、阴毛分布及形态、婚产类型。

2.阴道 是否通畅，黏膜情况，分泌物量、色、性状及有无异味。

3.子宫颈 大小、硬度，有无柱状上皮异位、撕裂、息肉、腺囊肿，有无接触性出血、抬举痛及摇摆痛等。

4.子宫 位置、大小、硬度、活动度、有无压痛等。

5.附件 有无块状物、增厚、压痛。如扪及块状物，记录其位置、大小、硬度、表面光滑与否、活动度、有无压痛，与子宫及盆壁关系。左右两侧情况分别记录。

【注意事项】

（1）当双合诊检查者两手指放入阴道后，患者感疼痛不适时，可单用示指替代双指进行检查；三合诊时，在将中指伸入肛门时嘱患者像解大便一样同时用力向下屏气，使肛门括约肌自动放松，可减轻患者疼痛和不适感；若患者腹肌紧张，可边检查边与患者交谈，使其张口呼吸而使腹肌放松；当检查者无法查明盆腔内解剖关系时，应停止检查，不可继续强行扪诊。待下次检查时，多能获得满意结果。

（2）严格无菌操作，操作中注意保护阴道口，防止粪便污染。

（3）每检查完一人后应更换臀下垫单，以防交叉感染。

（4）患者若为异常出血，必须在检查前消毒外阴。

（5）检查前，应严密消毒，检查时动作要轻柔。

（6）无性生活史患者禁做双合诊、三合诊及阴道窥器检查；若病情需要必须施行者，必须经患者及家属签字同意。

（7）危重患者若非必需立即进行妇科检查者，可待病情稳定后再施行。

【考核标准】

妇科检查：阴道窥器检查操作考核评分标准

姓名：　　　　　　　总分：

操作流程	内容	分值	扣分	扣分
操作前准备（24分）	1.环境准备：环境安静、整洁，光线、温度适宜，屏风遮挡保护患者隐私	6	无环境准备扣1~4分；未用屏风遮挡扣2分	
	2.用物准备：一次性阴道窥器、无菌手套、一次性臀垫、10% KOH、0.9% NaCl、润滑液（凉开水、肥皂水、生理盐水）、玻片2张（分别滴生理盐水及10% KOH）	6	用物缺一项扣1分	
	3.护士准备：着装规范、七步洗手法洗手、戴无菌口罩	6	洗手不规范、未戴口罩各扣3分	
	4.患者准备：核对患者床号、姓名。解释妇科检查的目的、方法、配合要点及注意事项。嘱患者排空膀胱	6	未核对、未解释各扣1分；未指导配合要点和注意事项扣2分；未嘱排空膀胱扣3分	
操作过程（46分）	1.协助患者取膀胱截石位	4	未协助患者准备检查体位扣4分	
	2.外阴检查 （1）视诊外阴发育，阴毛多少及分布情况，有无畸形、水肿、溃疡及肿块 （2）拇指和示指分开小阴唇，暴露阴道前庭观察尿道口和阴道口。查看尿道口周围黏膜色泽及有无赘生物	6	未进行外阴检查或视诊项目不全扣2~6分	
	3.根据患者阴道大小和阴道壁松弛情况选择窥器。打开一次性窥器，戴无菌手套。右手拿窥器，蘸润滑剂	6	未戴手套或戴手套方法不恰当扣2~6分；未使用润滑剂扣4分	
	4.阴道窥器放置：将阴道窥器两叶合拢，左手示指和拇指分开两侧小阴唇，右手持窥器避开敏感的尿道周围区，斜行沿阴道侧后壁缓慢插入阴道内，边推进边将窥器两叶转正，并逐渐张开两叶	8	阴道窥器放置方法不当扣2~8分；固定窥器方法不正确扣4分	
	5.检查宫颈：暴露宫颈后，暂时旋紧窥器侧部螺丝，使窥器固定在阴道内。观察宫颈大小、颜色、外口形状，有无出血、柱状上皮异位、撕裂、外翻、腺囊肿、息肉、赘生物，宫颈管内有无出血或分泌物	8	宫颈检查内容（口述）不正确扣1~4分；未转动窥器或转动方法不正确扣1~4分	
	6.检查阴道：旋松窥器侧部螺丝，转动阴道窥器，充分暴露阴道壁，观察阴道前后壁和侧壁及穹隆黏膜颜色，注意阴道内分泌物量、性状、色泽，有无异味。用无菌棉签在阴道侧壁取典型分泌物	8	阴道检查内容（口述）不正确扣1~4分	
	7.检查完毕，取出窥器：取出阴道窥器前旋松窥器侧部螺丝，退出少许，当窥器离开宫颈后将两叶合拢再取出	4	窥器取出方法不正确扣1~4分	
	8.使用后的窥器弃于相应回收器内	2	使用过的窥器未正确处理扣2分	

续表

操作流程	内容	分值	扣分	扣分
操作后处理（16分）	1.协助患者穿上衣裤。帮助患者安全下检查床，感谢患者的配合	4	未协助患者穿好衣裤、下检查床各扣2分	
	2.撤去使用过的垫单，垃圾分类处理	4	未正确处理垃圾扣1~4分	
	3.整理用物、洗手、脱口罩，记录	8	一项未做各扣2分	
综合评价（14分）	1.操作规范、熟练	6	操作不规范、不熟练扣1~6分	
	2.操作中随时注意观察患者的反应，能有效指导患者配合检查并采取恰当方法缓解不适	4	操作者未注意人文关怀扣1~4分	
	3.无菌观念及防护意识强	4	无菌观念、防护意识不足扣1~4分	
合计		100		

（杨　静）

任务六　会阴冲洗

【目的】

保持会阴部清洁，防止生殖系统、泌尿系统逆行感染，促进会阴伤口愈合，增进患者舒适度。

【适用范围】

（1）产褥期妇女及产后会阴有伤口者。
（2）妇产科手术后留置尿管者。
（3）会阴、阴道手术前后患者。
（4）急性外阴炎患者。
（5）长期阴道流血及长期卧床患者。

【操作流程】

（一）操作前准备

1.环境准备　调节室温至24~26℃，室内清洁、安静，注意遮挡保护患者隐私。

2.用物准备　一次性会阴垫或橡胶单1块，治疗巾1块；会阴冲洗盘，放治疗盘1只，内放无菌持物钳、消毒药碗2只，镊子2把、棉球5~7只（或干纱布）、清洁弯盘1只；1∶5000高锰酸钾溶液或0.1%苯扎溴铵（新洁尔灭）溶液；冲洗壶1个，便盆1个。

3.护士准备　着装整洁、举止端庄、戴口罩、规范洗手。

4.患者准备　告知患者会阴冲洗的目的、方法，取得患者的同意与配合。

拉上床旁隔帘，保护患者隐私。患者取屈膝仰卧位，脱去对侧裤腿，两腿分开，暴露外阴。

（二）核对及评估

1.核对　患者姓名、床号及一般资料，整理病案、记录单，了解患者一般情况及病史过程。

2.一般情况评估　病史、体温、脉搏、呼吸、血压、饮食、休息等，分娩后产妇需观察恶露的色、量、质。

3.检查　会阴切口情况及导尿管情况检查。

（三）会阴冲洗

（1）将会阴冲洗盘放在床边，给患者臀下垫橡胶单或一次性会阴垫。

（2）护士站在患者右侧，一只手用长镊持纱球，擦拭外阴血迹和分泌物，另一只手持冲洗液配合擦拭，冲净血迹。

擦拭冲洗顺序：由上至下，由内至外，包括大腿内侧上1/3。但若有伤口则应先冲洗伤口，然后冲洗周围，最后是肛门部。

（3）用纱布擦干会阴，撤出便盆。

（四）操作后沟通

（1）会阴冲洗结束后，为患者更换消毒会阴垫，协助患者取舒适体位，整理床及用物。

（2）按医院感染管理办法规定分类进行用物处置，保持病房卫生，通风消毒。

（3）洗手，记录护理操作时间、操作者姓名、患者反应、有无不适等。

（4）健康宣教：会阴切开术后患者取健侧卧位，以免恶露浸泡伤口。患者拔除尿管后早期下床活动。

【注意事项】

（1）每次擦洗前后，护理人员均需洗净双手，注意无菌操作。

（2）外阴冲洗时应用棉球堵住阴道外口，避免冲洗液流入阴道。

（3）擦洗动作轻稳，擦洗顺序清楚。擦洗时，应注意观察会阴部及会阴伤口周围有无红肿、分泌物及其性质和伤口愈合情况，发现异常及时记录并报告医生。

（4）有留置尿管者，擦洗时应注意导尿管是否通畅，避免打结或脱落。

（5）冲洗溶液温度适中，冲洗过程中注意为患者保暖。

【考核标准】

会阴冲洗操作护理评分

姓名：　　　　　　总分：

操作流程	内容	分值	扣分细则	扣分
操作前准备（30分）	1.环境准备：调节室温至24~26℃，室内清洁、安静、注意遮挡保护患者隐私	5	未注意室温扣1分；未注意保护患者隐私扣1分	
	2.用物准备：一次性会阴垫或橡胶单1块，治疗巾1块；配置1∶5000高锰酸钾溶液或0.1%苯扎溴铵溶液，适时加温；会阴冲洗盘用物：治疗盘1只，内放无菌持物钳、消毒药碗2只，镊子2把、棉球5~7只（或干纱布）、清洁弯盘1只；冲洗壶1个，便盆1个	15	缺一项或不符要求扣1分	

续表

操作流程	内容	分值	扣分细则	扣分
操作前准备（30分）	3.护士准备：着装整洁规范，仪表端庄大方，规范洗手，戴口罩	5	着装、仪表不符合规范扣1分；未规范洗手扣1分	
	4.患者准备 （1）核对信息 （2）告知患者会阴冲洗的目的、方法，取得患者的同意 （3）患者取屈膝仰卧位，脱去对侧裤腿，两腿分开，暴露外阴 （4）评估患者一般情况，分娩后产妇需观察恶露的色、质、量 （5）检查会阴切口情况及导尿管情况检查	5	缺一项扣1分	
会阴冲洗（40分）	1.将会阴冲洗盘放在床边，给患者臀下垫橡胶单或一次性会阴垫	5	未给患者臀下垫橡胶单或一次性会阴垫扣2分	
	2.擦拭冲洗顺序：由上至下，由内至外，包括大腿内侧上1/3。若有伤口则应先伤口后周围，最后是肛门部	20	冲洗未由上至下扣5分；未由内至外扣5分；未冲洗大腿内侧上1/3扣5分；若有伤口未先冲洗伤口扣5分	
	3.必要时，可根据患者的情况增加擦洗冲洗的次数，最后用干纱布擦干，顺序同上	10	会阴（或伤口）不清洁扣5分；干纱布擦干顺序错误扣5分	
	4.保留导尿管者需更换集尿袋	5	未更换集尿袋扣5分	
操作后沟通（20分）	1.为患者更换消毒会阴垫，协助患者取舒适体位，整理床及用物 2.用物处置 3.洗手，记录 4.会阴切开患者取健侧卧位，以免恶露浸泡伤口。患者拔除尿管后早期下床活动	20	缺一项扣5分	
综合评价（10分）	1.动作轻柔、注意细节，应变力强	2	不符合要求扣1~2分	
	2.遵循无菌原则	2	未遵循扣1~2分	
	3.关心、体贴患者，态度亲切	2	关爱不到位扣1~2分	
	4.操作时间：5~8分钟	2	超时扣1~2分	
	5.回答问题	2	回答错误扣1~2分	
合计		100		

（贾　佳）

任务七　阴道灌洗

【目的】

（1）促进阴道血液循环，缓解局部充血；调节阴道酸碱度，抑制病原体生长；减少阴道分泌物，促进舒适；减少病原体数量，提高治疗效果。

（2）会阴阴道手术术前准备。

【适用范围】

（1）各种阴道炎、宫颈炎的治疗。

（2）子宫切除术前或外阴阴道手术术前常规阴道准备。

【操作流程】

（一）操作前准备

1.环境准备　环境清洁、安静，调节室温至24~26℃，注意遮挡保护患者隐私。

2.用物准备　橡胶单或一次性会阴垫1块，一次性手套，治疗巾1块，消毒灌洗筒1个，带调节夹的橡皮管1根，灌洗头1个，输液架1个，弯盘1个，便盆1个，阴道窥器一个，干纱布1~2块。

常用灌洗溶液：0.025%聚维酮碘溶液；0.9%氯化钠溶液；0.2%苯扎溴铵溶液；1∶5000高锰酸钾溶液；4%硼酸溶液；2%~4%碳酸氢钠溶液；1%乳酸溶液；0.5%醋酸溶液等。根据不同种类的阴道炎选择合适的灌洗溶液。

3.护士准备　衣帽整洁、符合要求、修剪指甲、七步洗手法洗手、戴口罩。

4.患者准备

（1）核对　床号、姓名，了解患者一般情况及病程。

（2）告知　说明阴道灌洗的目的、注意事项，取得患者配合。

（3）评估　了解患者月经生育史、分泌物和生殖道情况，膀胱是否充盈。

（二）操作过程

（1）患者排空膀胱后，取膀胱截石位，臀部垫橡胶单以及便盆。

（2）根据病情配制灌洗溶液500~1000ml（水温41~43℃），将装有灌洗液的灌洗筒挂在输液架上，距床沿60~70cm处，排出管内空气。

（3）操作者右手持冲洗头，先冲洗外阴，左手分开小阴唇，灌洗头沿阴道纵侧壁缓缓插入阴道后穹隆，边冲洗边将冲洗头围绕宫颈轻轻上下左右移动；或用窥器暴露宫颈后再冲洗。灌洗液剩余约100ml时，夹住皮管，拔出灌洗头，再次冲洗外阴部。协助患者坐在便盆上，排出阴道内残留的液体，擦干外阴。

（三）操作后处理

（1）为患者更换消毒会阴垫，协助患者取舒适体位，整理床单位。

（2）按医院感染管理办法规定分类进行用物处置。

（3）洗手，记录护理操作的时间、操作者姓名、患者反应、有无不适等。

（4）健康宣教。

【注意事项】

（1）正确选择和配制灌洗液，灌洗液温度不能过高或过低。

（2）灌洗筒与床沿距离不超过70cm，以免压力过大，水流过快，药液在阴道内停留时间过短，影响治疗效果。

（3）灌洗头不宜插入过深，灌洗时动作要轻柔，切勿损伤阴道和宫颈组织。

（4）产后10日或妇产科手术2周后的患者，若合并阴道分泌物浑浊、阴道伤口愈合不良等，可行低位灌洗，灌洗筒与床沿距离不超过30m，以免污物进入宫腔或损伤阴道伤口。

（5）未婚女性可用导尿管灌洗阴道，不能使用阴道窥器；月经期、产后10日内或人工流产术后宫颈内口未关闭、阴道出血者，不能进行阴道灌洗，以防逆行感染。

（6）宫颈癌有活动性出血者，为防止大出血，应禁止灌洗，可以行会阴擦洗。

【考核标准】

阴道灌洗操作护理评分标准

姓名：　　　　　　　　　　总分：

操作流程	内容	分值	扣分细则	扣分
操作前准备（25分）	1.环境准备：环境清洁、安静，调节室温至24~26℃，注意遮挡保护患者隐私	5	未注意室温扣1分；未注意保护患者隐私扣1分	
	2.用物准备：橡胶单1块，一次性手套1副，治疗巾1块，消毒灌洗筒1个，带调节夹的橡皮管1根，灌洗头1个，输液架1个，弯盘1个，便盆1个，阴道窥器一个，干纱布1~2块。根据病情配制灌洗溶液500~1000ml（水温41~43℃）	10	用物缺一项或不符要求扣1分；灌洗液温度错误扣5分；灌洗液选择错误扣5分	
	3.护士准备：着装整洁规范，仪表端庄大方，规范洗手，戴口罩	5	着装、仪表不符合规范扣1分；未规范洗手扣1分	
	4.患者准备 （1）核对床号、姓名，了解患者一般情况及病史过程 （2）告知阴道灌洗的目的、注意事项，取得患者配合 （3）了解患者月经生育史、分泌物和生殖道情况，膀胱是否充盈	5	未核对扣1分；未告知目的等内容扣2分；评估内容少一项扣1分	
操作过程（45分）	1.患者排空膀胱后，取膀胱截石位，臀部垫橡胶单以及便盆	5	未给患者臀下垫橡胶单或一次性会阴垫扣2分	
	2.将装有灌洗液的灌洗筒挂在输液架上，距床沿60~70cm处，排出管内空气	10	灌洗筒高度错误扣5分；未排出空气扣5分	
	3.操作者右手持冲洗头，先冲洗外阴，左手分开小阴唇，灌洗头沿阴道纵侧壁缓缓插入阴道后穹隆	10	未冲洗外阴扣5分；插入阴道方法错误扣5分	
	4.边冲洗边将冲洗头围绕宫颈轻轻上下左右移动；或用窥器暴露宫颈后再冲洗	10	未充分冲洗宫颈周围扣5分	
	5.灌洗液剩约100ml时，夹住皮管，拔出灌洗头，再次冲洗外阴部	5	未再次冲洗外阴扣5分	
	6.协助患者坐在便盆上，排出阴道内残留的液体，擦干外阴	5	未协助患者排出阴道内残留的液体扣2分；未擦干外阴扣3分	

续表

操作流程	内容	分值	扣分细则	扣分
操作后处理（20分）	1.为患者更换消毒会阴垫，协助患者取舒适体位，整理床单位 2.用物处置正确 3.洗手，记录 4.健康宣教	20	缺一项扣5分	
综合评价（10分）	1.动作轻柔，注意细节	2	不符要求扣1~2分	
	2.遵循无菌原则	2	不符要求扣1~2分	
	3.关心、体贴患者，态度亲切	2	关爱不到位扣1~2分	
	4.回答问题	4	回答错误扣1~4分	
合计		100		

（贾　佳）

任务八　阴道、宫颈上药

【目的】

治疗各种阴道炎、宫颈炎及术后阴道残端炎症。

【适用范围】

（1）阴道炎。

（2）急、慢性宫颈炎。

（3）术后阴道残端炎。

【操作流程】

（一）操作前准备

1.环境准备　环境干净整洁，光线充足，关闭门窗，必要时床帘或屏风遮挡。

2.用物准备　治疗车，无菌治疗巾1张，无菌手套1双，无菌干棉球，无菌长棉签，带尾丝的棉球，阴道冲洗包（内含长镊子2把、阴道窥器1个、弯盘2个、药杯1个）及药品（常用药品有阴道栓剂、片剂、喷雾剂、1%甲紫、20%~50%硝酸银溶液等）。

3.护士准备　着装整洁、七步洗手法洗手、戴口罩。

4.患者准备

（1）核对　床号、姓名。

（2）解释　说明阴道宫颈上药的目的、方法、配合要点及注意事项，嘱患者排空膀胱，并协助患者取膀胱截石位，脱去一侧裤腿放于近侧腿上，臀下垫治疗巾。

（3）评估 了解患者阴道分泌物情况，是否在月经期，是否有子宫出血，是否已婚。

（二）操作过程

护士戴无菌手套先进行阴道擦洗或冲洗，拭去宫颈黏液或炎性分泌物，使药物直接接触炎性组织面。根据药物的剂型和治疗目的，选择合适的上药方法。

1.喷雾器上药 适用于粉剂类药物。用窥器暴露阴道壁，使用喷雾剂将药物粉末均匀地喷洒在炎性组织表面。

2.阴道后穹隆上药 适用于丸剂、片剂、栓剂类药物。护士戴无菌手套，用一手示指将药物推至阴道后穹隆处；也可用阴道窥器暴露宫颈，然后用长镊子夹取药物放至阴道后穹隆处。

3.宫颈棉球上药 适用于液体或粉剂类药物。用窥阴器充分暴露宫颈，用长镊子夹取带尾丝的棉球蘸取药物塞于宫颈处，取出窥器和长镊子，将尾丝留在阴道口外，嘱患者12~24小时后轻拉尾丝将棉球取出。

4.涂搽法上药 适用于腐蚀性和非腐蚀性药液（膏）。用无菌长棉签蘸取适量药液（膏），均匀涂抹于阴道壁或宫颈病变部位。慢性宫颈炎可插入宫颈管内0.5cm，若是腐蚀性药物，需用生理盐水棉签擦去宫颈表面残余药液，并用干棉签擦干。

（三）操作后处理

（1）撤去一次性治疗巾，铺干净治疗巾于患者臀下。

（2）协助患者穿好裤子，取仰卧位，整理床单位。

（3）整理用物，洗手，记录。

（四）操作后沟通

（1）嘱患者暂时保持仰卧位，以保证药物有效吸收。

（2）告知患者注意休息，避免情绪激动、剧烈运动。

（3）告知患者如需要请及时按铃呼叫。

【注意事项】

（1）严格执行无菌操作，防止交叉感染。

（2）经期或阴道出血者不宜经阴道上药，未婚女性不能使用窥器，可用长棉签上药，棉签上的棉花必须捻紧，顺同一方向涂擦。

（3）上药期间禁止性生活，阴道栓剂最好在临睡前上药，避免活动引起滑脱，影响治疗效果。

（4）应用腐蚀性药物时应注意保护正常组织和阴道壁，可在上药前于阴道后壁或后穹隆处垫无菌纱布或干棉球，上药后再取出。

【考核标准】

阴道、宫颈上药操作考核评分标准

姓名：　　　　　　　总分：

操作程序	内容	分值	扣分细则	扣分
操作前准备（44分）	1.环境准备：环境干净整洁，光线充足，关闭门窗，床帘或屏风遮挡（可口述）	4	缺一项扣1分	
	2.用物准备：治疗车、无菌治疗巾1张、无菌手套1双、无菌干棉球、无菌长棉签、带尾丝的棉球、阴道冲洗包及药品	7	缺一项扣1分	
	3.护士准备：着装整洁、洗手、戴口罩	5	着装不符合要求扣1~3分；未洗手扣2分；未戴口罩扣1分	
	4.患者准备 （1）核对患者：告知阴道宫颈上药的目的、方法、配合要点及注意事项	10	未核对扣3分，核对不全酌情扣1~2分；未告知目的、方法、配合要点、注意事项各扣2分	
	（2）评估患者：阴道分泌物情况，是否在月经期，是否有子宫出血，是否已婚，会阴部皮肤情况	10	少评估一项扣2分	
	（3）嘱患者排空膀胱，并协助患者取膀胱截石位，脱去一侧裤腿放于近侧腿上，臀下垫治疗巾	8	缺一项扣2分	
操作过程（22分）	1.根据药物的不同剂型，选择恰当的给药方法进行上药（口述）	2	未口述扣2分	
	2.喷雾器上药：适用于粉剂类药物。用窥器暴露阴道壁，使用喷雾剂将药物粉末均匀地喷洒在炎性组织表面（可口述）	5	窥器使用错误扣2分；喷药方法错误扣3分	
	3.阴道后穹隆上药：适用于丸剂、片剂、栓剂类药物。护士戴无菌手套，用一手示指将药物推至阴道后穹隆处；也可用阴道窥器暴露宫颈，然后用长镊子夹取药物放至阴道后穹隆处（可口述）	5	上药方法错误扣2~5分	
	4.宫颈棉球上药：适用于液体或粉剂类药物。用窥阴器充分暴露宫颈，用长镊子夹取带尾丝的棉球蘸取药物塞于宫颈处，取出窥器和长镊子，将尾丝留在阴道口外，嘱患者12~24小时后轻拉尾丝将棉球取出（可口述）	5	窥器使用错误扣1分；未向患者交代取出方法扣1分；上药方法错误扣1~3分	
	5.涂搽法上药：适用于腐蚀性和非腐蚀性药液（膏）。用无菌长棉签蘸取适量药液（膏），均匀涂抹于阴道壁或宫颈病变部位。慢性宫颈炎可插入宫颈管内0.5cm，若是腐蚀性药物，需用生理盐水棉签擦去宫颈表面残余药液，并用干棉签擦干（可口述）	5	长棉签未拧紧扣1分；未保护正常组织扣1分；未擦去残余药液扣1~3分	
操作后处理（15分）	1.撤去一次性治疗巾，铺干净治疗巾于患者臀下	5	未撤治疗巾扣3分；未更换治疗巾扣2分	
	2.协助患者穿好裤子，取仰卧位，整理床单位	6	未协助患者穿裤子扣2分；未取仰卧位扣2分；未整理床单位扣2分	
	3.整理用物，洗手，记录	4	缺一项扣2分	

续表

操作程序	内容	分值	扣分细则	扣分
操作后沟通（5分）	嘱患者暂时保持仰卧位，以保证药物有效吸收。注意休息，避免剧烈运动	5	未做沟通或沟通不完善扣2~5分	
综合评价（14分）	1.操作时间：6分钟	4	超时1分钟扣2分	
	2.体现护士礼仪和人文关怀	5	不符合护士礼仪扣3分；未体现人文关怀扣2分	
	3.注意保护患者隐私	5	未保护患者隐私扣5分	
合计		100		

（刘　莹）

任务九　坐　浴

【目的】

保持外阴清洁，改善局部血液循环，预防感染，消除炎症，促进组织修复。

【适用范围】

（1）外阴、阴道手术或经阴道子宫切除术的术前准备。
（2）会阴切口愈合不良者。
（3）外阴及阴道炎症、子宫脱垂的辅助治疗。

【操作流程】

（一）操作前准备

1.环境准备　环境安静、整洁，光线、温度适宜，关闭门窗，屏风遮挡。

2.用物准备　坐浴盆、30cm高坐浴椅、屏风各1个，无菌纱布垫1张，温度计，坐浴溶液2000ml。

常用溶液如下。

（1）外阴炎、外阴阴道术前准备　1∶5000高锰酸钾溶液、1∶1000苯扎溴铵溶液或0.02%碘伏溶液。

（2）滴虫性阴道炎　0.5%醋酸溶液、1%乳酸溶液或1∶5000高锰酸钾溶液。

（3）外阴阴道假丝酵母菌病　2%~4%碳酸氢钠溶液。

（4）萎缩性阴道炎　0.5%醋酸溶液或1%乳酸溶液。

3.护士准备　着装规范、七步洗手法洗手、戴无菌口罩。

4.患者准备

（1）核对　床号、姓名。

（2）解释　说明坐浴的目的、方法、配合要点及注意事项，嘱患者排便、排尿。

（3）评估　了解患者有无影响坐浴的因素（经期、阴道流血，产后7天内禁止坐浴）；患者会阴部清洁情况并协助患者先清洁外阴；会阴部皮肤情况（是否有发红、肿胀、会阴切口等）。

（二）操作过程

（1）备齐用物，用温度计测量水温后将配置好的溶液倒入坐浴盆内，将坐浴盆置于坐浴椅上。

（2）协助患者将裤子褪至膝部，暴露臀部，帮助其将整个臀部和外阴部浸泡于坐浴液中。

根据坐浴目的不同，可分为以下3类。

1）热水浴：水温41~43℃，主要用于渗出性病变、急性炎症，应持续坐浴20分钟。

2）温水浴：水温35~37℃，主要用于术前准备、慢性盆腔炎症。

3）冷水浴：水温14~15℃，主要用于盆底肌肉松弛、性功能障碍等，需坐浴2~5分钟。

（3）坐浴完成后用无菌纱布垫擦干患者臀部及外阴，有会阴切口的患者遵医嘱给予换药。

（4）协助患者穿好衣裤，整理用物，消毒浴盆，洗手，记录。

（三）操作后沟通

（1）嘱患者注意休息，注意保持会阴部清洁、干燥。

（2）告知患者如需要请及时按铃呼叫。

【注意事项】

（1）月经期、阴道流血、产后7天内禁止坐浴，以免引起宫腔感染。

（2）严格按照比例配制坐浴溶液。

（3）注意室温和保暖，防止患者受凉。

（4）坐浴时必须将臀部与外阴全部浸入药液中。

【考核标准】

坐浴操作考核评分标准

姓名：　　　　　　总分：

操作流程	内容	分值	扣分细则	扣分
操作前准备（25分）	1.环境准备：环境安静、整洁，光线充足，温湿度适宜，关闭门窗，屏风遮挡	5	缺一项扣1分	
	2.用物准备：坐浴盆、30cm高坐浴椅、屏风各1个，无菌纱布垫1张，温度计，坐浴溶液2000ml	6	缺一项扣2分	
	3.护士准备：着装规范，仪表端庄，规范洗手，戴口罩	4	着装不符要求扣1~3分；未洗手、戴口罩各扣1分	

续表

操作流程	内容	分值	扣分细则	扣分
操作前准备（25分）	4.患者准备 （1）核对患者 （2）评估患者会阴部情况；解释坐浴的目的及方法，取得患者合作 （3）嘱患者排空大小便	10	未核对扣2分；未评估或评估不全扣1~3分；未告知目的或告知不全扣1~3分；未嘱患者排空小便扣2分	
操作过程（53分）	1.携用物至床旁，核对患者	2	未核对扣2分	
	2.用温度计测量水温后将配置好的溶液倒入坐浴盆内，将坐浴盆置于坐浴椅上	5	未测量水温扣2分；水温不恰当扣3分	
	3.保护患者隐私；注意保暖	5	未保护隐私扣2分；未保暖扣3分	
	4.协助患者将裤子褪至膝部，暴露臀部，帮助其将整个臀部和外阴部浸泡于坐浴液中	10	暴露不当扣1~5分；未完全浸泡于坐浴液中扣1~5分	
	5.根据坐浴目的的不同，可分为3类（口述） （1）热水浴：水温41~43℃，主要用于渗出性病变、急性炎症，应持续坐浴20分钟 （2）温水浴：水温35~37℃，主要用于术前准备、慢性盆腔炎症 （3）冷水浴：水温14~15℃，主要用于盆底肌肉松弛、性功能障碍等，需坐浴2~5分钟	9	缺一类扣3分；口述有误每项酌情扣1~2分	
	6.协助患者穿好衣裤，嘱其卧床休息	4	缺一项扣2分	
	7.整理用物，消毒浴盆（可口述）	4	缺一项扣2分	
	8.洗手，记录	4	未洗手扣2分；未记录扣2分	
	9.注意事项：月经期、阴道流血、产后7天内禁止坐浴，以免引起宫腔感染；严格按照比例配制坐浴溶液；注意室温和保暖，防止患者受凉；坐浴时必须将臀部与外阴全部浸入药液中（口述）	10	缺一项扣2分	
操作后沟通（6分）	1.嘱患者注意休息，注意保持会阴部清洁、干燥 2.告知患者护士会巡查病房，如需要请及时按铃呼叫	6	缺一项扣3分	
综合评价（16分）	1.操作熟练，5分钟内完成	5	每超时1分钟扣2分	
	2.体现护士礼仪	3	未体现护士礼仪酌情扣1~3分	
	3.关心、体贴患者	5	未体现人文关怀扣1~5分	
	4.注意保护患者隐私	3	未保护隐私扣1~3分	
合计		100		

（刘　莹）

项目八

损伤、中毒常用护理技术

任务一　创伤急救止血技术

【目的】

防止继续出血，预防失血性休克发生。

【适用范围】

1. 任何损伤所导致的出血。

2. 手术中按压止血。

【操作流程】

（一）操作前准备

1. **环境准备**　环境安全、符合要求，便于操作。

2. **用物准备**　手套、绷带、止血带、三角巾、纱布、过氧化氢、生理盐水、标记卡、常用急救药品等。

3. **护士准备**　工作装整洁、精神饱满、穿平底鞋。

4. **患者准备**

（1）核对　姓名、床号。

（2）告知　说明止血目的、方法、注意事项，避免再次损伤，取得配合。

（3）评估　了解出血部位及程度、生命体征、局部和特殊的变化，如伤口、中枢神经系统的改变；评估患者心理反应，安慰患者，消除其紧张情绪。

（二）操作过程

1. **指压止血法**

（1）颞动脉指压法　用拇指在耳屏前方，颧弓根部的搏动点上压向颧弓，用于眼睛以上部位、头顶部和额部出血（图8-1）。

（2）面动脉指压法　手指压迫咬肌前缘下端，或下颌角前约1.0cm处搏动点上（有时需两侧同时压迫才能止血），用于眼睛以下、下颌骨以上部位出血（图8-2）。

（3）颈总动脉指压法　用中间的三个指头放在气管外侧与胸锁乳突肌中点之

间的搏动点上，拇指放在颈后，将动脉压向第6颈椎横突上。用于头面部、颈部出血。但需注意：不能两边同时压迫止血，压迫过程中密切注意观察患者有无晕厥表现，疑有脊髓损伤时，要保持颈部制动。

（4）锁骨下动脉指压法　用示指、中指在锁骨上窝中部搏动点上向下压至第1肋骨上，操作时必须保持上肢与身体平行，用于肩部、腋部、上臂出血。

（5）肱动脉指压法　将伤者上肢外展与身体成90°角，手掌向上，用一手支撑患者的上臂，另一手的拇指放上臂中段肱二头肌内侧沟处搏动点上，其余四指放在肱骨的后边，捏紧肱骨压迫肱动脉，用于前臂出血。

（6）桡、尺动脉指压法　两手拇指同时按压手腕横纹稍上处的内、外侧搏动点上，用于手部出血（图8-3）。

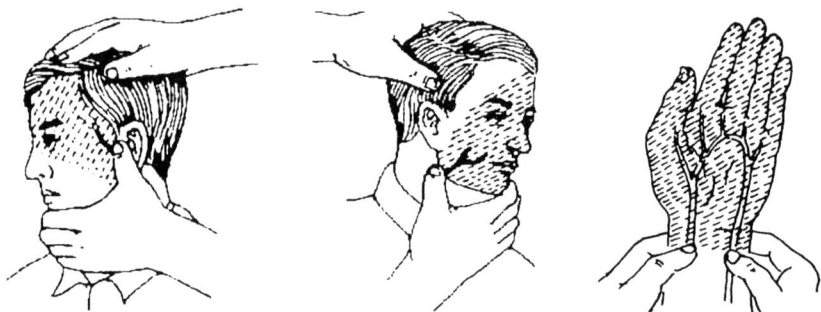

图8-1　颞动脉指压法　　图8-2　面动脉指压法　图8-3　桡、尺动脉指压法

（7）股动脉指压法　双手拇指或手掌重叠在腹股沟中点稍下方的搏动点上，用力压向骨盆缘，用于下肢出血。

（8）胫后动脉指压法　用拇指压迫内踝与跟腱之间的搏动处，用于足底出血。

（9）足背动脉指压法　用拇指压迫足背的内外踝连线的中点搏动处，用于足部出血。

2.加压包扎止血法　伤口覆盖无菌敷料后，再用纱布、棉花、毛巾、衣服等折叠成相应大小的衬垫，置于无菌敷料上面，然后再用绷带、三角巾等紧紧包扎，以停止出血为度。

3.填塞止血法　用无菌的棉垫、纱布等，紧紧填塞在伤口内，再用绷带或三角巾等进行加压包扎，松紧以达到止血目的为宜。

4.止血带止血法

（1）充气止血带　如血压计袖带，其压迫面积大，对受压迫的组织损伤较小，并容易控制压力，放松也方便。

（2）橡皮止血带　在结扎止血部位加好衬垫，以左手拇指和示指、中指拿好止血带的一端，另一手拉紧止血带围绕肢体缠绕1周，压住止血带的一端，然后再缠绕第2周，并将止血带末端用左手示指、中指夹紧，向下拉出固定即可。还可将止血带的末端插入结中，拉紧止血带的另一端，使之更加牢固（图8-4）。

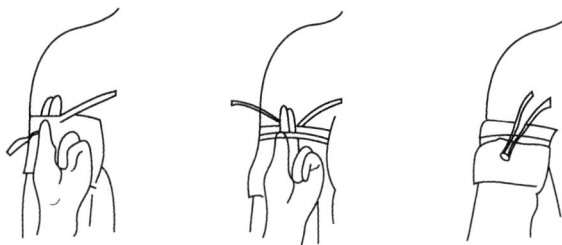

图 8-4　橡皮止血带止血法

（3）绞紧止血法　在结扎止血部位加好衬垫，用止血带缠绕，然后打一活结，再用一短棒、筷子、铅笔等的一端插入活结一侧的止血带下，并旋转绞紧至停止出血，再将短棒、筷子或铅笔的另一端插入活结套内，将活结拉紧即可（图8-5）。

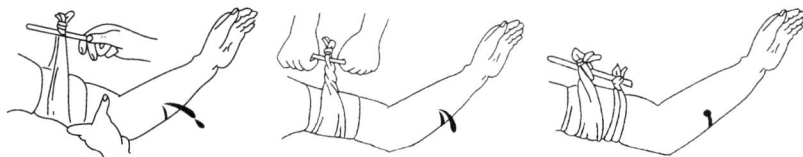

图 8-5　绞紧止血法

5.记录　将处理患者的伤情如出血情况、生命体征、特殊情况等记录在急救护理程序单上并签名，填写时间卡并附在止血带旁。

（三）操作后沟通

（1）告知患者伤情处理的结果。

（2）告知患者注意休息，多饮水，避免情绪激动、剧烈运动而再次出血。

（3）如有不适（出血、疼痛）应立即告诉急救人员

（4）向患者表示感谢，谢谢配合。

【注意事项】

（1）加压包扎止血法禁用于伤口内有碎骨片时，以免加重损伤。

（2）止血带注意正确位置、止血时间及止血带的松紧度。出血部位制动，避免再次出血。

（3）观察患者生命体征、伤口局部变化。

（4）积极配合医生对患者危及生命的其他急救，止血后根据伤情应迅速安全转运患者到院内进行下一步治疗。

（胡　玲）

任务二　创伤急救包扎技术

【目的】

（1）保护伤口，减少污染。

（2）固定敷料、固定骨折位置。

（3）压迫止血，减轻疼痛。

【适用范围】

（1）任何损伤所导致的出血包扎。

（2）手术切口包扎。

【操作流程】

（一）操作前准备

1.环境准备　环境符合要求，便于操作。

2.用物准备　手套、绷带、夹板、三角巾、纱布、胶布等。

3.护士准备　工作装整洁、精神饱满、穿平底鞋。

4.患者准备

（1）核对　姓名、床号。

（2）告知　说明包扎目的、方法、注意事项，取得患者配合。

（3）评估　了解远端肢体血运情况、生命体征、局部（如伤口）变化，中枢神经系统的改变，有无功能障碍。评估患者心理反应，安慰患者。

（二）操作过程

1.卷轴绷带包扎法

（1）环行包扎法　①将绷带做环行的重叠缠绕（不少于2周）；②下周将上周绷带完全遮盖；③将绷带末端毛边反折，用用胶或安全别针固定，或将带尾中间剪开分成两头，避开伤区打结固定（以下包扎固定均按此法）（图8-6）。

（2）蛇形包扎法（斜绷法）　①将绷带环行缠绕2周；②以绷带宽度为间隔，斜行上绕互不遮盖；③将绷带再次环行缠绕2周；④固定方法同环行包扎法。

（3）螺旋包扎法　①将绷带环行缠绕2周；②稍倾斜（倾斜角度＜30°），螺旋向上缠绕；③每周遮盖上周的1/3~1/2；④将绷带再次环行缠绕2周，固定。

（4）螺旋反折包扎法（折转法）　①将绷带环行缠绕2周；②稍微倾斜（＜30°），螺旋向上缠绕；③每周均把绷带向下反折，遮盖其上周的1/3~1/2，反折部位应相同，使之成一直线；④将绷带再次环行缠绕2周，固定。注意不可在伤口上或骨隆突处反折（图8-7）。

（5）"8"字形包扎法　①屈曲关节后在关节远心端环形包扎2周；②右手将

绷带从右下越过关节向左上绷扎，绕过后面，再从右上（近心端）越过关节向左下绷扎，使呈"8"字形，每周覆盖上周1/3~1/2；③环形包扎2周固定（图8-8）。

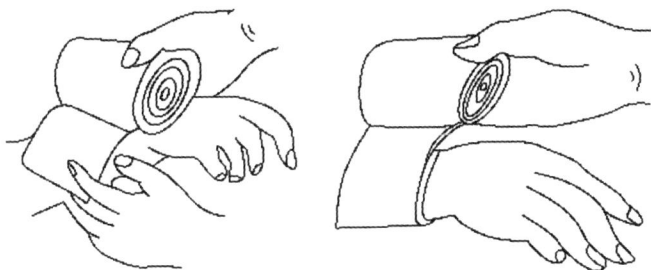

图8-6　环行包扎法

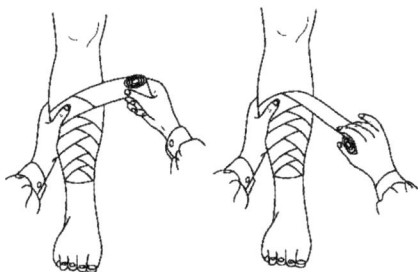

图8-7　螺旋反折包扎法

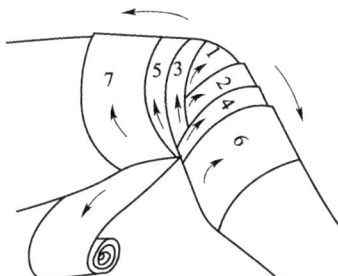

图8-8　"8"字形包扎法

（6）回返包扎法　①环形包扎2周；②右手将绷带向上反折与环形包扎垂直，先覆盖残端中央，再交替覆盖左、右两边，左手固定住反折部分，每周覆盖上周1/3~1/2；③再将绷带反折环形包扎2周固定（图8-9）。

2.三角巾包扎法

（1）头顶部包扎法　①将三角巾底边向上反折约3cm；②将其正中部放于伤员的前额，与眉平齐，顶角拉向头后；③三角巾的两底角经两耳上方，拉到枕后交叉，再绕到前额，打结固定；⑤将顶端上翻塞入（图8-10）。

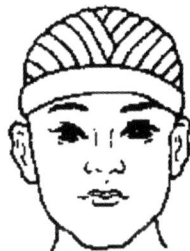

图8-9　回返包扎法

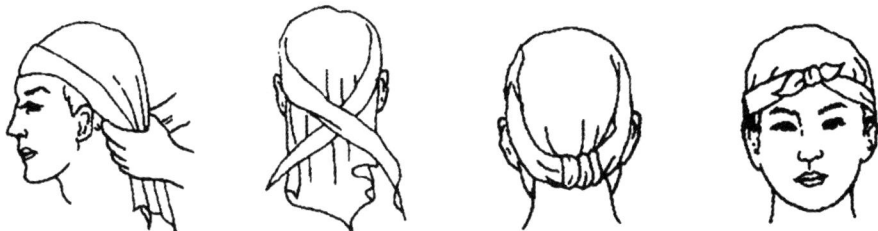

图8-10　头顶部包扎法

（2）风帽式包扎法 ①将三角巾顶角和底边中央各打一结，即成风帽状；②将顶角结放于额前，底边结放于后脑勺下方；③包住头部，两角往面部拉紧；④两角边向外反折包绕下颌；⑤拉到枕后，打结固定（图8-11）。

（3）面部面具式包扎法 ①将三角巾顶角打一结，放于下颌；②将三角巾罩于面部（可在鼻孔、眼睛、口腔处各剪一小口）；③将左、右两角拉到枕后交叉；④再绕到前额打结（图8-12）。

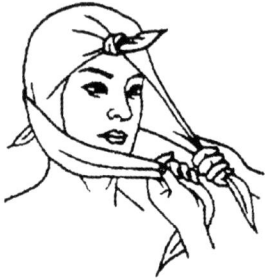

图8-12 面部面具式包扎法　　　　　图8-11 风帽式包扎法

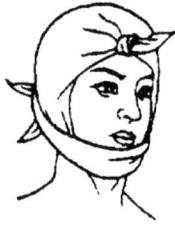

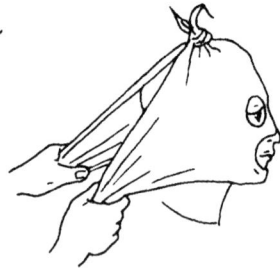

3.肩、胸、背部包扎法

（1）燕尾巾包扎单肩 ①将三角巾折叠成燕尾状，大角在上，小角在下；②把燕尾巾夹角向颈，横放在伤侧肩上大角在后，小角在前；③燕尾底边包绕上臂部打结；④大角经背部小角经胸部拉到对侧腋下打结（图8-13）。

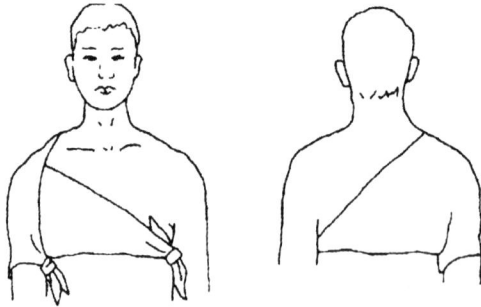

图8-13 燕尾巾包扎单肩

（2）燕尾巾包扎双肩 ①将三角巾折叠成燕尾状，两燕尾角等大；②夹角朝上对准项部，燕尾披在双肩上；③两燕尾角分别经过左、右肩，拉到腋下与燕尾底角打结。

（3）三角巾包扎胸部 ①将三角巾底边横放在胸部，高度约在肘窝上3cm；②顶角越过伤侧肩，垂向背部；③三角巾的中部盖在胸部的伤处，两端拉向背部打结；④顶角也和该角一起打结（图8-14）。

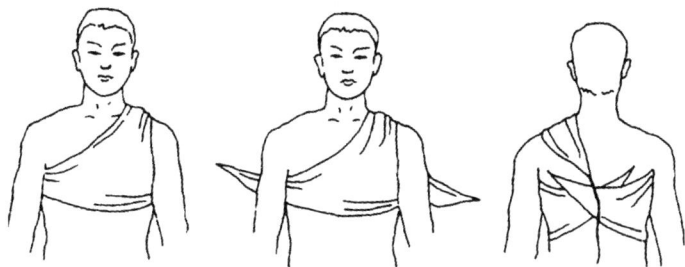

图 8-14　三角巾包扎胸部

（4）燕尾巾包扎胸部　①将三角巾折成燕尾状；②在底部反折一道边；③横放于胸部，两角向上，分放于两肩上并拉到颈后打结；④将底部顶角带子绕到对侧腋下与另一底角打结（图 8-15）。

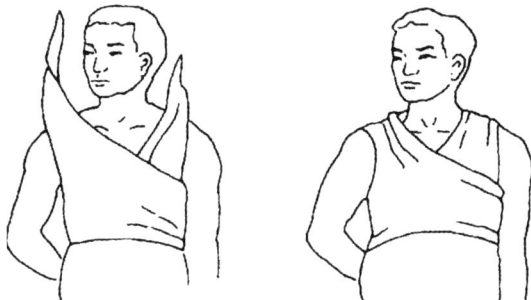

图 8-15　燕尾巾包扎胸部

4.腹、臀部包扎法

（1）燕尾巾包扎腹部　①将三角巾折叠成燕尾状，大角在上，小角在下；②将燕尾巾底边放于腰部，夹角对准大腿外侧中线，大角在前，小角在后；③燕尾巾底边系带围腰打结；④前角经会阴向后拉与后角打结。

（2）三角巾包扎腹部　①三角巾顶角朝下，底边横放于脐部；②拉紧底角至腰部打结；③顶角经会阴拉至臀上方，同底角余头打结。

（3）三角巾、燕尾巾包扎臀部　方法与腹部相同，只是位置相反。

5.四肢包扎法

（1）三角巾包扎上肢　①将三角巾一底角打结后套在伤侧手上，结之余头留长些备用；另一底角沿手臂后侧拉到对侧肩上；②顶角包裹伤肢；③前臂屈至胸前，拉紧两底角打结（图 8-16）。

（2）三角巾包扎手部　①手指对着三角巾的顶角，将手平放于三角巾中央，底边位于腕部；②将顶角提起放于手背上；③拉两底角在手背部交叉，再绕回腕部；④与掌侧或背侧打结（图 8-17）。

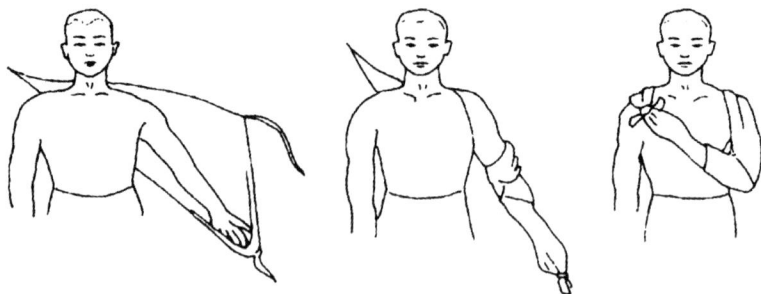

图 8-16　三角巾包扎上肢

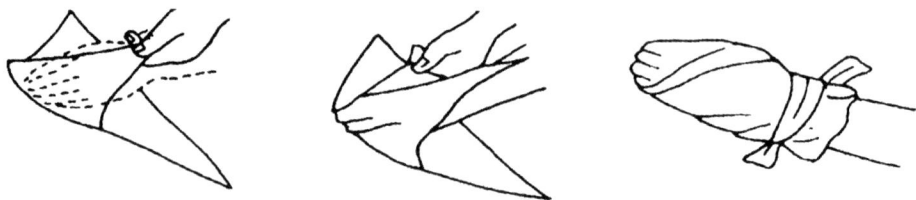

图 8-17　三角巾包扎手部

（3）三角巾包扎小腿和足部　将脚放在三角巾近一底边的一侧；②提起较长一侧的巾腰包裹小腿打结；③在用另一边底角包足，绕脚腕打结与踝关节处（图8-18）。

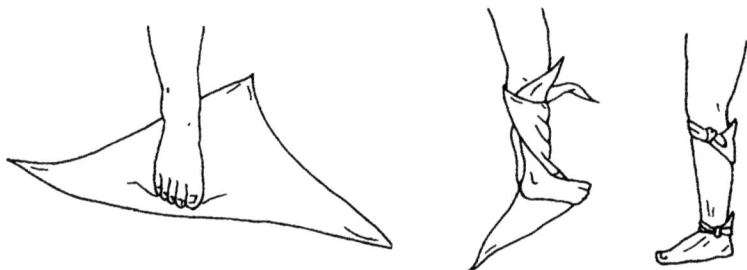

图 8-18　三角巾包扎小腿和足部

（4）三角巾包扎膝关节　①将三角巾折成适当宽度的带；②将其中部放在膝盖上；③两端拉至膝后交叉；④再由后向前绕至膝外侧打结。

6.腹部内脏脱出的包扎方法

（1）伤员取仰卧位或半卧位，下肢屈曲，尽量不要咳嗽，严禁饮水进食。

（2）用大块的纱布覆盖在脱出的内脏上

（3）用纱布卷成保护圈，放在脱出的内脏周围，保护圈可用碗或皮带圈代替。

（4）三角巾包扎。

7.异物刺入体内的包扎方法

（1）将两块棉垫或替代品安放在异物显露部分的周围，尽可能使其不摇动。

（2）用棉垫包扎固定，使刺入体内的异物不会脱落。还可制作环行垫，用于包扎有异物的伤口，避免压住伤口中的异物，搬运中绝对不许挤撞伤处。

将处理患者的伤情如包扎情况、生命体征、特殊情况等记录在急救护理程序单上并签名。

（三）操作后沟通

（1）告知患者伤情处理的结果。

（2）告知患者注意休息，多饮水，伤肢制动，避免情绪激动、剧烈运动。

（3）告知患者如有不适（出血、疼痛）应立即告诉急救人员

（4）告知患者向患者表示感谢，谢谢配合。

【注意事项】

（1）包扎伤口前，先简单清创并盖上无菌敷料固定或包扎，动作要轻柔。

（2）出血伤口应覆盖无菌敷料，若伤口深而大，外面可加用纱布、棉花、毛巾、衣服等折叠成相应大小的衬垫，置于无菌敷料上面，然后再用绷带、三角巾包扎，以停止出血为度。但伤口内有碎骨片时，禁用此法，以免加重损伤。

（3）包扎要松紧适度，肢体必须处于功能位置，应从远心端向近心端包扎，以帮助静脉回流。四肢包扎时应将指（趾）端外露，以便观察血液循环，严禁在伤口、骨隆突处或易于受压部位打结。

（4）解除绷带时，先解开固定结或取下胶布，然后以两手互相传递松解。紧急情况下或绷带已被伤口分泌物浸透干涸时，可用剪刀剪开。

【考核标准】

创伤急救止血、包扎技术考核评分标准

姓名：　　　　　总分：

操作流程		内容	分值	扣分细则	扣分
操作前准备（6分）		戴手套（1分） 环顾四周，评估环境安全并报告（1分） 表明身份（0.5分） 安慰患者（0.5分） 物品准备齐全（2分） 准备时间在20秒内（1分）	6	酌情扣分	
止血带止血法（30分）	1.右前臂中段掌面有一8cm×10cm大小软组织缺损创面，广泛渗血，中央有喷射性出血	检查并报告伤情（3分） 左手指压止血（3分） 抬高伤肢2分钟（口头报告）（3分） 右手指导伤员指压止血正确（3分） 止血带部位垫衬垫（3分） 上止血带部位正确（3分） 止血带压力均匀、适度（3分） 检查止血效果并报告（3分） 填写标记卡（3分） 报告止血部位、时间（3分）	30	酌情扣分	

续表

操作流程		内容	分值	扣分细则	扣分
加压包扎止血法（27分）		敷料选择合适（3分） 无菌原则取敷料（4分） 创面覆盖完整（3分） 扎绷带方法正确（4分） 加压均匀、适度（4分） 绷带卷无脱落（2分） 包扎平整美观（2分） 敷料无外露（2分） 前臂悬吊正确（3分）	27	酌情扣分	
有异物存留伤口包扎法（27分）	2.头顶偏右有4.0cm头皮裂伤伤口，伤口中有金属异物刺入颅内，外露2.0cm	检查并报告伤情（3分） 敷料放置正确、适度（3分） 正确制作保护圈（3分） 圈高度足够（3分） 放圈位置正确（3分） 头部三角巾帽式包扎规范（3分） 松紧适度（3分） 不能包压耳廓（2分） 不能压迫异物（2分） 总结（2分）	27	酌情扣分	
综合评价（10分）		操作熟练，动作规范	5		
		整体操作在240秒内完成 241~250秒得3分 251~260秒得2分 261~270秒得1分，≥271秒不得分 （计时从评判长宣布比赛始至操作毕）	5	酌情扣分	
合计			100		

（胡　玲）

任务三　骨折现场急救外固定术

【目的】

（1）限制活动，减轻疼痛，防止骨折断端移位，避免再次损伤，防止休克。
（2）便于抢救运输、搬运。

【适用范围】

（1）任何损伤所导致的骨折。
（2）骨折手术患者的固定。

【操作流程】

（一）操作前准备

1.环境准备　环境符合要求，便于操作。

2.用物准备　手套、绷带、夹板、三角巾、纱布、胶布等。

3.护士准备　着装整洁、精神饱满、穿平底鞋、七步洗手法洗手、戴无菌口罩。

4.患者准备

（1）核对　患者姓名。

（2）告知　说明固定的目的、方法、注意事项，取得患者配合，避免再次损伤。

（3）评估　了解影响固定的因素，远端肢体血运情况、生命体征、局部和特殊的变化，如伤口、中枢神经系统的改变。评估心理反应，安慰患者。

（二）实施过程

1.锁骨骨折

（1）快速检测患者的呼吸、心率、脉搏、意识等生命体征。

（2）了解有无伤口及肢体有无畸形。

（3）协助患者取坐位，挺胸，双手叉腰，保持肩部外展。

（4）用毛巾或敷料垫于两腋下。

（5）将三角巾折叠成带状，两端分别绕两肩呈"8"字形（图8-19）。

（6）拉紧三角巾的两头在背后打结。

（7）观察患肢感觉、运动及末梢血液循环。

如仅一侧锁骨骨折，用三角巾把患侧手臂悬兜在胸前，限制上肢活动即可。

2.肱骨骨折

（1）快速检测患者的呼吸、心率、脉搏、意识等生命体征。

（2）了解患肢伤口及肢体有无畸形。

（3）协助患者将肘关节屈曲90°，使前臂呈中立位，嘱清醒患者用健侧肢体扶托前臂。

（4）上臂外侧垫棉垫。

（5）取长、短两块夹板，长夹板放于上臂的后外侧，短夹板置于前内侧。

（6）用三条带子（或绷带）固定，先固定中间，再等距离固定两端。

（7）观察患肢感觉、运动及末梢血液循环。

（8）用三角巾（前臂悬吊带）将上肢悬吊，固定于胸前。

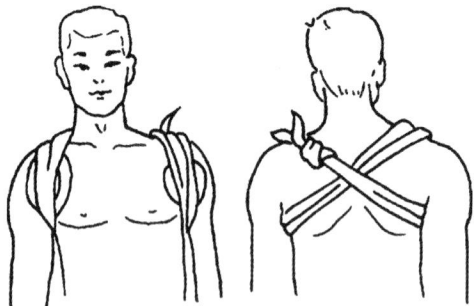

图 8-19 锁骨骨折固定法   图 8-20 肱骨骨折固定法

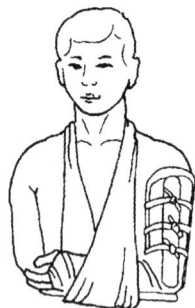

3. 前臂骨折

（1）快速检测患者的呼吸、心率、脉搏、意识等生命体征。

（2）了解患肢有无伤口及肢体有无畸形。

（3）将受伤手臂放于平处或嘱清醒患者用健侧肢体扶托。

（4）协助患者屈肘90°，拇指向上。

（5）取两块合适的夹板，其长度分别为肘关节内、外侧至指尖的长度。

（6）将夹板分别置于前臂的内、外侧。

（7）用三条带子固定上、下端和手掌部。

（8）观察患肢感觉、运动及末梢血液循环。

（9）用三角巾（前臂悬吊带）将前臂悬吊于胸前，呈功能位。

4. 大腿骨折

（1）快速检测患者的呼吸、心率、脉搏、意识等生命体征。

（2）了解患肢有无伤口及肢体有无畸形。

（3）取一长夹板放在伤侧的外侧，长度自足跟至腰部或腋窝；另一夹板置于伤腿内侧，长度自足跟至大腿根部。

（4）用绷带或三角巾分段将夹板固定（图8-21）。

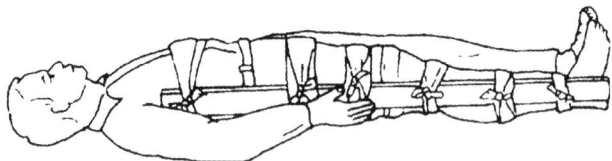

图 8-21 大腿骨折固定法

5. 小腿骨折

（1）快速检测患者的呼吸、心率、脉搏、意识等生命体征。

（2）了解患肢有无伤口及肢体有无畸形。

（3）取长短相等的夹板（从足跟至大腿中段）两块。

（4）分别放在伤腿的内、外侧。

（5）在膝关节、踝关节处垫棉垫。

（6）用绷带分段固定。

（7）将两下肢并拢上下固定，并在脚部用"8"字形绷带固定，保持踝关节功能位。

（8）观察患肢感觉、运动及末梢血液循环。

注：若紧急情况下无夹板时，可借助伤员健肢，将其与伤肢分段绷扎固定。注意在关节和两小腿之间的空隙处垫以纱布或其他软织物，以防包扎后骨折部位弯曲。

6.脊柱骨折

（1）快速检测患者的呼吸、心率、脉搏、意识等生命体征。

（2）了解受伤脊柱有无伤口及有无畸形。

（3）疑有脊柱损伤者，均不可任意搬动，应立即予以制止（图8-22）。

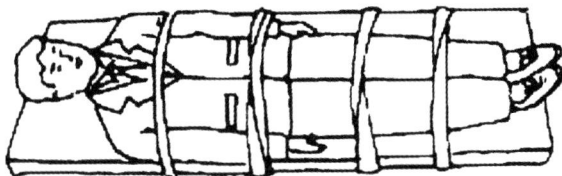

图8-22　胸椎、腰椎骨折固定法

（4）如怀疑有颈椎损伤者，急救者应先稳定自己，用"五形拳"的方法徒手固定后再用颈托固定伤者，避免加重颈椎损伤。

将处理患者的伤情如包扎情况、生命体征、特殊情况等记录在急救护理程序单上并签名。

（三）操作后沟通

（1）告知患者损伤部位固定的情况。

（2）告知患者注意休息，多饮水，伤肢制动，避免情绪激动而导致伤口再次损伤。

（3）告知患者如有不适（出血、疼痛）应立即告诉急救人员。

（4）向患者表示感谢，谢谢配合。

【注意事项】

（1）置患者于适当位置，就地施救。

（2）夹板与皮肤、关节、骨突出部位间加衬垫，固定时操作要轻。

（3）先固定骨折的部位上端（近心端），再固定下端（远心端），绑带不要系在骨折处。

（4）前臂、小腿部位的骨折，尽可能在损伤部位的两侧放置夹板固定，以防止肢体旋转及骨折断端相互接触。

（5）固定后，上肢为屈肘位，下肢呈伸直位。

（6）应露出指（趾）端，便于检查末梢血液循环。

【考核标准】

骨折现场急救外固定术考核评分标准

姓名：　　　　　总分：

操作流程	内 容	分值	扣分细则	扣分
操作前准备（12分）	1.环境准备：环境清洁、光照情况良好，温度适宜	2	未评估扣2分	
	2.用物准备：无菌纱布、棉垫、三角巾、夹板、绷带	4	缺一项扣1分	
	3.护士准备：着装整洁规范，仪表端庄大方，规范洗手，戴口罩	2	不规范扣1~2分	
	4.患者准备 （1）核对患者 （2）评估患者 （3）告知外固定的目的及方法，取得患者合作	4	缺一项扣1分	
操作过程（64分）	1.携用物至床旁，核对患者。快速检测患者的呼吸、心率、脉搏、意识等生命体征（口述）	5	缺一项扣1分	
	2.检查患肢，了解有无伤口及肢体有无畸形	2	未评估扣2分	
	3.锁骨骨折 （1）协助患者取坐位，挺胸，双手叉腰，保持肩部外展 （2）用毛巾或敷料垫于两腋下 （3）将三角巾折叠成带状，两端分别绕两肩呈"8"字形 （4）拉紧三角巾的两头在背后打结 （5）观察患肢感觉、运动及末梢血液循环 （6）用三角巾把患侧手臂悬兜在胸前	9	酌情扣分	
	4.上臂骨折 （1）协助患者将肘关节屈曲90°，使前臂呈中立位，嘱清醒患者用健侧肢体扶托前臂 （2）上臂外侧垫棉垫 （3）取长、短两块夹板，长夹板放于上臂后外侧，短夹板置于前内侧 （4）用三条带子（或绷带）固定，先固定中间，再等距离固定两端 （5）观察患肢感觉、运动及末梢血液循环 （6）用三角巾（前臂悬吊带）将上肢悬吊，固定于胸前	9	酌情扣分	
	5.前臂骨折 （1）将受伤手臂放于平处或嘱清醒患者用健侧肢体扶托 （2）协助患者屈肘90°，拇指向上 （3）取两块合适的夹板，其长度分别为肘关节内、外侧至指尖的长度 （4）将夹板分别置于前臂的内、外侧 （5）用三条带子固定上、下端和手掌部 （6）观察患肢感觉、运动及末梢血液循环 （7）用三角巾（前臂悬吊带）将前臂悬吊于胸前，呈功能位	9	酌情扣分	
	6.大腿骨折 （1）取一长夹板放在伤侧的外侧，长度自足跟至腰部或腋窝；另一夹板置于伤腿内侧，长度自足跟至大腿根部 （2）用绷带或三角巾分段将夹板固定	9	酌情扣分	

续表

操作流程	内 容	分值	扣分细则	扣分
实施过程（64分）	7.小腿骨折 （1）取长短相等的夹板（从足跟至大腿中段）两块 （2）分别放在伤腿的内、外侧 （3）在膝关节、踝关节处垫棉垫 （4）用绷带分段固定 （5）将两下肢并拢上下固定，并在脚部用"8"字形绷带固定，保持踝关节功能位 （6）观察患肢感觉、运动及末梢血液循环 注：若紧急情况下无夹板时，可借助伤员健肢，将其与伤肢分段绷扎固定。注意在关节和两小腿之间的空隙处垫以纱布或其他软织物，以防包扎后骨折部位弯曲	9	酌情扣分	
	8.脊柱骨折 （1）患者仰卧于硬板上，头颈部呈中立位，在头的两侧各垫沙袋、枕头或衣服卷，疑有脊柱损伤者，均不可任意搬动，应立即予以制止 （2）如怀疑有颈椎损伤者，急救者应先稳定自己，用"五形拳"的方法徒手固定后再用颈托固定伤者，避免加重颈椎损伤	9	酌情扣分	
	9.整理用物，洗手记录	3	缺一项扣1分	
注意事项（6分）	置患者于适当位置，就地施救。夹板与皮肤、关节、骨突出部位之间加衬垫，固定时操作要轻。先固定骨折的上端（近心端），再固定下端（远心端），绑带不要系在骨折处。前臂、小腿部位的骨折，尽可能在损伤部位的两侧放置夹板固定，以防止肢体旋转及骨折断端相互接触。固定后，上肢为屈肘位，下肢呈伸直位。应露出指（趾）端，便于检查末梢血液循环	6	缺一项扣1分	
操作后沟通（8分）	1.告知患者损伤部位固定的情况 2.告知患者注意休息，多饮水，伤肢制动，避免情绪激动而导致伤口再次损伤 3.告知患者如有不适（出血、疼痛）应立即告诉急救人员 4.向患者表示感谢，谢谢配合	8	缺一项扣2分	
综合评价（10分）	1.操作程序流畅、熟练	2	每颠倒一处扣1分	
	2.用物齐全，符合要求	2	酌情扣分	
	3.关心、体贴患者，态度亲切，评估沟通到位	2	酌情扣分	
	4.操作时间：8分钟	4	每超时1分钟扣2分	
合计		100		

（叶 健）

任务四 创伤患者搬运技术

【目的】

将患者及时、安全、迅速地转移至安全地带或运送到医院进行下一步的治疗。

【适用范围】

创伤后行动障碍的患者。

【操作流程】

（一）操作前准备

1.环境准备 环境符合要求，便于操作。

2.用物准备 担架（四轮担架、帆布担架、铲式担架、板式担架，也可用替代品如绳索、被服等制成结实的担架）。

3.护士准备 着装整洁、精神饱满、穿平底鞋。

4.患者准备

（1）核对 患者姓名。

（2）告知 说明搬运目的、方法、注意事项，取得患者配合，避免再次损伤。

（3）评估

1）了解患者生命体征，神志和受伤部位，重点检查伤员的头部、脊柱、胸部有无外伤，特别是颈椎是否受到损伤。

2）了解患者有无骨折、体重、肢体的活动情况，选择合适的搬运方法。

3）了解患者心理反应，安慰患者。

（二）操作过程

1.担架搬运法 适用于路途较长、病情较重的患者。

（1）由3~4人合成一组，按正确的搬运方法将患者移上担架并做好固定，患者头部在后，脚在前，抬担架的人脚步、行动要一致。

（2）向低处抬时（下楼），前面的人要抬高，后面的人要放低，使患者保持在水平状态，上台阶时则相反，走在担架后面的人要注意观察患者情况。

2.徒手搬运法 适用于病情轻、路途近又找不到担架的情况。

（1）单人搬运法

1）扶持法：适用于伤势较轻、意识清醒的患者。救护者站在患者一侧，用外侧的手牵住患者的手或手腕，另一手伸过患者背部扶持其腰，使其身体略靠着救护者，扶持行走。

2）抱持法：患者如能站立，救护者站于患者一侧，一手从患者腋下绕过其肩背，环抱身体，另一手臂紧抱患者双腿腘窝处，将其抱起，患者若有知觉，可让其一手抱住救护者的颈部。适用于体重较轻者。

3）背负法：救护者站在患者前面，呈同一方向，微弯背部，将病员背起，胸部创伤患者不宜采用。如患者卧于地上，不能站立时，则救护人员可躺在患者一侧，一手紧握伤员肩，另一手抱其腿，用力翻身，使其负于救护者背上，而后慢慢站起。适用于清醒，但不能行走、体重较轻者。

4）爬行法：将患者的双手捆绑于胸前，搬运者面向伤员，骑跨于伤员身体两侧，屈双膝跪下，身体前弯将患者双手置于颈背部，提起患者头、肩、臂少许，爬行向前。适用于狭小空间及浓烟密布的火灾现场。

（2）双人搬运法

1）椅托法：甲、乙两个救护者在患者两侧对立。甲以右膝，乙以左膝跪地，各以一手伸入患者大腿下方而相互"十"字交叉紧握，另一手彼此交替支持患者背部。此法可适用于神志不清、无法合作者（图8-23）。

2）轿式法：救护者右手紧握自己的左手手腕，左手紧握另一救护者的右手手腕，以形成"口"字形。使患者坐上，并伸开双臂搂住搬运者的颈部，即可行走。此法用于神志清醒者（图8-24）。

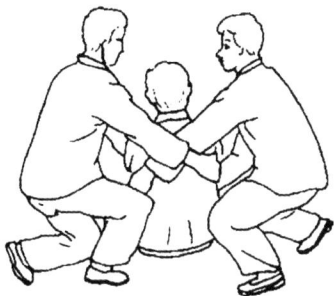

图8-23 椅托法

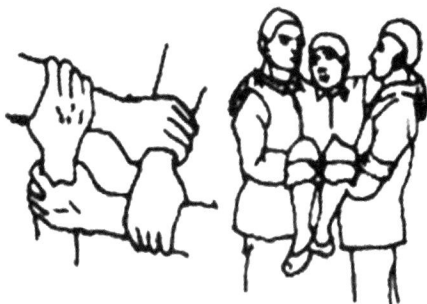

图8-24 轿式法

3）拉车式：甲救护者站在患者头端，两手从患者腋下抬起，将其头背抱在自己怀内，乙救护者蹲在患者两腿中间，同时用两手夹住患者的两腿，面向前，然后步调一致慢慢将患者抬起。此方法不适用于脊柱、脊髓损伤者（图8-25）。

4）平抬或平抱搬运法：两搬运者并排将患者抱起（个子高者站在头侧），或一前一后、一左一右将伤员平抬起。此方法不适用于脊柱、脊髓损伤者。

（3）多人搬运法

1）三人搬运：甲救护者托住患者肩胛部，乙救护者托住患者臀部和腰部，丙救护者托住患者两下肢，三人同时把患者轻轻抬放到硬板担架上。此法常用于疑有胸、腰椎骨折的患者。

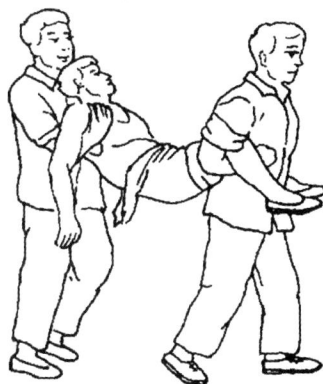

图8-25 拉车式

2）六人搬运：可每组3人，两组人员面对面站立。2人专管头部的牵引固定，使头部始终保持与躯干成直线的位置。另2人托住患者臂背，还有2人托住患者双下肢，然后齐步一致地朝患者头侧方向前进。该法常用于有脊椎受伤而救护者众多的患者。

3.特殊患者搬运方法

（1）腹部内脏脱出的伤员 伤员双腿屈曲，腹肌放松，防止内脏继续脱出。

脱出的内脏严禁送回腹腔，防止加重感染。可用大小适当的碗扣住内脏或取伤员的腰带做成略大于脱出内脏的环，围住脱出的脏器，然后用三角巾包扎固定。

包扎后取仰卧位，屈曲下肢，并注意腹部保暖，防止肠管过度胀气（图8-26）。

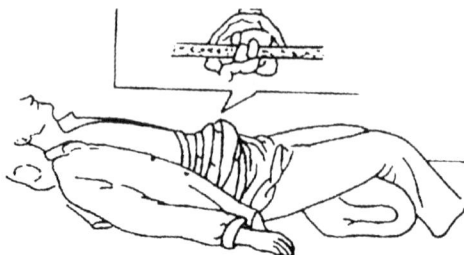

图 8-26 腹部内脏脱出患者的搬运

（2）昏迷伤员 使患者侧卧或俯卧于担架上，头偏向一侧，以利于呼吸道分泌物引流（图8-27）。

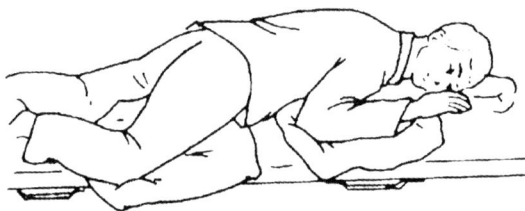

图 8-27 昏迷伤员的搬运

（3）骨盆损伤伤员 将骨盆用三角巾或大块包扎材料做环行包扎。运送时让伤员仰卧于门板或硬质担架上，膝微曲，下部加垫（图8-28）。

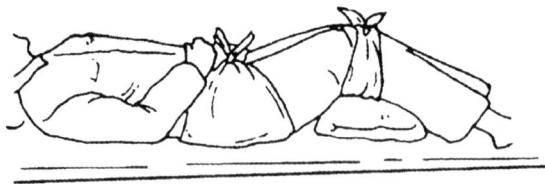

图 8-28 骨盆损伤伤员的搬运

（4）脊柱、脊髓损伤的伤员 搬运时，应严防颈部和躯干前屈或扭转，应使脊柱保持伸直。搬运时，应顺应患者脊柱或躯干轴线，滚动移至硬担架上，一般为仰卧位，有脊柱板或板式担架更为理想。如为徒手搬运，颈椎伤的患者应由3~4人一起搬运，一人固定头颈部，保证头颈躯干成直线，另2~3人对躯干进行搬运（图8-29）。

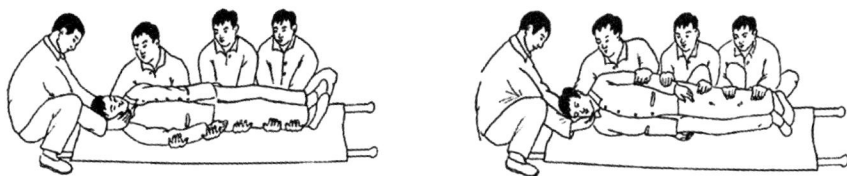

图 8-29　脊柱损伤伤员的搬运

（5）颈椎损伤患者　使用徒手头部固定方法，使患者的头、颈、躯干保持在同一直线的位置。搬运者转运患者时应协调一致。

（6）身体带有刺入物患者　先包扎好伤口，固定好刺入物方可搬运，避免挤压、碰撞。刺入物外露部分较长时，专人负责保护刺入物，途中严禁震动，以防刺入物脱出或深入。

（7）颅脑损伤患者　搬运时，给予半卧位或侧卧位以保证呼吸道通畅；脑组织暴露者，妥善保护好脑组织，并用衣物、枕头等软物将伤员头部垫好，以减轻震动。

（三）操作后沟通

（1）告知患者伤情处理的结果。

（2）告知患者注意休息，多饮水，伤肢制动，避免情绪激动、剧烈运动。

（3）告知患者如有不适（出血、疼痛）应立即告诉急救人员。

（4）向患者表示感谢，谢谢配合。

【注意事项】

（1）搬运患者前首先应检查头、颈、胸、腹和四肢是否有损伤，如果有损伤，应先做急救处理；对骨折、脱位、大出血的患者，应先固定、止血，后搬运。

（2）根据患者病情选择正确的搬运方法，防止患者进一步损伤。

（3）用担架搬运时，应妥善固定好患者，搬运者注意步调协调一致。一般头略高于脚，行进时伤者脚在前，头在后。

（4）做好途中护理，密切观察患者的生命体征及病情变化，保持各管道的通畅。病情较重的患者，转运过程中应补液，注意保持静脉管路的通畅，防止管道滑脱。

（5）用汽车、大车运送时，床位要固定，防止起动、刹车时晃动使伤者再度受伤。

（6）尽量减少严重创伤患者不必要的搬动，避免二次损伤。

【考核标准】

创伤患者搬运（担架搬运法）技术操作考核评分标准

姓名：　　　　　总分：

操作流程	内容	分值	扣分细则	扣分
操作前准备（10分）	1.用物准备：担架1副，棉被或毛毯各1条，帆布中单1条，必要时备木板	5	一项不规范扣1分	
	2.护士准备：着装规范、洗手	5	一项不符合要求扣1分	

续表

操作流程	内容	分值	扣分细则	扣分
操作过程 （80分）	（举手示意计时开始） 1.核对、解释：向患者说明情况，取得配合	5	缺一项扣2分	
	2.评估：患者体重、躯体活动能力、病损部位，是否合并有骨折、外伤、出血等情况；意识状态、合作能力；担架性能是否良好；地面是否干燥、平坦以及温度	10	缺一项扣1分	
	3.评估环境，移开障碍物	4	未评估扣2分；未移开障碍物扣2分	
	4.根据气温情况将棉被或毛毯平铺于平车上，整理衣物，妥善处理患者肢体	5	一项未做扣2分	
	5.将准备好的担架平放于伤员旁合适位置	3	位置不当扣1分	
	6.甲、乙、丙三人站于患者同侧，将患者双手置于胸腹前	3	三人未站于一侧水平位扣3分	
	7.甲一手托头、颈、肩，另一手置其胸、背部；乙一手托住患者腰部，另一手托住臀部；丙一手托腘窝处，另一手托小腿	20	一人操作手法不正确扣3分；一人托起位置不正确扣3分	
	8.中间一人喊口令，三人同时托起患者使其身体向护士倾斜，同时移向担架，轻放于担架上	5	步骤不一致扣3分	
	9.根据病情需要协助取合适卧位，系上安全带，防止患者坠落 （举手示意操作完毕）	5	未系安全带扣5分；固定不全扣2分	
	10.相关知识 （1）遵循省力原则，动作协调一致，避免拉、拽（4分） （2）正确评估患者伤情，颈椎损伤者需固定颈部，脊柱或脊髓损伤者需使用硬板担架，搬运过程中保持头颈躯干位于一直线，避免扭曲（4分） （3）搬运时速度适宜，保证患者安全、舒适，患者头侧抢救人员及时关注患者病情（4分） （4）搬运时，患者足部向前，头部向后，上楼梯时头部向前，足部向后（4分） （5）上、下坡时，将患者头部保持在高位一端，使患者保持水平状态，以免引起不适（4分）	20	一项不符要求扣2分	
综合评价 （10分）	1.护患沟通有效，患者能够配合	4	一项不符要求扣2分	
	2.护士动作规范，配合协调，节力原则运用	4	不符要求不得分	
	3.搬运过程顺利、安全，无不适和意外发生	2	不符要求不得分	
合计		100		

（周　娜）

项目九

肌肉骨骼系统和结缔组织疾病常用护理技术

任务一 关节功能锻炼护理

【目的】

维持肌张力及关节的活动度，预防关节僵硬、粘连、挛缩，恢复关节功能，恢复患者的日常生活自理能力。

【适用范围】

1.类风湿关节炎患者。

2.骨关节炎患者。

【操作流程】

（一）操作前准备

1.环境准备 环境整洁，安静，光线、温度适宜，必要时屏风遮挡。

2.护士准备 着装规范、七步洗手法洗手、戴无菌口罩。

3.患者准备

（1）核对 床号、姓名。

（2）告知 说明关节功能锻炼的目的、方法、配合要点及注意事项。

（3）评估 了解患者的年龄，病情（包括病情活动度、关节疼痛评分、关节活动度、肌力情况），生活自理能力及配合能力等。

（二）操作过程

1.急性期

（1）卧床休息，宜睡有褥垫的硬板床，枕头不宜过高，被褥宜松软，使关节处于最佳功能位，如：双手握小卷轴，保持指关节功能位；肩两侧顶枕头，保持肩关节外展位；髋关节两侧放靠垫，预防髋关节外旋；膝关节下放一平枕，保持膝关节功能位；足下放足板，防止足下垂。

（2）膝、腕、指、趾关节不容易维持功能位，可借助夹板固定，尤其是在夜间休息时，肌肉处于松弛状态，容易加重畸形。每晚临床前绑上夹板，晨起先卸掉夹板，在床上适当活动，再把夹板绑上，每天放开3~4次，让关节适当活动。

（3）为了防止髋、膝关节畸形，不可向一侧侧卧，宜采取平卧、仰卧、侧卧、俯卧交替进行，每天练习俯卧位2~3次，每次20~30分钟。

（4）进行每个关节各方向的被动运动及按摩等，维持关节的活动度，预防关节僵硬与肢体挛缩。如按摩时可将一手平放在受累关节处轻轻按摩，逐渐增加力量，待局部肌肉松弛后，用手慢慢牵拉肢体，使之伸屈至正常位置。

2.缓解期

（1）姿势护理指导　注意坐姿，避免跪坐、盘腿坐，座椅高矮要适宜，使两脚能平置于地面，坐时尽量靠紧椅背。站立时双眼平视，下颌回收避免颈部前屈，肩部放松，避免弯腰和驼背。

（2）日常生活训练　日常生活包括床上起身、坐位、立位、步行、穿脱衣服、进食、整理仪容、排便等。要给患者充分的时间，并创造练习机会，训练中强调各种动作完成是第一位，缩短时间是第二位，多鼓励，少辅助，避免产生依赖心理。

（3）做关节体操

1）肩关节：手掌拍对侧肩峰，左右交替交换拍肩膀，每侧拍30次。

2）肘关节：手掌向上，双臂向前平伸，迅速握拳和曲紧肘部，使拳过肩，再迅速伸肘，然后两臂向两侧平伸，握拳和曲肘同前。

3）腕关节：双手十指交叉握拢摇腕，按顺时针、逆时针方向摇动双腕，每个方向各20次。

4）指关节：双手平伸，十指展开，然后屈指握好拳头，重复30次。

5）膝髋关节：下蹲，身体直立，两脚稍分开，两上肢伸直，双手抓住栏杆，下蹲20次。

6）踝关节：身体直立，一脚足跟抬起5~10cm，上下颠倒及摇动踝关节15次，换另一只脚，重复15次。

（4）畸形关节矫正训练　根据关节畸形的表现，按照各种关节操进行训练，并可以采取器械辅助运动加强因畸形而降低的肌力，改善韧带的牵拉，使躯体肌力恢复平衡，动作协调。

将关节功能锻炼的方法、时间及效果进行记录。

（三）操作后沟通

（1）告知患者关节功能锻炼的重要性、训练的内容及时间的长短。

（2）鼓励患者树立信心，循序渐进，坚持锻炼。

（3）家属应关心鼓励患者，给予其精神及生活照顾，但要避免养成患者依赖心理。督促患者坚持锻炼，增强自理能力。

【注意事项】

（1）如在运动后，关节肿胀、僵硬、疼痛加重持续在2小时以上，次日清晨仍不消失并出现疲乏、无力等表现，则考虑锻炼过度或方式不对，即应运动减量或改进方法。

（2）缓解期关节功能锻炼不要连续进行1小时以上，中间应进行简单的休息，各种运动应量力而行，循序渐进，不可操之过急。

【考核标准】

关节功能锻炼护理操作考核评分标准

姓名：　　　　总分：

操作流程	内容	分值	扣分细则	扣分
操作前准备（17分）	1.环境准备：环境清洁、光照情况良好（口述）	2	未评估环境扣2分	
	2.用物准备：硬板床，枕头数个，夹板，卷轴等辅助用具	4	缺一项扣1分	
	3.护士准备：着装整洁规范，仪表端庄大方，规范洗手	2	着装、洗手不规范各扣1分	
	4.患者准备 （1）核对患者 （2）评估患者年龄，病情（病情活动度、关节疼痛评分、关节活动度、肌力情况）生活自理情况等（口述） （3）告知：关节功能锻炼的目的、方法、配合要点及注意事项	9	未核对患者姓名及床号扣2分；未评估患者病情（病情活动度、关节疼痛评分、关节活动度、肌力情况）生活自理情况，缺一项扣1分，最多扣5分（口述）；未告知目的、方法、注意事项各扣1分，一共2分	
急性期关节功能锻炼（24分）	1.关节炎急性期关节需休息制动，硬板床，枕不能过高（3分）（口述），指导患者手、肩、髋、膝、足等关节保持功能位（5分）（需口述各关节功能位如何摆放）	8	床及枕头等要求缺一项扣1分，最多扣3分；口述手、肩、髋、膝、足等关节保持功能位摆放，缺一项扣1分，最多扣5分	
	2.有关节挛缩、无法保持功能位患者，护士应给予夹板固定（3分），每日需放开夹板3~4次，每次30分钟以上（5分）（口述）	8	未口述有关节挛缩应予以夹板扣3分；未口述夹板需每日放开3~4次及相应时间各扣2分	
	3.关节的被动运动及按摩，在关节处轻轻按摩，逐渐增加力量，待局部肌肉松弛后，缓慢牵拉关节，使之伸屈到正常位置	8	按摩手法不正确扣4分；肌肉稍松弛后，未牵拉关节至正常位置扣4分	
缓解期关节功能锻炼（30分）	1.患者姿势的指导：注意坐姿及站姿，避免跪坐、盘腿坐，坐时紧靠椅背，站立时需双眼平视，肩部放松，以免加重关节损害及畸形（口述）	10	未口述坐位及站立姿势各扣5分	
	2.日常生活指导：包括日常生活起床、站立、坐姿、进食、上厕所等，强调完成动作为第一，缩短时间为第二（口述）	8	未口述日常生活指导及重点强调内容各扣4分	
	3.关节操指导：包括各关节运动、运动时间及次数（口述）	12	未口述指、腕、肘、肩、髋、踝关节操，缺一项扣2分	
操作后护理（10分）	核对医嘱、患者姓名、床号（3分）；记录包括每次关节功能锻炼的类型及时间、患者的反应及评价等（3分）；清理还原用物（3分），洗手（1分）	10	未核对扣3分；记录缺一项扣1分，共3分；未清理扣3分；未洗手扣1分	

续表

操作流程	内容	分值	扣分细则	扣分
操作后沟通（9分）	1.告知患者及家属关节功能锻炼的重要性、训练的内容及时间的长短（口述） 2.注意事项：缓解期关节功能锻炼不要连续进行1小时以上，中间应适当休息。循序渐进，如关节运动后出现疼痛肿胀加重，次日清晨仍不消失，则考虑减少运动量或改进运动方式（口述） 3.家属应鼓励关心患者，督促患者坚持锻炼，避免养成依赖心理（口述）	9	未告知患者重要性、训练的时间及内容，缺一项扣3分；未告知患者注意事项，缺一项扣3分；未告知家属辅助锻炼扣3分	
综合评价（10分）	1.操作程序熟练、流畅	4	每颠倒一处扣1分	
	2.关心、体贴患者，态度亲切	3	关心、体贴不够，态度不亲切扣1~2分	
	3.操作时间：20分钟	3	每超时2分钟扣1分	
合计		100		

（郑海艳）

任务二　石膏绷带固定护理技术

石膏绷带固定护理技术是将无水硫酸钙（熟石灰）的细粉末撒在特制的稀孔绷带上，吸水结晶后硬结成型，以达到维持固定、保持患肢特殊体位的技术方法。

【目的】

（1）维持固定，保持患肢的特殊体位。
（2）保护患部，减轻或消除患部的负重。
（3）封闭伤口，做患部的牵引或伸展。
（4）矫正肢体畸形。

【适用范围】

（1）骨折固定。
（2）畸形矫正术后矫形位置的维持和固定。
（3）周围的神经、血管、肌腱断裂或损伤，手术修复后的制动。
（4）急慢性骨、关节炎症的局部制动。
（5）关节损伤和关节脱位复位后的固定。

【操作流程】

（一）操作前准备

1.环境准备　关闭门窗，调节室温，必要时屏风遮挡。
2.用物准备　石膏绷带、温水、衬垫物（棉纸、棉垫、袜套）、石膏刀、剪刀、防水布、卷尺和红蓝色记号笔等。

3.护士准备 着装规范、七步洗手法洗手、戴无菌口罩、戴手套。

4.患者准备

（1）核对 床号、姓名。

（2）告知 说明石膏固定的目的、方法、配合要点及注意事项，指导患者取舒适体位。

（3）评估 了解环境是否安全、安静；骨折肢体是否复位，有无开放性伤口、肿胀程度及局部血运情况。

5.皮肤准备 用肥皂及清水清洁需石膏固定处皮肤并擦干；有伤口者更换敷料。

（二）操作过程

（1）根据病情协助患者取平卧位或坐位，协助暴露患部，检查并清洁皮肤（有伤口者做好清创或换药）。

（2）协助医生给予患肢摆放体位。

（3）在肢体上包裹1~2层棉纸或套上纱套。

（4）协助医生浸泡石膏或制作石膏条。

（5）协助医生从患肢近端向远端包裹石膏绷带（图9-1）。

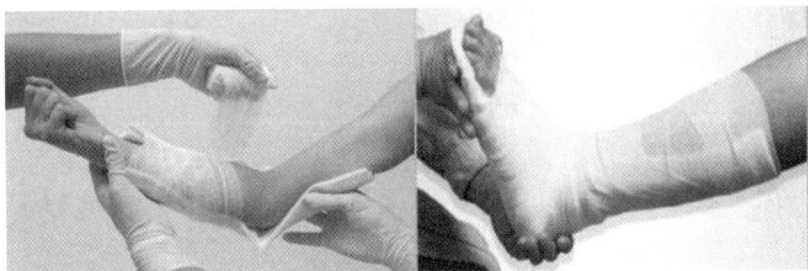

图9-1 石膏固定

（6）协助医生行石膏塑型、修剪、开窗及包边，露出手指（足趾）。

（7）检查石膏松紧度，观察患肢远端感觉、运动及血液循环。

（8）用外固定带（三角巾）托起或体位垫抬高患肢高于心脏水平，悬空足跟，以防受压。

（9）标注石膏固定的日期。

（三）操作后沟通

（1）告知患者石膏固定的时间。

（2）石膏未干前不要盖棉被，也尽量不要搬动，以免变形。石膏干后不要再使其受潮。

（3）指导患者在患肢下垫软枕，抬高患肢，预防和减轻水肿。

（4）随时注意肢体的感觉、活动，凡肢端皮肤发青、发绀、发冷、肿胀、麻木、不能活动等，应及时就诊，不能私自松紧和拆除石膏。

（5）告知患者回家休养时，尤其是伤后第1周，如有不适，应及时就诊。

（6）告知患者应及早进行功能锻炼，并且遵循由轻到重、由少到多、循序渐进的原则，以防止出现肌肉萎缩、关节僵硬等并发症。

（7）告知患者石膏固定后复查时间：一般为1、3、7天及固定后1~2个月。

（8）向患者表示感谢。

【注意事项】

（1）巡视病房，密切观察患肢远端感觉、运动、血液循环及有无压力性损伤、石膏综合征等并发症的发生。

（2）石膏未干前不要盖棉被，可用支架被或电吹风促进石膏快干。

（3）石膏未干前尽量不要搬动，以免变形。

（4）保持石膏清洁，防止石膏断裂。

（5）修整石膏边缘，使其整齐、光滑，保证患者舒适，避免卡压和摩擦肢体。

【考核标准】

石膏绷带固定护理技术操作考核评分标准

姓名：　　　　总分：

操作流程	内容	分值	扣分细则	扣分
操作前准备（16分）	1.环境准备：关闭门窗，调节室温，必要时屏风遮挡	2	未评估扣2分	
	2.用物准备：石膏绷带、温水、村垫物（棉纸、棉垫、袜套）、石膏刀、剪刀、防水布、红蓝色记号笔等	4	缺一项扣1分	
	3.护士准备：着装整洁规范，仪表端庄大方，规范洗手，戴手套	2	不规范各扣1分	
	4.患者准备 （1）核对患者 （2）评估患者 （3）告知石膏固定的目的及方法，取得患者合作	8	缺一项扣2分	
操作过程（54分）	1.携用物至床旁，核对患者，根据病情协助患者取平卧位或坐位	5	酌情扣分	
	2.将患肢摆放为功能位	4	未摆功能位扣4分	
	3.做好遮挡防护，注意保暖，保护患者隐私（口述），清洁皮肤，检查伤口	5	缺一项扣1分	
	4.协助医生浸泡石膏	3	酌情扣分	
	5.协助医生给予患肢包裹石膏绷带	4	酌情扣分	
	6.协助医生行石膏塑型及修削，露出手指（足趾）	5	酌情扣分	
	7.检查石膏松紧度，观察患肢远端感觉、运动及血液循环	10	酌情扣分	
	8.用外固定带（三角巾）托起或体位垫抬高患肢高于心脏水平，悬空足跟，以防受压	8	酌情扣分	
	9.标注石膏固定时间	4	未标注扣4分	

续表

操作流程	内容	分值	扣分细则	扣分
操作过程 （54分）	10.整理用物，洗手	6	未整理洗手各扣3分	
注意事项 （10分）	巡视病房，密切观察患肢远端感觉、运动、血液循环及有无压力性损伤、石膏综合征等并发症的发生。石膏未干前不要盖棉被，可使用支架被或用电吹风促进石膏快干。石膏未干前尽量不要搬动，以免变形。保持石膏清洁，防止石膏断裂。修整石膏边缘，使其整齐、光滑，保证患者舒适，避免卡压和摩擦肢体（口述）	10	缺一项扣2分	
操作后沟通 （10分）	1.告知患者石膏固定的时间 2.石膏未干前不要盖棉被，也尽量不要搬动，以免变形。石膏干后不要再使其受潮 3.指导患者在患肢下垫软枕，抬高患肢，预防和减轻水肿 4.随时注意肢体的感觉、活动，凡肢端皮肤发青、发绀、发冷、肿胀、麻木、不能活动等，应及时就诊，不能私自松紧和拆除石膏 5.告知患者回家休养时，尤其是伤后第1周，如有不适，应及时就诊 6.告知患者应及早进行功能锻炼，并且遵循由轻到重、由少到多、循序渐进的原则，以防止出现肌肉萎缩、关节僵硬等并发症 7.告知患者夹板固定后复查时间：一般为1、3、7天及固定后1~2个月 8.向患者表示感谢	10	缺一项扣1分	
综合评价 （10分）	1.操作程序熟练、流畅	2	每颠倒一处扣1分	
	2.用物齐全符合要求	2	酌情扣分	
	3.关心、体贴患者，态度亲切，评估沟通到位	2	关爱欠缺扣1~2分	
	4.操作时间：8分钟	4	每超时1分钟扣2分	
合计		100		

（叶　健）

任务三　小夹板固定护理技术

小夹板固定是利用与肢体外形相适应的器材，把骨折两端或肢体固定在一定位置，使骨折或脱位在愈合过程中保持良好的对位。固定时可用特制夹板，或就地取用木板、木棍、树枝等；若无任何可利用的材料时，上肢骨折可将患肢固定于胸部，下肢骨折可将患肢与健侧肢体捆绑固定。

【目的】

（1）维持固定，保持患肢的特殊体位。

（2）保护患部，减轻或消除患部的负重。

【适用范围】

（1）不完全骨折或稳定性骨折。

（2）四肢闭合性长管状骨骨折。

（3）四肢开放性骨折，创面较小，经处理已愈合者。

（4）用石膏固定的骨折虽已愈合，但是尚不牢固者。

【操作流程】

（一）操作前准备

1. 环境准备 关闭门窗，调节室温，必要时屏风遮挡。

2. 用物准备 根据骨折部位及患者体型情况，选择合适的小夹板、纸压垫、棉垫、绷带及布带、三角巾等。

3. 护士准备 着装规范、七步洗手法洗手、戴无菌口罩。

4. 患者准备

（1）核对 床号、姓名。

（2）告知 说明小夹板固定的目的、方法、配合要点及注意事项，取得患者配合。

（3）评估 了解是否属于四肢长管状骨闭合性骨折，环境是否安静，肢体肿胀程度及患肢远端感觉、运动、血液循环。

（二）操作过程

（1）将患肢摆放为功能位。

（2）做好遮挡防护，注意保暖，清洁皮肤，检查伤口。在患肢上包裹1~2层棉纸或套上纱套。

（3）选择大小合适的纸垫，放置在骨折加压点，用胶布固定。

（4）选择大小合适的夹板，按前、后、内、外侧顺序依次放置夹板并由助手（或患者）扶托稳固。

（5）用布带包扎固定（先捆绑中间，再先远端后近端等距离捆绑，松紧以布带能横向上下移动各1cm为准）。

（6）观察夹板的松紧度，以伸进1~2指为宜。

（7）观察患肢远端感觉、运动及血液循环。

（8）用外固定带（三角巾）托起或体位垫抬高患肢高于心脏水平，清洁暴露的手指（足趾），检查有无骨突受压。

（三）撤除固定

（1）核对医嘱、患者姓名。

（2）松开外固定带及捆绑布带，取下小夹板、压垫及绷带。

（3）清洁患者患肢皮肤，协助患者穿好衣服并取舒适体位，整理床单位。

（4）整理用物，洗手。

（四）操作后沟通

（1）告知患者应及早进行功能锻炼，并且遵循由轻到重、由少到多、循序渐进的原则，以防止出现肌肉萎缩、关节僵硬等并发症。

（2）告知患者回家休养时，尤其是伤后第1周，如有不适，应及时就诊。

（3）告知患者夹板固定时间：一般为上肢6~8周，下肢8~10周。

（4）告知患者夹板固定后复查时间：一般为1、3、7天及固定后1~2个月。

【注意事项】

（1）皮肤有擦伤、水疱者，应先换药或抽空水疱，绷带包扎后再给予固定。

（2）若在复位后3~4周内肢体肿胀明显，夹板内有压力上升的趋势，应每日将布带适当放松，随着肿胀的消退，再每日适当收紧布带，保持能上下移动1cm为宜。

（3）如有下列情况时，禁忌使用小夹板：开放性骨折、皮肤广泛擦伤、患肢极度肿胀、患肢远端已有血液循环障碍危象、骨折部位有神经损伤症状、患肢肥胖者。

（4）患肢固定1~3天内，应密切观察患肢远端感觉、运动及血液循环。

上肢复位固定后应用三角巾托起，悬吊于胸前；下肢固定后在搬运时，给予充分承托，保持局部不动，搬动患者应注意患肢位置，防止骨折端移位。

【考核标准】

夹板固定护理技术操作考核评分标准

姓名： 总分：

操作流程	内容	分值	扣分细则	扣分
操作前准备（16分）	1.环境准备：关闭门窗，调节室温，必要时屏风遮挡	2	未评估扣2分	
	2.用物准备：小夹板、纸压垫、棉垫、绷带及布带、三角巾等	4	缺一项扣1分	
	3.护士准备：着装整洁规范，仪表端庄大方，规范洗手	2	不规范扣2分	
	4.患者准备 （1）核对患者 （2）评估患者 （3）告知小夹板固定的目的及配合要点，取得患者合作	8	缺一项扣2分	
操作过程（62分）	1.携用物至床旁，核对患者，根据病情协助患者取平卧位或半坐卧位	5	未协助体位扣3分	
	2.将患肢摆放为功能位	4	未摆功能位扣4分	
	3.做好遮挡防护，注意保暖，保护患者隐私（口述），清洁皮肤，检查伤口	5	缺一项扣1分	
	4.在患肢上包裹1~2层棉纸或套上纱套	4	酌情扣分	

续表

操作流程	内容	分值	扣分细则	扣分
操作过程（62分）	5.选择大小合适的纸垫，放置在骨折加压点，用胶布固定	6	酌情扣分	
	6.按前、后、内外侧顺序依次放置夹板，并由助手（或患者）扶托稳固	6	酌情扣分	
	7.用布带包扎固定：先捆绑中间，再先远端后近端等距离捆绑，松紧以布带能横向上下移动各1cm为准	12	酌情扣分	
	8.观察夹板的松紧度，以伸进1~2指为宜。观察患肢远端感觉、运动及血液循环	10	酌情扣分	
	9.用外固定带（三角巾）托起或体位垫抬高患肢高于心脏水平，清洁暴露的手指（足趾），检查有无骨突受压	10	酌情扣分	
撤除固定（7分）	1.核对医嘱、患者姓名 2.松开外固定带及捆绑布带，取下小夹板、压垫及棉纸 3.清洁患者患肢皮肤，协助患者穿好衣服并取舒适体位，整理床单位 4.清理还原用物，洗手，记录	7	缺一项扣3分	
操作后沟通（5分）	1.告知患者应及早进行功能锻炼，并且遵循由轻到重、由少到多、循序渐进的原则，以防止出现肌肉萎缩、关节僵硬等并发症 2.告知患者回家休养时，尤其是伤后第1周，如有不适，应及时就诊 3.告知患者夹板固定时间：一般为上肢6~8周，下肢8~10周 4.告知患者夹板固定后复查时间：一般为1、3、7天及固定后1~2个月 5.向患者表示感谢	5	缺一项扣2分	
综合评价（10分）	1.操作程序熟练、流畅	2	每颠倒一处扣1分	
	2.用物齐全，符合要求	2	酌情扣分	
	3.关心、体贴患者，态度亲切，评估沟通到位	2	关爱欠缺扣1~2分	
	4.操作时间：8分钟	4	每超时1分钟扣2分	
合计		100		

（叶　健）

任务四　牵引护理技术

牵引术是利用固定的持续牵引力和对抗牵引力，作用于骨折部位，达到整复和维持复位的治疗方法。牵引按其方式可分为皮肤牵引、骨牵引和兜带牵引。

一、皮肤牵引护理技术

皮肤牵引是将牵引套或胶带包扎于皮肤上，利用肌肉在骨骼上的附着点，使牵引力传递到骨骼，达到复位、固定的目的。

【目的】

（1）使骨折部位得以复位、固定与休息。

（2）减轻患者疼痛。

【适用范围】

（1）小儿或老弱患者四肢骨折。

（2）关节炎症的矫正与固定。

【操作流程】

（一）操作前准备

1.环境准备 关闭门窗，调节室温，必要时屏风遮挡。

2.用物准备 牵引床、皮牵引带（根据肢体的粗细选择）、棉垫、牵引架、牵引绳、牵引砝码、枕头（图9-2）。

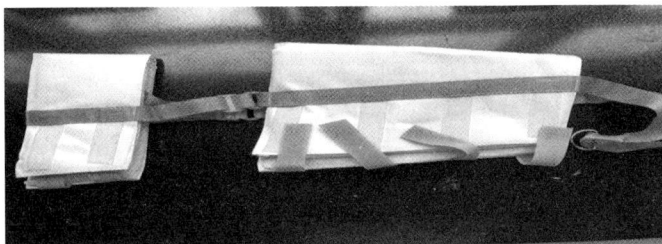

图9-2 皮牵引带

3.护士准备 着装规范、七步洗手法洗手、戴无菌口罩。

4.患者准备

（1）核对 床号、姓名及医嘱。

（2）告知 说明皮肤牵引的目的、方法、配合要点及注意事项，指导患者取舒适体位。

（3）评估 了解患者病情、体重、局部皮肤状况、意识、合作程度、心理状况及患肢远端感觉、运动、血液循环。

清洁皮肤，必要时剔除体毛。

（二）操作过程

（1）摆放体位。患者取平卧位，撤去被子，暴露患肢。

（2）一人用双手牵拉固定患肢，轻轻抬离床面约10cm。

（3）另一人将皮肤牵引带平铺于床上，在皮牵引带上、下两端垫上棉垫，并调节好长度（上至大腿中下段，下至踝关节上1寸），暴露患者膝关节。

（4）轻轻放下患肢，套上皮肤牵引带，系上皮肤牵引带的尼龙搭扣（图9-3）。

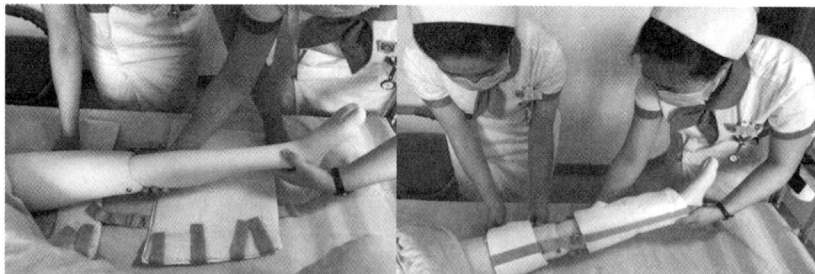

图 9-3 轻放患肢，套皮肤牵引带

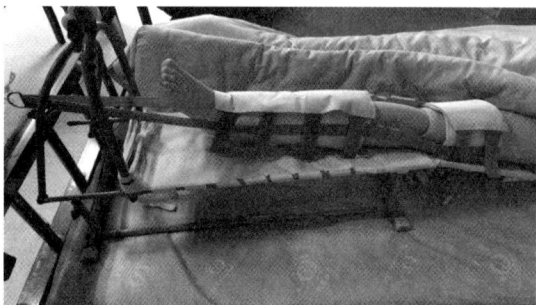

图 9-4 调整后确保牵引有效

（5）安放牵引架。

（6）将患肢置于牵引架上，系好牵引绳，将牵引绳通过滑轮挂好砝码，检查松紧是否合适，足跟处垫软枕。

（7）全面检查牵引情况，包括牵引架的位置、角度、高度及牵引绳有无阻力等，调整牵引绳与牵引肢体的长轴一致，确保牵引符合要求，牵引有效（图9-4）。

（8）整理床单位，患肢保暖。

（9）观察皮牵引位置，患肢远端感觉、运动及血液循环，测量患肢长度并做好护理记录。

（三）撤除牵引

（1）核对医嘱、患者姓名、床号。

（2）取下牵引砝码，松开牵引带及牵引绳。

（3）一人用一手托住患肢，轻轻抬离牵引架约10cm；另一手将牵引架和皮牵引带一起撤离床面。

（4）协助患者穿好衣服并取舒适体位，整理床单位。

（5）分类整理用物，洗手。

（四）操作后沟通

（1）不可随意加减重量（牵引重量一般不超过5kg），不可随意改变体位。

（2）需纵向移动时，必须有专人牵引方可移动患者。

（3）告知患者护士会巡查病房，如需要请及时按铃呼叫。

（4）指导患者功能锻炼，预防肌肉萎缩、关节僵硬、垂足。

（5）向患者表示感谢。

【注意事项】

（1）牵引过程中观察皮肤情况，防止皮肤出现水疱、破溃和压力性损伤。

（2）牵引带应松紧适度，太松易滑脱，太紧妨碍血运，应经常观察牵引肢体循环状况。

（3）保持牵引有效，观察肢体位置是否正确、牵引是否有效，即牵引绳、牵引砝码是否有效地悬吊在滑车上。如有情况及时处理，保证牵引持续有效地进行。

（4）注意患肢保暖，在保暖加盖被时应注意不将盖被压在牵引绳上，以免抵消牵引力。

（5）牵引重量要适度，重量过小会影响畸形的矫正和骨折的复位；重量过大会因过度牵引造成骨折不愈合。

（6）观察牵引肢体远端感觉、运动及血液循环，每日测量患者长度。

【考核标准】

皮肤牵引护理技术操作考核评分标准

姓名：　　　　　总分：

操作流程	内容	分值	扣分细则	扣分
操作前准备（16分）	1.环境准备：关闭门窗，调节室温，必要时屏风遮挡	2	未评估环境扣2分	
	2.用物准备：牵引床、皮肤牵引带、牵引绳、砝码、枕头、棉垫、牵引架	4	缺一项扣0.5分	
	3.护士准备：着装整洁规范，仪表端庄大方，规范洗手	2	不规范扣2分	
	4.患者准备 （1）核对患者 （2）评估患者 （3）告知皮肤牵引的目的及方法，取得患者合作	8	缺一项扣2分	
操作过程（60分）	1.携用物至床旁（1分），核对患者（3分），根据病情协助患者取平卧位（1分）	5	酌情扣分	
	2.撤去被子，暴露患肢（1分），肢体外展中立位（3分）	4	酌情扣分	
	3.做好遮挡防护（1分），注意保暖（1分），保护患者隐私（1分）（口述），一人用双手牵拉固定患肢，轻轻抬离床面约10cm（3分）	6	缺一项扣2分	
	4.另一人将皮肤牵引带平铺于床上（1分），在皮牵引带上、下两端垫上棉垫（3分），并调节好长度（上至大腿中下段，下肢踝关节上1寸）（3分），暴露患者膝关节，系上尼龙搭扣（3分）	10	酌情扣分	
	5.安放牵引架	2	未安放扣2分	
	6.将患肢置于牵引架上（1分），牵引绳通过滑轮挂好砝码（3分），检查松紧是否合适（3分），足跟处垫软枕（3分）	10	酌情扣分	
	7.将皮牵引带调整至肢体功能位置（3分），牵引绳与牵引肢体的长轴一致（3分），保持持续牵引（3分）	9	缺一项扣3分	
	8.观察皮牵引位置（2分），患肢远端感觉、运动及血液循环（各2分），测量患肢长度并做好护理记录（各2分）	12	缺一项扣2分	
	9.整理床单位，患肢保暖	2	未整理、保暖各扣1分	
注意事项（4分）	巡视病房，密切观察牵引情况，包括牵引架的位置、角度、高度及牵引绳有无阻力等；调整牵引绳与牵引肢体的长轴一致；确保牵引符合要求；牵引有效（口述）	4	缺一项扣1分	

续表

操作流程	内容	分值	扣分细则	扣分
撤除牵引 （5分）	1.核对医嘱、患者姓名、床号（1分） 2.取下牵引砝码，松开皮牵带及牵引绳（1分） 3.一人用一手托住患肢，轻轻抬离牵引架约10cm；另一手将牵引架和皮牵引带一起撤离床面（2分） 4.协助患者穿好衣服并取舒适体位，整理床单位（1分）	5	缺一项扣1分	
操作后沟通（5分）	1.不可随意加减重量（牵引重量一般不超过5kg）及改变体位 2.需纵向移动时，必须有专人牵引方可移动患者 3.告知患者护士会巡查病房，如需要请及时按铃呼叫 4.指导功能锻炼预防肌肉萎缩、关节僵硬、垂足 5.向患者表示感谢	5	缺一项扣1分	
综合评价 （10分）	1.操作程序流畅、熟练	2	每颠倒一处扣1分	
	2.用物齐全，符合要求	2	酌情扣分	
	3.关心、体贴患者，态度亲切，评估沟通到位	2	沟通欠佳扣1~2分	
	4.操作时间：10分钟	4	每超时1分钟扣2分	
合计		100		

（叶　健）

二、骨牵引护理技术

骨牵引是利用穿入骨内的骨圆针或颅环弓，对躯体患部进行牵引，牵引力直接作用于骨骼，能更好地对抗肌肉痉挛或收缩（较皮肤牵引力大5~6倍以上），起复位、固定与制动作用。

【目的】

（1）牵拉关节或骨骼，使脱位的关节面或错位的骨折复位，并保持复位后的位置。

（2）牵拉及固定关节，以减轻关节面所承受的压力。缓解压力，使局部休息。

（3）需要矫正和预防因肌肉挛缩导致的畸形。

【适用范围】

（1）成人的长管状骨不稳定骨折或骨折脱位。

（2）骨盆骨折伴骶髂关节脱位。

（3）陈旧性髋关节脱位在手法或手术复位前应用骨牵引松解软组织痉挛。

（4）髋臼中心脱位、错位严重者。

（5）四肢软组织痉挛引起的关节畸形，应用皮牵引不能矫正者。

【操作流程】

（一）操作前准备

1.环境准备　关闭门窗，调节室温，适合无菌操作，必要时屏风遮挡，请家属回避。

2. 用物准备 骨牵引包、牵引架、牵引弓、牵引绳、牵引砝码；局部麻醉用品；皮肤消毒用品；棉签；无菌小瓶2个；无菌手套2副。

3. 护士准备 着装规范、七步洗手法洗手、戴无菌口罩。

4. 患者准备

（1）核对 床号、姓名及医嘱。

（2）告知 说明骨牵引的目的、方法、配合要点及注意事项，指导患者取舒适体位。

（3）评估 了解患者意识、病情、体重、过敏史、局部皮肤状况、合作程度、心理状况、患者疼痛、四肢感觉、活动及反射情况。

（二）操作过程

（1）测量血压、脉搏、呼吸。

（2）配合医生消毒皮肤，选择进针点并做标记，铺无菌巾。

（3）协助摆体位，暴露穿刺点，标记医生所定穿刺点。

（4）用碘酊、酒精棉球消毒进针周围皮肤。

（5）打开骨牵引包，协助医生戴手套并固定孔巾，递上注射器，协助医生吸取1%利多卡因进行局部麻醉。

（6）戴手套，协助向上拉紧皮肤，术者以手术刀尖或牵引针刺破皮肤。

（7）协助穿刺，消毒、敷料外固定。

（8）安装牵引弓及牵引绳、滑轮、牵引支架系统进行持续牵引（图9-5）。

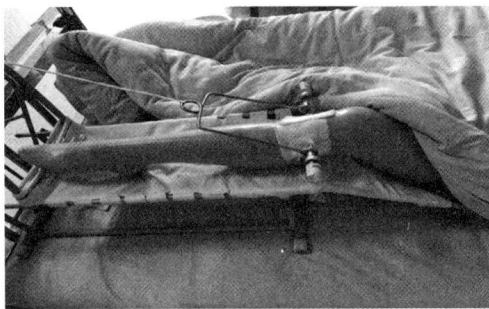

图9-5 骨牵引

（9）全面检查牵引情况，包括牵引架的位置、角度、高度及牵引绳有无阻力等，调整牵引绳与牵引肢体的长轴一致，确保牵引符合要求、牵引有效。

（10）整理床单位，患肢保暖。

（11）观察牵引位置，患肢远端感觉、运动及血液循环，测量患肢长度并做好护理记录。

（三）撤除牵引

（1）核对医嘱、患者姓名、床号。

（2）取下牵引砝码及牵引弓。

（3）消毒牵引针及牵引针道，拔除牵引针。

（4）协助患者穿好衣服并取舒适体位，整理床单位。

（5）清理还原用物，洗手。

（四）操作后沟通

（1）维持牵引体位，不可随意加减重量，牵引肢体若出现局部疼痛、麻木，及时告知医护人员。

（2）需纵向移动时必须有专人牵引方可移动患者。

（3）告知患者护士会巡查病房，如需要请及时按铃呼叫。

（4）指导患者功能锻炼，预防肌肉萎缩、关节僵硬、足下垂和长期卧床而导致的各种并发症。

（5）告知患者宜吃软食，且缓慢进食，以防窒息。如有头晕、恶心、呕吐等不适，及时告知医护人员。

（6）向患者表示感谢。

【注意事项】

（1）术前询问患者有无麻醉药物过敏史，尤其是麻醉药品过敏史，过敏者可用非敏感麻醉药物，并做过敏试验。

（2）牵引过程中应观察患肢远端感觉、运动及血液循环。

（3）保持牵引有效，观察肢体位置是否正确、牵引是否有效，即牵引绳、牵引锤是否有效地悬吊在滑车上。如有情况及时处理，保证牵引持续有效地进行。

（4）注意患肢保暖，但应不将被盖被压在牵引绳上，以免抵消牵引力。

（5）每日行牵引针道护理1~2次。

【考核标准】

骨牵引护理技术操作考核评分标准

姓名：　　　　总分：

操作流程	内容	分值	扣分细则	扣分
操作前准备（12分）	1.环境准备：环境清洁、光照情况良好，温度适宜，适合无菌操作	2	未评估环境扣2分	
	2.用物准备：骨牵引包、牵引弓、滑轮、牵引绳、牵引重锤；局部麻醉用品；皮肤消毒用品；无菌小瓶2个	4	缺一项扣0.5分	
	3.护士准备：着装整洁规范，仪表端庄大方，规范洗手，戴口罩	2	不规范扣2分	
	4.患者准备 （1）核对患者（1分） （2）评估患者（1分） （3）告知牵引的目的及方法，取得患者合作（2分）	4	缺一项扣1~2分	
操作过程（64分）	1.携用物至床旁（1分），核对患者（3分），根据病情协助患者取平卧位（1分）	5	酌情扣分	
	2.牵引准备：下肢牵引抬高床尾使床整体倾斜15°~30°（1分），肢体外展中立位（1分），检查牵引用具是否正常（3分）	5	酌情扣分	
	3.做好遮挡防护，注意保暖，保护患者隐私（口述），测量血压、脉搏、呼吸，协助摆体位，暴露穿刺点	12	缺一项扣2分	
	4.用2%甲紫标记医生所定穿刺点（2分），用碘酊、酒精棉球消毒进针周围皮肤（4分），打开骨牵引包（2分），协助医生戴手套并固定孔巾（2分）	10	酌情扣分	

续表

操作流程	内容	分值	扣分细则	扣分
操作过程 （64分）	5.递上注射器，协助医生吸取1%利多卡因进行局部麻醉（2分）。戴手套（2分），协助向上拉紧皮肤，术者以手术刀尖或牵引针刺破皮肤，协助穿刺（2分）。消毒、敷料外固定（4分）	10	酌情扣分	
	6.调整患肢及牵引绳位置（3分），牵引绳与牵引肢体的长轴一致（3分），保持持续牵引（4分）	10	酌情扣分	
	7.观察牵引位置（3分），患肢远端感觉、运动及血液循环（3分），测量患肢长度并做好护理记录（3分）	9	缺一项扣3分	
	8.整理床单位，患肢保暖	3	未整理扣2分；未保暖扣1分	
注意事项 （4分）	巡视病房，密切观察牵引情况，包括牵引架的位置、角度、高度及牵引绳有无阻力等，调整牵引绳与牵引肢体的长轴一致，确保牵引符合要求、牵引有效（口述）	4	缺一项扣1分	
撤除牵引 （5分）	1.核对医嘱、患者姓名、床号 2.取下牵引砝码及牵引弓 3.消毒牵引针及牵引针道，拔除牵引针 4.协助患者穿好衣服并取舒适体位，整理床单位 5.清理还原用物，洗手，记录	5	缺一项扣1分	
操作后沟通（5分）	1.维持牵引体位，不可随意加减重量，牵引肢体若出现局部疼痛、麻木，及时告知医护人员 2.需纵向移动时必须有专人牵引方可移动患者 3.告知患者护士会巡查病房，如需要请及时按铃呼叫 4.指导患者功能锻炼，预防肌肉萎缩、关节僵硬、足下垂和长期卧床而导致的各种并发症 5.告知患者宜吃软食，且缓慢进食，以防窒息。如有头晕、恶心、呕吐等不适，及时告知医护人员 6.向患者表示感谢	5	缺一项扣1分	
综合评价 （10分）	1.操作程序熟练、流畅	2	每颠倒一处扣1分	
	2.关心、体贴患者，态度亲切，评估沟通到位	4	关心、体贴患者不够，态度不亲切扣1~2分；评估沟通不到位扣1~2分	
	3.操作时间：10分钟	4	每超时1分钟扣2分	
合计		100		

（叶　健）

三、兜带牵引护理技术

兜带牵引是利用厚布或皮革按局部体形和治疗目的制成各种兜带，托扎于身体的受力部位，在通过牵引装置进行牵引，以达到复位、固定的目的。

【目的】

（1）使骨折部位得以复位、固定与休息。

（2）减轻患者疼痛。

【适用范围】

（1）颈椎骨折、脱位和颈椎病患者。

（2）骨盆骨折有明显分离移位或骨盆环骨折有上下移位和分离移位者。

【操作流程】

（一）操作前准备

1.环境准备 关闭门窗，调节室温，必要时屏风遮挡。

2.用物准备 兜带（根据牵引需求准备大小合适的兜带）、棉垫、牵引架、线绳、牵引砝码、毛巾、减压垫。

3.护士准备 着装规范、七步洗手法洗手、戴无菌口罩。

4.患者准备

（1）核对 床号、姓名及医嘱。

（2）告知 说明皮肤牵引的目的、方法、配合要点及注意事项，指导患者取舒适体位。

（3）评估 了解患者病情、体重、局部皮肤状况、合作程度、心理状况。

（二）操作过程

1.颌枕带牵引

（1）协助患者区去枕平卧位，肩下垫一薄枕或颈垫（4~5cm厚），抬高床头30°。保持头高足低。颈椎无过屈过伸及侧屈。

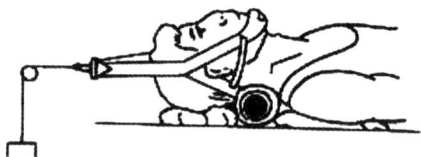

图9-6 颌枕带牵引

（2）协助医生用颌枕为患者戴颌枕牵引带，托住下颌和后枕部。

（3）连接牵引绳于床头滑轮上。

（4）根据医嘱悬吊牵引砝码。

（5）颈下及枕部垫毛巾和减压垫。

（6）全面检查牵引情况，观察颌枕带位置，做好护理记录（图9-6）。

2.骨盆带牵引

（1）做好遮挡防护，注意保暖，保护患者隐私。

（2）协助患者区去枕平卧位。

（3）协助医生将骨盆牵引带宽度的2/3缚在髂嵴以上的腰部。保持牵引带在骨盆两侧对称，在足侧方向系于滑轮上牵引。

（4）连接牵引绳于床头滑轮上。

（5）根据医嘱悬吊牵引砝码。

（6）全面检查牵引情况，观察骨盆牵引位置，做好护理记录。

3.骨盆兜带牵引

（1）做好遮挡防护，注意保暖，保护患者隐私。

（2）协助患者去枕平卧位。

（3）协助医生用兜带包住患者骨盆。两侧各系一牵引绳，交叉至对侧上方滑轮上悬吊牵引（图9-7）。

（4）连接牵引绳于床头滑轮上。

（5）根据医嘱悬吊牵引砝码。

（6）全面检查牵引情况，观察骨盆兜带牵引位置，做好护理记录。

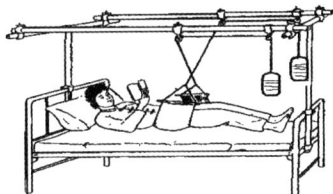

图 9-7　骨盆兜带牵引

（三）撤除牵引

（1）核对医嘱、患者姓名及床号。

（2）取下牵引砝码，松开牵引兜带。

（3）协助患者穿好衣服并取舒适体位，整理床单位。

（四）操作后沟通

（1）维持牵引体位，不可随意加减重量，牵引肢体若出现局部疼痛、麻木，及时告知医护人员。

（2）颌枕带牵引患者不做扭头动作或随意变换体位。需移动时必须有专人牵引方可移动患者。

（3）告知患者护士会巡查病房，如需要请及时按铃呼叫。

（4）指导患者功能锻炼，预防肌肉萎缩、关节僵硬、足下垂和长期卧床而导致的各种并发症。

（5）颌枕带牵引患者宜吃软食，且缓慢进食，以防窒息。如有头晕、恶心、呕吐等不适，及时告知医护人员。

（6）向患者表示感谢。

【注意事项】

（1）颌枕带牵引力不超过3~5kg；加强巡视，防止颌枕带过紧压迫气管而窒息；在耳根部、下颌处适当垫棉垫或纱布，以防耳根部、下颌部及枕后压力性损伤。

（2）骨盆带牵引力为5~15kg；根据患者体重计算牵引砝码重量。需在髂骨处垫好厚棉垫，以免受力较大的牵引带压迫骨突处皮肤而导致压力性损伤。

（3）骨盆兜带悬吊牵引以臀部稍离开床面即可，一般每侧为3~5kg。

【考核标准】

兜带牵引护理技术操作考核评分标准

姓名：　　　　　　　总分：

操作流程	内容	分值	扣分	扣分
操作前准备（12分）	1.环境准备：环境清洁、光照情况良好，温度适宜	2	未评估环境扣2分	
	2.用物准备：牵引床、皮肤牵引套、牵引绳、砝码、枕头、棉垫	2	缺一项扣0.5分	
	3.护士准备：着装整洁规范，仪表端庄大方，规范洗手	2	不规范扣2分	
	4.患者准备 （1）核对患者 （2）评估患者 （3）告知牵引的目的及方法，取得患者合作	6	缺一项扣2分	
操作过程（60分）	1.携用物至床旁（1分），核对患者（3分），根据病情协助患者取卧位（1分）	5	酌情扣分	
	2.颌枕带牵引 （1）协助患者区去枕平卧位，肩下垫一薄枕或颈垫（4~5cm厚），抬高床头30°。保持头高足低。颈椎无过屈过伸及侧屈 （2）协助医生用颌枕为患者戴颌枕带牵引带，托住下颌和后枕部 （3）连接牵引绳于床头滑轮上 （4）根据医嘱悬吊牵引砝码 （5）全面检查牵引情况，观察颌枕带位置，做好护理记录	15	缺一项扣3分	
	3.骨盆带牵引 （1）做好遮挡防护，注意保暖，保护患者隐私（口述） （2）协助患者区去枕平卧位 （3）协助医生将骨盆牵引带宽度的2/3缚在髂嵴以上的腰部。保持牵引带在骨盆两侧对称，在足侧方向系于滑轮上牵引 （4）连接牵引绳于床头滑轮上 （5）根据医嘱悬吊牵引砝码 （6）全面检查牵引情况，观察骨盆牵引位置，做好护理记录	15	缺一项扣3分	
	4.骨盆兜带牵引 （1）做好遮挡防护，注意保暖，保护患者隐私（口述） （2）协助患者区去枕平卧位 （3）协助医生用兜带包住患者骨盆。两侧各系一牵引绳，交叉至对侧上方滑轮上悬吊牵引 （4）连接牵引绳于床头滑轮上 （5）根据医嘱悬吊牵引砝码 （6）全面检查牵引情况，观察骨盆兜带牵引位置，做好护理记录	15	缺一项扣3分	
	5.整理床单位，患肢保暖	2	未整理扣2分	
	6.注意事项：巡视病房，密切观察牵引情况，包括牵引架的位置、角度、高度及牵引绳有无阻力等，调整牵引绳与牵引肢体的长轴一致，确保牵引符合要求，牵引有效（口述）	8	缺一项扣2分	

续表

操作流程	内容	分值	扣分	扣分
撤除牵引 （12分）	1.核对医嘱、患者姓名及床号 2.取下牵引砝码，松开牵引兜带 3.协助患者穿好衣服并取舒适体位，整理床单位 4.清理还原用物，洗手，记录	12	缺一项扣3分	
操作后沟通（6分）	1.维持牵引体位，不可随意加减重量，牵引肢体若出现局部疼痛、麻木，及时告知医护人员 2.颌枕带牵引患者不做扭头动作或随意变换体位。需移动时必须有专人牵引方可移动患者 3.告知患者护士会巡查病房，如需要请及时按铃呼叫 4.指导患者功能，锻炼预防肌肉萎缩、关节僵硬、足下垂和长期卧床而导致的各种并发症 5.颌枕带牵引患者宜吃软食，且缓慢进食，以防窒息。如有头晕、恶心、呕吐等不适，及时告知医护人员 6.向患者表示感谢	6	缺一项扣1分	
综合评价 （10分）	1.操作程序熟练、流畅	2	每颠倒一处扣1分	
	2.用物齐全，符合要求	2	酌情扣分	
	3.关心、体贴患者，态度亲切，评估沟通到位	2	关心、体贴患者不够，态度不亲切扣2分；评估沟通一项不到位按实际分值扣分	
	4.操作时间：10分钟	4	每超时1分钟扣2分	
合计		100		

（叶　健）

项目十

肿瘤常用护理技术

任务一　化疗药物的安全使用

【目的】

（1）提高专业人员对化疗药物潜在危险的认识，采取合理的防范措施，增强职业防护意识。

（2）掌握化疗药物正确的配置流程和方法，有效预防职业暴露，减少抗肿瘤药物对身体的伤害，减少环境污染。

（3）正确执行化疗医嘱，保证化疗方案的正确实施。

【适用范围】

需要使用化疗药物的患者。

【操作流程】

（一）操作前准备

1.环境准备　应有专用的配药室，由专人配药。使用特制的无菌配药柜，在窗口前方有吸引装置，形成无形的屏障，以保护护理人员。如没有专用配药室，必须在空气流通、人流较少的室内进行。整体环境整洁，操作台清洁、宽阔、便于操作。

2.用物准备　医嘱开具的化疗药品、一次性防渗透的防护垫、75%乙醇、复合碘、注射器（20ml、50ml）、棉签、砂轮、输液贴、避光袋、特殊用药标志、锐器盒、套好黄色垃圾袋（2层）的容器、一次性使用的微量泵药盒（必要时）、备用PVC及乳胶手套、纱布、签字笔。

3.护士准备　洗手，戴一次性圆顶帽、至少两层手套（内层PVC手套，外层乳胶手套），穿防护服（防水且前面完全封闭），戴N95口罩、防护镜或面罩。

4.患者准备

（1）核对　患者的床号、姓名、腕带及医嘱。

（2）告知　说明化疗药物使用的注意事项，指导患者取舒适体位。

（3）评估

1）测量生命体征，查看血常规、肝肾功能等，评估患者的病情，是否适合化疗。

2）评估患者是否具备化疗药物使用的合适管路，如中心静脉导管等。

（二）操作过程

1.化疗药物的配置

（1）配药前洗手，穿防渗透防护服，戴口罩、帽子、双层手套（内层聚氯乙烯手套，外层乳胶手套）。

（2）配药前启动紫外线灯进行生物安全柜内空气消毒40分钟，并在操作前用75%乙醇擦拭柜内面及台面，保持洁净的备药环境，柜内操作台面铺一次性防渗防护垫，减少药液污染。

（3）取合适的注射器及注射针并检查。

（4）再次查对医嘱及治疗卡。

（5）割据安瓿前应轻弹其颈部，使附着的药粉降至瓶底，打开安瓿时应垫一纱布，以防划破手套。瓶装药物稀释及抽取药液时，应插入双针头以排除瓶内压力，防止针栓脱出造成污染。溶解药物时溶媒应沿瓶壁缓慢注入瓶底以防粉末溢出。要求在抽取药液后，在瓶内进行排气和排液后再拔针，不可使药液排于空气中（也可排到无菌酒精纱布上）。吸药时先用无菌纱布或棉球裹住瓶塞，再撤针头，防止拔出针头瞬间药液外溢。加药时如将化疗药加入瓶装液体后应抽尽瓶内空气，避免瓶内压力过大导致更换液体时药液外溢。

（6）抽取药液时可选用一次性注射器，并注意抽取药液以不超过注射器容量的3/4为宜。抽取药液后放在垫有聚乙烯薄膜的无菌盘内备用，每次用后按污物处理。

（7）再次查对。

（8）完成配置后，用75%乙醇擦拭操作台面。

（9）整理用物，操作中使用的注射器、输液器、输液袋、敷料及放置化疗药物的安瓿等物品应放在专用的塑料袋内集中封闭处理。

（10）操作完毕，脱去手套及防护用具，流动水洗手。

2.化疗药物的使用（静脉输注） 化疗药物输注前，按照静脉输液操作流程遵医嘱使用0.9% NS 或5% GS建立静脉通路。

化疗药物输注的注意事项如下。

（1）双人核对医嘱和药物，备齐用品，做好准备。

（2）做好个人防护（戴好口罩、帽子、双层手套），携用物至床旁。

（3）核对床号、姓名、化疗药名、剂量、浓度、时间、用法、有效期，静脉给药方式、输注速度和输注时间等。避光药物使用避光装置。

（4）检查患者血管通路选择是否准确，回抽回血确认导管是否在血管内，观察穿刺部位有无疼痛、肿胀及感觉异常等，如输入化疗药物为强刺激性药物需双人查对确认；如出现渗漏或血管通路不符合要求，需重新建立静脉通道；连接心电监护的患者，确定患者生命体征、心电图无异常时方可进行输注。

（5）按无菌操作原则消毒瓶口。操作中查对：再次核对药物及相关信息。

（6）按无菌技术原则更换药液。

（7）根据医嘱、药物性质及患者病情调节滴数。

（8）协助患者取舒适体位，将呼叫器放于患者可触及位置。

（9）整理用物，取手套，规范洗手（双人操作，接触化疗药物输液袋的双手在未脱手套前避免对其他用物和器具的触摸，以免对环境、用物、后续操作人员造成二次污染）。

（10）再次查对（操作后查对）并签名，做好记录。

（11）向患者解释注意事项。

（12）巡视观察：根据药物性质、患者病情和静脉通路决定巡视时间，注意观察患者反应。

（13）化疗药物输液完毕遵医嘱使用0.9% NS或5% GS冲管。

（14）化疗药物袋、用后输液器放入双层黄色医疗垃圾袋中封闭处理，贴上"化学性废物"标签进行分类处理。

（三）操作后沟通

（1）告知患者不能自行调节输液速度。

（2）外周静脉输注者告知减少输液肢体活动；穿刺部位出现红肿、疼痛及感觉异常，及时关闭液体并通知医护人员。

（3）针对患者输注化疗药物进行化疗知识宣教，如指导患者多饮水，注意口腔、饮食及个人卫生等。

【考核标准】

化疗药物配置操作考核评分标准

姓名：　　　　总分：

操作流程	内容	分值	扣分细则	扣分
核对评估（10分）	1.核对化疗医嘱是否正确	2	未核对扣2分	
	2.环境评估：配制化疗药的区域为相对独立的空间，在配置药液期间不做他用（2分）。应备有化疗药物溢出处理箱（2分）。建议在二级或三级垂直层流生物安全柜中配置。（2分）无安全柜时应将化疗药与普通药物分开配制（2分）	8	一项未评估扣2分	
操作前准备（15分）	1.环境准备：整洁，操作台清洁、宽阔、便于操作	1	不符要求扣1分	
	2.用物准备：一次性防渗透的防护垫、75%乙醇、复合碘、注射器（20ml、50ml）、棉签、砂轮、输液贴、避光袋、特殊用药标志、锐器盒、套好黄色垃圾袋（2层）的容器、一次性使用的微量泵药盒（必要时）、备用的PVC及乳胶手套、纱布、签字笔	4	用物准备不齐全扣2分	
	3.药物准备：检查化疗药物的名称、剂量、浓度、有效期及药品的质量（提倡使用无排气管的软包装输液袋），在输液袋或瓶上贴上特殊用药标志	5	药物未检查扣2分；药物准备不符要求扣2分	
	4.护士准备：洗手，戴一次性圆顶帽、至少两层手套（内层PVC手套，外层乳胶手套），穿防护服（防水且前面完全封闭），戴N95口罩、防护镜或面罩	5	缺一项扣0.5分，扣完为止	

续表

操作流程	内容	分值	扣分细则	扣分
操作过程 （55分）	1.将防渗漏防护垫铺在干净干燥的治疗台上，确保面积足够	1	不符要求扣1分	
	2.双人核对化疗药物及输液袋（必须有至少一名高年资的护理人员），核对化疗药名、剂量、浓度、有效期、给药时间及给药方法，确认药物与补液正确并签名	5	未双人核对扣2分；核对项目缺一项扣0.5分	
	3.检查各项准备是否齐全，个人防护是否到位	2	不符要求扣2分	
	4.消毒瓶口两遍，待干（2分），固定好针尖与注射器乳头（2分），抽吸药液，注意药液不能超过注射器容量的3/4（2分），在药瓶内排好气，连同针尖拔出插入输液瓶或袋内，注入药液，注意不能用力过猛，以免药液外溢（3分）。加入一次性使用微量泵时注意容量要准确，尽量避免空气注入（1分） （1）安瓿内抽吸药物时，消毒及掰断安瓿颈部前将药液弹至体部（2分），并用纱布包裹安瓿颈部，掰断安瓿（3分）。抽吸药液时注射器针尖斜面或侧孔向下，注意药液抽吸干净（3分）。注意容量要准确，尽量避免空气注入（2分） （2）密封瓶内抽药，液体药液直接抽吸（2分）；粉剂药品注入稀释溶媒时需注意在密封瓶内产生负压（2分），在不推动注射器活塞的情况下使注射器内的稀释液流入密封瓶内，如果必须推动活塞，则应缓慢仔细操作（2分），缓慢注入，不要产生过多泡沫（2分）。保持密封瓶直立位置，抽吸少量空气至针栓处，当拔下针头前必须确保针栓处没有药物（2分）	30	不符要求扣相应分值	
	5.空安瓿、针尖放入锐器盒。密封瓶、注射器放入黄色垃圾袋	2	处置不当扣2分	
	6.加药结束再次检查、核对	2	未核对扣2分	
	7.脱去外层手套（1分）。配置好后再次用消毒棉签擦拭瓶口（1分）。贴上输液贴，写上加药时间及签名（1分），需避光的化疗药套上避光袋（1分），将配好的化疗药归位（1分）	5	不符要求扣相应分值	
	8.整理用物，收去防护垫，脱去衣服、手套放入黄色垃圾袋（1分），与化疗药垃圾一起扎紧袋口封闭处理（2分），贴上特殊用药标识放入化学性垃圾桶（2分）	5	不符要求扣相应分值	
	9.更换手套，用75%乙醇清洁治疗台（1分），继续通风至少30分钟（1分）	2	不符要求扣相应分值	
	10.洗手液流动水洗手，洗脸，有条件的进行淋浴	1	不符要求扣1分	
注意事项 （10分）	1.污染的安瓿与药瓶应放置于专用容器中封闭，以防挥发污染室内空气（2分） 2.注射器、输液器、针头等均为一次性使用，无须毁形，用后放专用锐器盒器中密闭处理（3分） 3.所有污染物包括用过的防护服、帽等必须经高温焚烧处理（2分） 4.注入或溶解药物时防止药液外溢，药液污染手套时及时更换手套（3分）	10	不符要求扣相应分值	

续表

操作流程	内容	分值	扣分细则	扣分
综合评价 （10分）	1.严格执行无菌技术操作原则和操作规程（3分） 2.无将注射器里的空气排到环境中及安瓿长时间敞放现象（3分） 3.加药过程中无药液外溢现象（2分） 4.使用双层黄色垃圾袋密封处理污染的废物（2分）	10	不符要求扣相应分值	
合计		100		

化疗药物静脉使用操作考核评分标准

姓名：　　　　　总分：

操作流程	内容	分值	扣分细则	扣分
操作准备 （5分）	1.用物准备：治疗盘、消毒液、消毒棉签、笔、一次性治疗巾。另根据需要准备防护衣、防护目镜及防护口罩、备治疗卡、弯盘、药物（根据医嘱）、避光袋、输液泵等	3	一项准备不齐扣0.5分	
	2.护士准备：衣帽整洁，洗手，戴口罩、双层手套	2	不符要求扣2分	
评估患者 （15分）	1.询问、了解患者的身体情况（1分），对化疗的心理反应（1分），药物过敏史（1分），化疗药物使用情况（1分）	15	不符要求扣相应分值	
	2.了解患者各项血液检查结果是否正常（2分）			
	3.确认已签署化疗知情同意书（2分）			
	4.评估患者穿刺部位的皮肤（1分）、血管情况（1分），根据化疗方案和医嘱选择合适的血管通路（2分）			
	5.使用心电监护的患者评估生命体征、心电图有无异常（1分）			
	6.向患者或家属解释化疗的目的（0.5分）、作用（0.5分）、不良反应（0.5分）和注意事项（0.5分）			
操作要点 （61分）	1.双人核对医嘱和药物，做好准备	3	未双人核对扣2分	
	2.做好个人防护，携用物至床旁	2	防护不全扣1分	
	3.核对床号、姓名、化疗药名、剂量、浓度、时间、用法、有效期、静脉给药方式、输注速度和输注时间等。避光药物使用避光装置	5	一项核对不全扣0.5分	
	4.检查血管通路选择是否准确（3分），回抽回血确认导管是否在血管内（2分），观察穿刺部位有无疼痛、肿胀及感觉异常等（3分），强刺激性药物双人查对确认（1分）；如出现渗漏或血管通路不符合要求需重新建立静脉通道（1分）	10	不符要求扣相应分值	
	5.检查棉签有效期、有无漏气或开封日期	2	检查不全扣1分	
	6.检查消毒液有效期、开封日期	2	检查不全扣1分	
	7.根据医嘱正确使用输液泵（必要时）	2	不符要求扣2分	
	8.按无菌操作原则消毒瓶口	2	不符要求扣2分	
	9.操作中查对：再次核对药物及相关信息	3	查对缺一项扣0.5分	
	10.按无菌技术原则更换药液	2	不符要求扣2分	

续表

操作流程	内容	分值	扣分细则	扣分
操作要点（61分）	11.根据医嘱、药物性质及患者病情调节滴数	4	滴数调节不当扣2分	
	12.协助患者取舒适体位，将呼叫器放于患者可触及位置	2	不符要求扣2分	
	13.取手套，规范洗手	2	不符要求扣2分	
	14.再次查对（操作后查对）并签名	2	不符要求扣2分	
	15.向患者解释注意事项	4	解释不全扣1分	
	16.整理用物	2	不符要求扣2分	
	17.巡视观察：根据药物性质、患者病情和静脉通路决定巡视时间，注意观察患者反应	4	巡视内容不全扣1分	
	18.输液完毕使用0.9% NS或5% GS冲管	4	不符合要求扣4分	
	19.按肿瘤药物防护制度进行防护和化疗废弃物的处理	4	防护处置不当扣2分	
指导患者（10分）	1.告知患者不能自行调节输液速度	2	未告知扣2分	
	2.外周静脉输注者告知减少输液肢体活动；穿刺部位出现红肿、疼痛及感觉异常，及时关闭液体并通知医护人员	4	告知不全扣2分	
	3.化疗知识宣教，如指导患者多饮水，注意口腔、饮食及个人卫生等	4	宣教不全扣2分	
综合评价（9分）	1.严格执行化疗双人查对制度（1分） 2.严格执行无菌技术操作原则（1分） 3.严格执行化疗防护制度（3分） 4.正确选择静脉血管通路，强刺激性药物使用中心静脉置管（2分） 5.使用化疗前需使用0.9% NS或5% GS建立静脉通路，确认导管在静脉内后再给药（2分）	9	不符要求扣相应分值	
合计		100		

（周　娜）

任务二　乳腺癌术后肢体康复护理

【目的】

尽可能降低乳腺癌根治术后上肢功能障碍的发生率，增加患者术后生活质量，促进上肢功能恢复。

【适用范围】

乳腺癌根治术术后患者。

【操作流程】

（一）操作前准备

1.环境准备　环境宽敞、安静、整洁，光线、温度适宜。

2.患者准备 患者情绪稳定，能配合功能锻炼。

（二）评估

（1）携病历至患者床前，与患者沟通，提出肢体功能锻炼。

（2）核对患者信息，评估术后时间及伤口恢复情况，根据伤口恢复情况制订合适功能锻炼计划。

（3）根据评估结果，指导患者开展功能锻炼。

（三）康复锻炼

（1）术后24小时内患者，指导患者活动手指、腕部，做伸指、握拳、屈腕锻炼。

（2）术后1~3天患者，指导患者进行患侧上肢肌肉等长收缩。护士患者协助进行屈肘、伸臂锻炼。术后3~4天肘关节屈伸动作，上臂制动。

（3）术后1周，指导患者进行肩关节钟摆运动。

（4）指导术后10天患者进行逐渐扩大的肩关节范围活动，如手指爬墙训练。

（四）操作后沟通

（1）向患者解释康复锻炼的必要性，并告知患者功能锻炼不能着急，以不引起患肢疼痛为原则。

（2）告知患者康复锻炼应长期坚持，增强患者恢复信心。

【注意事项】

（1）康复训练内容及量应循序渐进。

（2）术后7~10天内不做肩关节外展，不以患侧肢体支撑身体。

（3）术后康复锻炼前3个月最重要，坚持时间6个月以上。

【考核标准】

乳腺癌术后肢体康复护理操作考核评分标准

姓名：　　　　　总分：

操作流程	内容	分值	扣分细则	扣分
操作前准备（5分）	护士准备：衣帽整齐	5	不符要求扣5分	
评估患者（30分）	1.核对患者信息，确定患者术后所处时间	10	不符要求各扣5分	
	2.检查患者术后伤口恢复情况，并口述	10	不符要求各扣5分	
	3.通过评估制订康复锻炼计划，并告诉患者锻炼内容；解释功能锻炼必要性	10	不符要求各扣5分	
康复锻炼（50分）	1.指导并协助患者开展正确功能锻炼（10分） 2.康复锻炼方法正确（10分） 3.适合患者所处恢复阶段（10分） 4.康复锻炼量合适（10分） 5.锻炼期间注意保护患肢伤口（10分）	50	方法不正确扣相应分值	

续表

操作流程	内容	分值	扣分细则	扣分
综合评价 （15分）	1.操作熟练	5	酌情扣2~4分	
	2.与患者交流得体	5	沟通欠佳酌情扣2~4分	
	3.能正确解答患者疑问	5	酌情扣分	
合计		100		

（刘春江　张　懿）

项目十一

血液、造血器官及免疫疾病常用护理技术

任务一 骨髓穿刺术的护理配合

【目的】

（1）诊断造血系统疾病，如各类白血病、再生障碍性贫血、恶性组织细胞病、多发性骨髓瘤等。

（2）辅助诊断某些疾病，如恶性肿瘤的骨髓转移、骨髓增生性疾病、缺铁性贫血、溶血性贫血、传染病、寄生虫病等。

（3）协助治疗，如骨髓移植等。

【适用范围】

（1）外周血细胞成分及形态异常。

（2）不明原因发热、肝脾淋巴结肿大、骨痛、骨质破坏等。

（3）骨髓活检、造血干细胞培养、微生物及寄生虫学检查等。

（4）化疗的疗效及不良反应的观察。

（5）通过骨髓穿刺进行骨髓腔输液、注射给药或骨髓移植等治疗。

【操作流程】

（一）操作前准备

1.环境准备 环境安静，室温适宜，屏风遮挡，无关人员回避。

2.用物准备 常规消毒治疗盘、无菌骨髓穿刺包、1%普鲁卡因或2%利多卡因注射液、无菌手套、玻片、培养基、酒精灯、火柴、胶布等。

3.护士准备 着装整洁，洗手，戴口罩、帽子和手套。

4.患者准备

（1）核对 医嘱、床号、姓名等。

（2）告知 向患者和家属解释穿刺目的、意义、方法等，打消其顾虑和紧张，取得配合；患者在穿刺过程中保持体位，穿刺针进入骨质时，切勿随意活动，以防断针；出现不适及时告知。

（3）评估 患者的意识状态及合作程度；穿刺部位有无红肿、破溃等；术前检查血小板计数、出血时间、凝血时间；术前做普鲁卡因皮试。

（二）操作中的配合

1. 选择穿刺部位及合适的体位　协助患者摆好体位，确定穿刺部位，并做好皮肤标记，髂前上棘穿刺，仰卧位；胸骨穿刺，仰卧位且后背垫枕头；髂后上棘穿刺，侧卧位或俯卧位；腰椎棘突穿刺，坐位，尽量弯腰，头俯屈于胸前。

2. 消毒麻醉　打开无菌治疗包，协助医生消毒皮肤、铺无菌洞巾、局部浸润麻醉。

3. 穿刺　协助医生穿刺，将骨髓穿刺针固定器固定在一定长度，左手固定皮肤，右手持穿刺针与骨面垂直刺入，针尖触到骨质后，左右旋转，缓慢钻刺骨质（针头要避免过大摆动，以免折断穿刺针；难以进入骨髓腔时，不可强行进针，以免断针），达到骨髓腔时穿刺阻力突然消失，固定穿刺针（图11-1）。

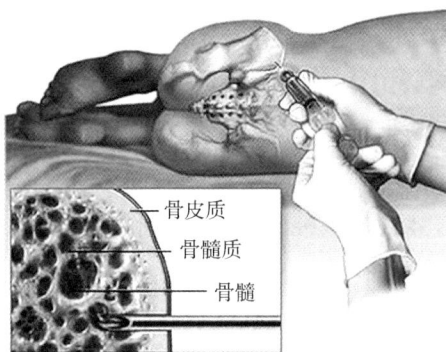

图 11-1　穿刺过程

4. 抽吸骨髓液　拔出针芯，接上干燥的注射器，用适当力量抽吸骨髓液 0.1~0.2ml 滴于载玻片上，制成均匀薄片，如需细菌培养或染色体检查，再抽取 1~2ml。抽吸压力不宜过大，抽取量不宜过多（除细菌培养外），以免混入过多周围血，影响结果判断；且应立即涂片，以免凝固（因骨髓液含有大量幼稚细胞）。

5. 拔针　抽吸完毕，重新插入针芯，用无菌纱布置于针孔处，拔出穿刺针后局部加压 1~2 分钟，血小板减少者至少按压 3~5 分钟，并观察穿刺部位有无出血，用胶布固定纱布。

协助患者采取舒适体位，整理床及用物，分类进行用物处置。

记录患者生命征及伤口情况，将制好的骨髓片和骨髓培养标本及时送检。

（三）操作后沟通

（1）平卧位休息4小时，观察穿刺点有无出血、感染等。

（2）穿刺3日内禁洗浴，以免污染伤口。

（3）穿刺处无菌纱布覆盖止血至少24小时，保持干燥、清洁，如被血液或汗水浸湿，要及时更换。

（4）向患者致谢，感谢配合。

【注意事项】

（1）血友病患者及晚期妊娠的孕妇禁忌进行骨髓穿刺。

（2）穿刺部位需避开局部有炎症的区域。

（3）严格无菌操作，避免感染的发生。

（4）穿刺时注意观察患者面色、血压、脉搏等，如发现其面色异常，大汗淋漓，脉搏快速、减弱时，应暂停穿刺，协助医生进行相应处理。

【考核标准】

骨髓穿刺术的护理配合操作考核评分标准

姓名： 总分：

操作流程	内容	分值	扣分细则	扣分
操作前准备（12分）	1.环境准备：环境安静，室温适宜，屏风遮挡，无关人员回避	2	未评估扣1分	
	2.用物准备：常规消毒治疗盘、无菌骨髓穿刺包、1%普鲁卡因或2%利多卡因注射液、无菌手套、玻片、培养基、酒精灯、火柴、胶布等	4	缺一项或不符要求扣0.5分	
	3.护士准备：着装整洁，洗手，戴口罩、帽子和手套	2	不符要求扣1~2分	
	4.患者准备 （1）核对医嘱、床号、姓名等 （2）告知向患者和家属解释穿刺目的、意义、方法等，打消其顾虑和紧张，取得配合；患者在穿刺过程中保持体位，穿刺针进入骨质时，切勿随意活动，以防断针；出现不适及时告知 （3）评估患者的意识状态及合作程度；穿刺部位有无红肿、破溃等；术前检查血小板计数、出血时间、凝血时间；术前做普鲁卡因皮试	4	未核对扣1分；未告知扣1分；未评估扣2分	
操作中的配合（56分）	1.选择穿刺部位及合适的体位：协助患者摆好体位，确定穿刺部位，并做好皮肤标记，髂前上棘穿刺，仰卧位；胸骨穿刺，仰卧位且后背垫枕头；髂后上棘穿刺，侧卧位或俯卧位；腰椎棘突穿刺，坐位，尽量弯腰，头俯屈于胸前（口述）	8	缺一部位扣2分	
	2.消毒麻醉：打开无菌治疗包，协助医生消毒皮肤、铺无菌洞巾、局部麻醉	6	缺一项扣2分	
	3.穿刺：协助医生穿刺，将骨髓穿刺针固定器固定在一定长度，左手固定皮肤，右手持穿刺针与骨面垂直刺入，针尖触到骨质后，左右旋转，缓慢钻刺骨质（针头要避免过大摆动，以免折断穿刺针；难以进入骨髓腔时，不可强行进针，以免断针），达到骨髓腔时穿刺阻力突然消失，固定穿刺针（口述）	10	进针方法缺一项扣2分	
	4.抽吸骨髓液：拔出针芯，接上干燥的注射器，用适当力量抽吸骨髓液0.1~0.2ml滴于载玻片上，制成均匀薄片，如需细菌培养或染色体检查，再抽取1~2ml。抽吸压力不宜过大，抽取量不宜过多（除细菌培养外），以免混入过多周围血，影响结果判断；且应立即涂片，以免凝固（因骨髓液含有大量幼稚细胞）（口述）	10	抽吸方法缺一项扣2分	
	5.拔针：抽吸完毕，重新插入针芯，用无菌纱布置于针孔处，拔出穿刺针后局部加压1~2分钟，血小板减少者至少按压3~5分钟，并观察穿刺部位有无出血，用胶布固定纱布（口述）	10	拔针方法缺一项扣2分	
	6.协助患者采取舒适体位，整理床及用物，分类进行用物处置	6	缺一项扣2分	
	7.记录患者生命体征及伤口情况，将制好的骨髓片和骨髓培养标本及时送检	6	缺一项扣2分	

续表

操作流程	内容	分值	扣分细则	扣分
操作后沟通（10分）	1.平卧位休息4小时，观察穿刺点有无出血、感染等 2.穿刺3日内禁洗浴，以免污染伤口 3.穿刺处无菌纱布覆盖止血至少24小时，保持干燥、清洁，如被血液或汗水浸湿，要及时更换 4.向患者致谢，感谢配合（口述）	10	缺一项扣2分	
注意事项（10分）	1.血友病患者及晚期妊娠的孕妇禁忌进行骨髓穿刺 2.穿刺部位需避开局部有炎症的区域 3.严格无菌操作，避免感染的发生 4.穿刺时注意观察患者面色、血压、脉搏等，如发现其面色异常，大汗淋漓，脉搏快速、减弱时，应暂停穿刺，协助医生进行相应处理（口述）	10	缺一项扣2分	
综合评价（12分）	1.操作程序熟练、流畅	4	每颠倒一处扣1分	
	2.关心、体贴患者，态度亲切	4	酌情扣1~2分	
	3.操作时间：6分钟	4	每超时1分钟扣2分	
合计		100		

（刘　永）

任务二　造血干细胞移植的护理

【目的】

对患者进行全身放射线照射、化疗和免疫抑制预处理后，将正常供体或自体的造血干细胞经血管输注给患者，使之重建正常造血和免疫功能。

【适用范围】

1.血液系统恶性疾病　急性白血病、慢性白血病、非霍奇金淋巴瘤、霍奇金淋巴瘤、骨髓增生异常综合征（MDS）、多发性骨髓瘤（MM）等。

2.血液系统非恶性疾病　再生障碍性贫血（AA）、地中海贫血、骨髓纤维化、重型阵发性睡眠性血红蛋白尿。

3.其他实体瘤　乳腺癌、卵巢癌、睾丸癌、神经母细胞瘤、小细胞肺癌、尤因肉瘤、肾胚母细胞瘤、恶性胚细胞瘤等。

4.其他　重症联合免疫缺陷病、严重自身免疫性疾病、基因治疗等。

【操作流程】

（一）操作前准备

1.环境准备　做好无菌层流室的准备。室内及其中一切用物均要严格消毒、灭菌处理。室内不同空间采样做空气细菌学监测，合格后方可入住。

2.用物准备　输液设备、常规消毒用品、无菌骨穿包、无菌手套、局麻药、血袋、肝素、鱼精蛋白、地塞米松、急救用品。

3.护士准备 戴一次性无菌手套，按无菌操作要求穿无菌分体式隔离衣，戴无菌口罩，进入消毒间再次消毒手，更换无菌拖鞋方可进入层流室。

4.患者准备

（1）核对 姓名、床号。

（2）告知 说明操作目的、方法、注意事项，消除患者紧张情绪，取得患者配合。

（3）评估 全面体检了解患者身体状况和心理状况，检查患者预处理情况（中心静脉置管是否通畅等）。

（二）操作过程

（1）患者当天以消毒液药浴后更换无菌衣裤，进入层流病室。

（2）输注前遵医嘱给予地塞米松5mg静脉注射，减少输注反应。

（3）连接输液器经患者中心静脉插管静脉滴注骨髓液，先慢后快，6小时内全部输入。

（4）遵医嘱给予鱼精蛋白。

（5）每袋骨髓液输至最后5ml时停止输注，防止脂肪颗粒栓塞。

（三）操作后处置

（1）整理用物及床单位，协助患者穿好衣服，取舒适体位并整理床及用物。

（2）处置用物，按医院感染管理办法规定，分类进行用物处置。

（3）准确记录。

（四）操作后沟通

（1）指导患者保持良好的心理状态，服用激素的患者易激动，告知其家属应理解关心患者，这对延长移植后存活率相当有利。

（2）合理安排休息时间，指导学会自我检测的方法。

（3）按时服药，注意个人卫生，预防感染，定时随访。

【注意事项】

预防移植物抗宿主病（GVHD）：植活的干细胞含有免疫活性细胞，主要是T淋巴细胞与患者组织发生免疫反应，可导致组织损害。主要临床症状是皮肤损害、肝脏损害和肠道损害，早期表现为皮肤出现红色皮疹或丘疹，尤其要注意手掌、脚心、耳廓后的皮肤变化。

（1）移植后的早期要特别注意异体移植的超急性GVHD。

（2）注意观察消化道反应如腹泻情况，观察大便的色、质、量、有无肠黏膜脱落。

（3）环孢素和甲氨蝶呤是预防急性GVHD的主要药物，用药时剂量要准确，按时用药。定时检测体内环孢素的浓度。

（4）注意监测免疫抑制剂的临床副作用，如嗜睡、抽搐等。

【考核标准】

造血干细胞移植的护理操作考核评分标准

姓名：　　　　总分：

操作流程	内容	分值	扣分细则	扣分
操作前准备（20分）	1.环境准备：达到无菌层流室要求	5	未评估扣2分	
	2.用物准备：输液设备、常规消毒用品、无菌骨穿包、无菌手套、局麻药、血袋、肝素、鱼精蛋白、地塞米松、急救用品	5	缺一项扣0.5分	
	3.护士准备：穿隔离衣，戴无菌手套、无菌口罩，进入消毒间再次消毒手，更换无菌拖鞋方可进入层流室	5	不规范扣2~4分	
	4.患者准备 （1）核对患者 （2）评估患者 （3）告知操作方法，消除患者紧张情绪，取得患者合作	5	缺一项扣2分	
操作过程（30分）	1.携用物至床旁（1分），核对患者（3分），协助患者取平卧位（1分）	5	酌情扣分	
	2.输注前遵医嘱给予地塞米松5mg静脉注射，减少输注反应	5	未操作扣5分	
	3.连接输液器经患者中心静脉插管静脉滴注骨髓液，先慢后快，6小时内全部输入	10	不符要求扣2~6分	
	4.遵医嘱给予鱼精蛋白	5	不符要求扣5分	
	5.每袋骨髓液输至最后5ml时停止输注，防止脂肪颗粒引起栓塞	5	不符要求扣5分	
操作后处置（15分）	1.整理用物及床单位：协助患者穿好衣服，取舒适体位并整理床及用物 2.处置用物：按医院感染管理办法规定，分类进行用物处置 3.准确记录	15	酌情扣分	
操作后沟通（15分）	1.指导患者保持良好的心理状态 2.合理安排休息时间，指导患者学会自我检测的方法 3.按时服药，注意个人卫生，预防感染，定时随访	15	缺一项扣5分	
综合评价（20分）	1.操作程序流畅、熟练	5	每颠倒一处扣5分	
	2.用物齐全符合要求	5	不符要求酌情扣分	
	3.关心、体贴患者，态度亲切，沟通顺畅	5	沟通欠佳酌情扣分	
	4.操作时间：10分钟	5	每超时1分钟扣2分	
合计		100		

（蔡佩璇）

项目十二

内分泌、营养及代谢疾病常用护理技术

任务一　血糖监测技术

血糖监测是糖尿病治疗"五架马车"的重要组成部分，监测血糖有助于评估糖尿病患者血糖控制情况，选择合适的饮食、运动及药物治疗方案，并及时进行治疗方案调整。目前临床上常用的血糖监测方法主要包括快速血糖仪测量血糖法和动态血糖监测技术两种。

一、快速血糖仪测量血糖法

【目的】

快速知晓患者血糖水平，为选择和调整治疗方案提供依据。

【适用范围】

（1）糖尿病患者的每日血糖监测。

（2）肥胖人群和（或）有家族遗传史的潜在糖尿病患者的平日血糖监测，以预防和早期发现糖尿病。

（3）出现低血糖症状的人群。

【操作流程】

（一）操作前准备

1.环境准备　环境安静、整洁，光线、温度适宜，必要时用屏风遮挡。

2.用物准备　快速血糖仪（调整血糖仪代码使其与血糖试纸代码匹配）、血糖试纸（图12-1）、一次性采血针、无菌棉签、75%乙醇、手消毒液、治疗车等。

3.护士准备　着装整齐、规范洗手、戴无菌口罩。

4.患者准备

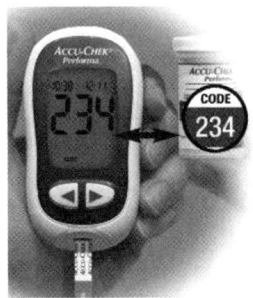

图 12-1　快速血糖仪和试纸

（1）核对　床号、姓名。

（2）告知　向患者说明测血糖的目的、方法、配合要点及注意事项。

（3）评估　了解患者手指皮肤有无破损、皮疹、硬结、红肿；患者是否对酒精过敏；患者运动时间、进餐时间、用药时间。

（二）操作过程

（1）协助患者取舒适体位（卧位或坐位），选择采血部位，取任一手指的指腹两侧均可。

（2）用无菌棉签取75%乙醇，消毒手指指端远侧1/3，待乙醇挥发干燥后再采血。

（3）将血糖试纸插入血糖仪，确认试纸上的校正码与血糖仪屏幕上的校正码相同。待血糖仪显示滴血标志时，固定患者手指指端皮肤，注意勿污染已消毒的皮肤。用一次性采血针进行采血，无菌棉签拭去第一滴血，沿近心端向远心端轻轻推挤指端，以便使血液充分流到指尖。用血糖试纸前端接触血滴直至测试区吸满（图12-2）。

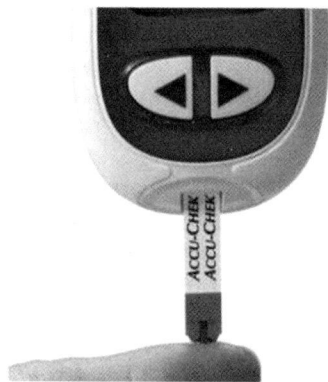

图 12-2　测试区吸满血

（4）用无菌棉签按压穿刺处2~3分钟。平放血糖仪，等待血糖仪读数。

（5）记录测得的血糖值和检测时间。

（6）整理床单位，协助患者取舒适体位。

（7）整理用物，洗手。

（三）操作后沟通

（1）告知患者本次血糖检测结果。

（2）告知患者避免长期反复在一个手指测血糖，以免形成瘢痕。

（3）告知患者正常的血糖值范围和理想的控制范围，帮助患者调整饮食、运动等治疗方案。

（4）告知患者如出现乏力、出汗、心慌、饥饿感、头晕等低血糖症状时，应及时检测手指血糖。

【注意事项】

（1）妥善保管血糖仪，注意防潮。定期对血糖仪进行校正，以免测量结果不准确。

（2）密闭干燥避光保存血糖试纸，避免长时间暴露在空气中，以免造成测试区酶被氧化，血糖测试结果不准。

（3）每更换一盒试纸，需确认试纸校正码与血糖仪上显示的校正码一致，以免血糖测量结果错误。

（4）严格按照进食时间测量血糖。

（5）避免使用含碘消毒液消毒手指，以免影响血糖测试结果。

（6）采血时应避开手指皮肤有破损、皮疹、红肿、硬结的部位。

（7）采血针不可反复使用。血糖检测后，正确弃置采血针和血糖试纸。

【考核标准】

快速血糖仪测血糖操作考核评分标准

姓名： 　　　　总分：

操作流程	内容	分值	扣分细则	扣分
操作前准备（15分）	1.环境准备：病室安静、整洁，减少人员流动	2	未评估环境扣2分	
	2.用物准备：治疗盘、血糖仪1台、一次性采血针、血糖试纸、75%乙醇、棉签、弯盘、签字笔、记录单	5	缺一项扣1分，扣完为止	
	3.护士准备：着装整齐，规范洗手，戴无菌口罩	3	一项不符扣1分	
	4.患者准备 （1）核对患者 （2）评估患者 （3）告知检测血糖的目的及方法，取得患者配合	5	未核对患者扣2分；未评估患者扣2分；未行告知事项扣1分	
操作过程（66分）	1.协助患者取舒适的体位；血液循环差者手下垂并摆动10次	5	不符要求扣3分	
	2.使用前检查血糖仪，性能是否正常（口述）	5	未口述不得分	
	3.检查品管液在有效期内，血糖仪使用品管液已校对，可以安全使用（口述）	5	未口述不得分	
	4.检查试纸在有效期内（口述）	5	未口述不得分	
	5.选择合适的手指，75%乙醇消毒指端远侧1/3，待干	5	消毒不规范扣3分；酒精未干采血扣5分	
	6.开机，正确插入试纸，确认试纸上的校正码与血糖仪屏幕上的校正码相同	5	未报告扣3分	
	7.再次核对患者姓名，绷紧皮肤，采血针紧贴采血部位按下，采血，拭去第一滴血，采用第二滴血	5	未查对扣2分；未正确采血扣3分	
	8.当仪器屏幕上有滴血标志闪动提示时，仪器垂直向下吸血，直到听到提示音及观察到测试窗口完全充满血液	10	方法不当、血量不足、未能及时显示结果各扣3分	
	9.棉签按压采血部位，直至不出血为止	3	不符要求扣3分	
	10.平放血糖仪，读数并告知患者或家属（血糖过低或过高应通知医生），取下试纸	3	无血糖显示扣3分；晃动血糖仪扣2分；未告知患者或家属读数扣1分	
	11.再次查对，关机	5	一项不符要求扣2~3分	
	12.整理床单位，协助患者取舒适体位	4	一项不符要求扣2分	
	13.整理用物，洗手，做好记录	6	一项不符要求扣2分	
操作后沟通（3分）	1.告知患者避免长期反复在一个手指测血糖，以免形成瘢痕 2.告知患者正常的血糖值范围和理想的控制范围，帮助患者调整饮食、运动等治疗方案 3.告知患者如出现乏力、出汗、心慌、饥饿感、头晕等低血糖症状时，应及时检测手指血糖	3	一项未沟通扣1分	

续表

操作流程	内容	分值	扣分细则	扣分
注意事项（5分）	1.严格无菌技术操作 2.试纸放于试纸筒内保存，保持干燥、无污染 3.针刺部位尽量不选择指腹神经末梢丰富处，以减轻疼痛（口述） 4.采血时从掌跟向指尖挤，轻轻挤出一滴血。切忌挤压针尖处，以防组织液挤出影响血糖结果	5	不符要求每项扣1~2分，扣完为止	
综合评价（11分）	1.程序正确、操作熟练	4	不符要求酌情扣分	
	2.关爱患者，护患沟通有效	4	不符要求酌情扣分	
	3.操作时间：3分钟内完成	3	每超时30秒扣1分，扣完为止	
合计		100		

（柳佳利）

二、动态血糖监测技术

【目的】

（1）为发现传统血糖监测方法难以察觉的餐后高血糖、索莫吉效应（Somogyi effect）和黎明现象等。

（2）评价饮食、运动和（或）药物治疗的效果，为调整治疗方案提供依据。

（3）通过血糖变化规律，制定个体化的治疗方案。

【适用范围】

（1）难治性或者脆性糖尿病患者。

（2）血糖控制不佳、需血糖谱制定或调整治疗方案的糖尿病患者。

（3）排除隐匿性低血糖或高血糖者。

（4）清晨空腹血糖高、确诊黎明现象或索莫吉效应者。

（5）妊娠糖尿病血糖控制不佳者。

【操作流程】

（一）操作前准备

1.环境准备 环境安静、整洁，光线、温度适宜，必要时用屏风遮挡。

2.用物准备 监测机器、探头、置针器、7号电池2节、皮套（固定带）、3M透明贴、75%乙醇、治疗盘、手消毒液、治疗车等。

3.护士准备 着装整齐，规范洗手，戴无菌口罩。

4.患者准备

（1）核对 床号、姓名。

（2）告知 向患者说明监测血糖的目的、方法、配合要点及注意事项。

（3）评估 了解患者意识状态及合作能力；佩戴仪器及探头部位的皮肤有无

破损、皮疹、硬结、红肿；患者是否对酒精过敏。

（二）操作过程

（1）协助患者取舒适体位（卧位或坐位），暴露操作部位，多取腹部。

（2）无菌棉签取75%乙醇，消毒注射部位皮肤2遍（以注射点为中心，范围半径＞5cm），待干。

（3）探头内安装记录芯片，将探头安置在置针器上，左手绷紧穿刺部位皮肤，右手持置针器与皮肤成60°~90°（体型偏瘦者＜45°，探头根部朝向腹壁外侧），轻按置针器推键，置入探头。

（4）固定探头，连接探头与监测机器，检查信号。

（5）用3M透明贴固定探头，监测机器用皮套或固定带装好后固定于腰部或手臂处（按探头所在位置选择）（图12-3）。

（6）初始化探头结束后，测量手指血糖并输入机器。

（7）每日至少输入4个手指血糖作为血糖校正，可取空腹及三餐后2小时血糖值。记录每日进餐、运动及用药时间等。

（8）监测结束后，关机并拔出监测探头，断开机器与探头的连接，取下探头内记录芯片，插入电脑进行分析保存。

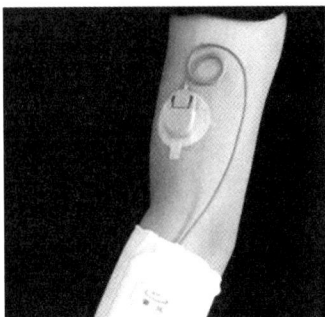

图12-3　固定探头

（三）操作后沟通

（1）教会患者自己换算血糖值和录入血糖值，告知饮食、运动事件的录入方式以及报警时的处理方法。

（2）告知患者在佩戴动态血糖仪期间禁止做MRI、CT等检查。

（3）告知患者佩戴前应先进行沐浴，佩戴期间保持探头部位皮肤干燥。

【注意事项】

（1）注射点应避开皮肤破溃、硬结、红肿处及腰带处。

（2）患者佩戴期间要注意预防仪器脱离。

（3）输入校正指血糖的时间间隔不能大于12小时。

【考核标准】

动态血糖仪监测血糖技术操作考核评分标准

姓名：　　　　　　总分：

操作流程	内容	分值	扣分细则	扣分
操作前准备（15分）	1.环境准备：病室安静、整洁，减少人员流动	2	未评估环境扣2分	
	2.用物准备：监测机器、探头、置针器、7号电池2节、皮套（固定带）、3M透明贴、75%乙醇、手消毒液、治疗车	5	缺一项扣1分，扣完为止	
	3.护士准备：着装整齐，规范洗手，戴无菌口罩	3	一项不符要求扣1分	

续表

操作流程	内容	分值	扣分细则	扣分
操作前准备（15分）	4.患者准备 （1）核对患者 （2）评估患者 （3）告知监测血糖的目的及方法，取得患者合作	5	未核对患者扣2分；未评估患者扣2分；未行告知事项扣1分	
操作过程（62分）	1.协助患者取舒适的坐位或卧位，充分暴露注射部位	5	一项不符要求扣2分	
	2.75%乙醇消毒皮肤，待干	5	消毒不规范扣3分	
	3.探头内安装记录芯片，将探头安置在置针器上	5	一项不符要求扣5分	
	4.再次查对，左手绷紧穿刺部位皮肤，右手持置针器与皮肤呈60°~90°（体型偏瘦者＜45°，探头根部朝向腹壁外侧），轻按置针器推键，置入探头	5	未查对扣2分，注射角度不正确扣3分	
	5.固定探头，连接探头与监测机器，检查信号	10	未固定扣5分，未检查信号扣5分	
	6.用3M透明贴固定探头，监测机器用皮套或固定带装好后固定于腰部或手臂处（按探头所在位置选择）	10	一项不符要求扣5分	
	7.初始化探头结束后，测量手指血糖并输入机器	10	一项不符要求扣5分	
	8.再次查对，整理床单位，协助患者取舒适体位	6	一项不符要求扣2分	
	9.整理用物，洗手，做好记录	6	一项不符要求扣2分	
操作后沟通（9分）	1.教会患者自己换算血糖值和录入血糖值，告知饮食、运动事件的录入方式以及报警时的处理方法	3	一项未沟通扣3分	
	2.告知患者在佩戴动态血糖仪期间禁止做MRI、CT等检查	3		
	3.告知患者佩戴前应先进行沐浴，佩戴期间保持探头部位皮肤干燥	3		
注意事项（2分）	1.严格无菌技术操作	1	一项不符要求扣1分	
	2.穿刺部位选择合理	1		
综合评价（12分）	1.程序正确、操作熟练	4	不符要求酌情扣分	
	2.关爱患者，护患沟通有效	4	不符要求酌情扣分	
	3.操作时间：7分钟内完成	4	每超时30秒扣1分，扣完为止	
合计		100		

（柳佳利）

任务二　胰岛素使用技术

胰岛素治疗是糖尿病药物治疗的重要组成部分，合理使用胰岛素是促使患者血糖达标的重要手段。本节主要介绍注射器、胰岛素笔和胰岛素泵注射胰岛素技术。

一、注射器注射胰岛素技术

【目的】

通过外源性注射胰岛素，调整患者血糖，以促使血糖达标。

【适用范围】

（1）1型糖尿病患者。

（2）2型糖尿病患者口服降糖药控制血糖效果不佳时。

（3）患严重的糖尿病并发症者。

（4）糖尿病合并应激时。

（5）全胰腺切除引起的继发性糖尿病者。

【操作流程】

（一）操作前准备

1.环境准备 环境安静、整洁，光线、温度适宜，必要时用屏风遮挡。

2.用物准备 胰岛素专用一次性注射器、胰岛素、75%乙醇、无菌棉签、治疗盘、无菌治疗巾、手消毒液、治疗车。

3.护士准备 着装整齐，规范洗手，戴无菌口罩。

4.患者准备

（1）核对 床号、姓名。

（2）告知 说明注射胰岛素的目的、部位、配合要点及注意事项。

（3）评估 了解患者的意识状态及合作程度；选择合适的胰岛素注射部位，可取腹部、大腿前外侧、臀部及上臂外侧；评估患者注射部位皮肤有无破溃、瘢痕、硬结、红肿；评估患者是否对酒精过敏。

（二）操作过程

（1）根据医嘱抽取正确剂量胰岛素注射液，置于无菌治疗盘内。

（2）协助患者取舒适体位，用75%乙醇消毒注射部位皮肤2遍，消毒范围直径>5cm，待干。

（3）左手轻轻固定患者注射部位皮肤，勿污染已消毒部位，右手持胰岛素注射器成30°~45°刺入皮下。体型消瘦者及儿童应适当减小进针角度，避免刺入肌层。

（4）固定针头，轻拉活塞无回血后，以均匀速度注射胰岛素。

（5）注射完毕后，迅速拔针，用无菌棉签轻压注射部位。

（6）注射器弃于锐器盒，整理床单位。

（7）洗手，做好记录。

（三）操作后沟通

（1）向患者介绍所使用的胰岛素种类、胰岛素的副作用及储存胰岛素的方法。

（2）指导患者正确选择胰岛素注射部位。

（3）指导患者胰岛素注射时间，注射前备好食物。注射短效胰岛素15~30分钟，速效胰岛素5分后必须进食，以免发生低血糖。

（4）指导患者及家属识别低血糖的症状，以及正确的低血糖预防和处理方法。

【注意事项】

（1）正确储存胰岛素。避免冷冻、阳光直晒和反复震荡。

（2）如果胰岛素冷藏在冰箱内，使用前提前30分钟取出复温，以免引起注射部位疼痛。

（3）经常轮换注射部位，以防局部脂肪萎缩。

（4）避免在破溃、皮疹、瘢痕、硬结、红肿、皮下淤血、脂肪萎缩及患者运动所涉及的部位注射。

（5）避免重复使用胰岛素专用注射器。

（6）注射后注意观察注射部位有无出血、皮下瘀斑。

【考核标准】

注射器注射胰岛素技术操作考核评分标准

姓名：　　　　　　总分：

操作流程	内容	分值	扣分细则	扣分
操作前准备（15分）	1.环境准备：病室安静、整洁，减少人员流动	2	未评估环境扣2分	
	2.用物准备：胰岛素专用一次性注射器、胰岛素、75%乙醇、无菌棉签、治疗盘、无菌治疗巾、手消毒液、治疗车、医嘱单	5	缺一项扣1分，扣完为止	
	3.护士准备：着装整齐，规范洗手，戴无菌口罩	3	一项不符扣1分	
	4.患者准备 （1）核对患者 （2）评估患者 （3）告知注射胰岛素的目的及部位，取得患者合作	5	未核对患者扣2分；评估患者扣2分；未行告知事项扣1分	
操作过程（54分）	1. 协助患者取舒适的体位，正确选择胰岛素注射部位，充分暴露皮肤	5	体位不对扣2分；注射部位选择不对扣5分	
	2.查对医嘱，检查胰岛素及注射器等耗材有效期和包装（口述）	5	未口述不得分	
	3.消毒胰岛素瓶盖和注射部位皮肤，待干	8	未消毒胰岛素瓶盖或皮肤各扣4分	
	4.再次查对胰岛素无误后，正确抽吸胰岛素	10	一项不符要求扣5分	
	5.再次核对，根据患者胖瘦决定是否捏起皮肤，注射胰岛素，匀速注射	10	未再次核对扣3分；注射方法不对扣5分	
	6.注射完毕，快速拔出针头，轻压注射部位	5	未快速拔出扣3分；未按压扣3分	
	7.注射器弃于锐器盒，整理床单元	6	未置于锐器盒扣5分；未整理床单元扣1分	
	8.洗手，再次核对医嘱后在注射上做好记录	5	未消毒手扣3分；未记录扣3分	

操作流程	内容	分值	扣分细则	扣分
操作后沟通（16分）	1.向患者介绍所使用的胰岛素种类、胰岛素的副作用及保存方法 2.指导患者正确选择胰岛素注射部位（应选择部位以及避免选择部位） 3.指导患者胰岛素注射时间，注射前备好食物。注射短效胰岛素15~30分钟，速效胰岛素5分后必须进食，以免发生低血糖 4.指导患者及家属识别低血糖的症状，以及正确的低血糖预防和处理方法	16	一项未沟通扣4分；一项沟通不全扣1~3分	
注意事项（4分）	1.正确储存胰岛素。避免冷冻、阳光直晒和反复震荡 2.避免重复使用胰岛素专用注射器 3.注射后注意观察注射部位有无出血、皮下瘀斑（口述）	4	不符要求每项扣2分	
综合评价（11分）	1.程序正确、操作熟练	4	不符要求酌情扣分	
	2.关爱患者，护患沟通有效	4	不符要求酌情扣分	
	3.操作时间：10分钟内完成	3	每超时30秒扣1分，扣完为止	
合计		100		

（柳佳利）

二、胰岛素笔注射胰岛素技术

【目的】

通过外源性注射胰岛素，控制患者血糖。

【适用范围】

（1）1型糖尿病患者。

（2）2型糖尿病患者口服降糖药控制血糖效果不佳时。

【操作流程】

（一）操作前准备

1.环境准备 环境安静、整洁，光线、温度适宜，必要时用屏风遮挡。

2.用物准备 胰岛素笔、胰岛素针头、75%乙醇、无菌棉签、治疗盘、弯盘、手消毒液、治疗车。

3.护士准备 着装整齐、规范洗手、戴无菌口罩。

4.患者准备

（1）核对 床号、姓名。

（2）告知 向患者说明注射胰岛素的目的、部位、配合要点及注意事项。

（3）评估 了解患者的意识状态及合作程度；选择合适的胰岛素注射部位，可取腹部、大腿前外侧、臀部及上臂外侧；评估患者注射部位皮肤有无破溃、瘢痕、硬结、红肿；评估患者是否对酒精过敏。

（二）操作过程

（1）安装胰岛素笔针头，将胰岛素笔剂量刻度调至1U进行排气，看到针尖有液滴说明排气成功，然后将胰岛素笔放入无菌治疗盘内（图12-4）。

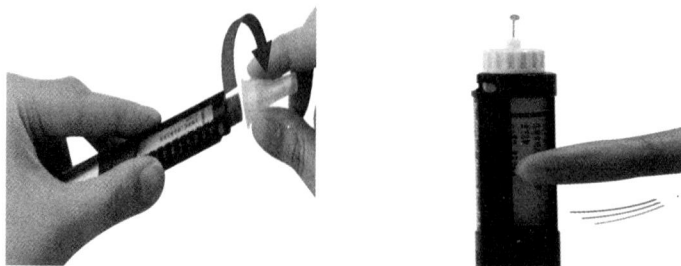

图 12-4　胰岛素笔装针头及排气

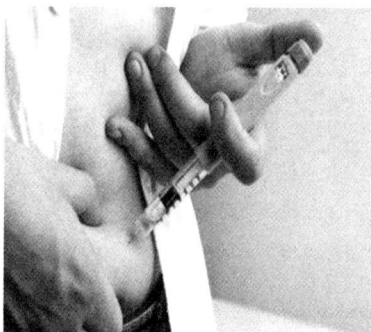

图 12-5　注射胰岛素

（2）协助患者取舒适体位，用75%乙醇消毒注射部位皮肤2遍，消毒范围直径＞5cm，待干。

（3）将胰岛素笔剂量刻度调至合适的治疗剂量，左手轻轻固定患者皮肤，右手持胰岛素笔成90°刺入患者皮下（图12-5）。

（4）按下注射推杆，以均匀速度注射胰岛素，直至听到或感觉到"咔哒"一声提示音，剂量刻度显示读数为"0"。

（5）针头停留在皮下6~10秒后迅速拔针，针头回帽后放入锐器盒内。

（6）整理床单元，洗手，做好记录。

（三）操作后沟通

（1）向患者介绍所使用的胰岛素种类及注射时间。

1）速效胰岛素：餐前立即注射。

2）短效胰岛素：餐前15~30分钟注射。

3）中效胰岛素：晚睡前或餐前30分钟注射。

4）预混胰岛素：根据短、速效时间要求注射。

（2）指导患者正确选择胰岛素注射部位。注射时避开皮肤破溃、硬结、红肿等处，长期注射者应轮流更换注射部位，以防局部脂肪萎缩。

（3）告知患者储存胰岛素笔的正确方法。避免阳光直射，避免长时间震荡。未开封的胰岛素冷藏在冰箱，使用时需提前30分钟取出复温，使用中的胰岛素笔在室温（≤25℃）以下可保存4周。

（4）告知患者胰岛素常见副作用，注射胰岛素前需备好食物。指导患者及家属识别低血糖的症状，以及正确的低血糖预防和处理方法。

【注意事项】

（1）注射后不要立即拔针，针头停留在皮下6~10秒后拔出。

（2）不可反复使用注射针头，以免造成针头折断、注射疼痛。

（3）胰岛素笔应和胰岛素注射液生产厂家的型号匹配，不可交替使用。

【考核标准】

胰岛素笔注射胰岛素技术操作考核评分标准

姓名：　　　　　　　总分：

操作流程	内容	分值	扣分细则	扣分
操作前准备（15分）	1.环境准备：病室安静、整洁，减少人员流动	2	未评估环境扣2分	
	2.用物准备：胰岛素笔、胰岛素针头、75%乙醇、无菌棉签、治疗盘、弯盘、手消毒液、治疗车、医嘱单	5	一样不齐扣1分，扣完为止	
	3.护士准备：着装整齐、规范洗手、戴无菌口罩	3	一项不符扣1分	
	4.患者准备 （1）核对患者 （2）评估患者 （3）告知注射胰岛素的目的及部位，取得患者合作	5	未核对患者扣2分；未评估患者扣2分；未行告知事项扣1分	
操作过程（57分）	1.协助患者取舒适的体位，正确选择胰岛素注射部位，充分暴露皮肤	5	体位不对扣2分；注射部位选择不对扣5分	
	2.查对医嘱，检查胰岛素笔（胰岛素笔芯外观有无异常、是否有足够量的胰岛素、胰岛素有效期、核对胰岛素剂型是否正确）及注射针头等耗材有效期和包装（口述）	5	未口述不得分	
	3.消毒注射部位皮肤，待干	5	未消毒胰岛素瓶盖或皮肤扣5分	
	4.再次查对胰岛素无误后，正确安装胰岛素笔用针头，手法正确（平行方向安装针头）	5	不符要求扣5分	
	5.排气。调节剂量1U，针尖垂直向上，手指轻弹笔芯架数次，按压注射键，见一滴胰岛素从针头溢出即可。若无药液溢出，重复上述操作	5	未排气或者方法不对扣5分	
	6.再次核对医嘱，调节剂量。旋转剂量调节旋钮，调至所需注射剂量	5	未再次核对扣3分；剂量不对扣5分	
	7.皮下注射，根据患者体型选择合适的注射针头和注射手法，常规为左手轻轻固定患者皮肤，右手持胰岛素笔垂直90°进针。遇极度消瘦患者，考虑存在肌内注射风险，应捏皮注射（口述）	7	手法不对扣5~7分；未口述扣2分	
	8.注射完毕，针头在皮下停留6~10秒钟迅速拔出，拔出时继续按住推键	5	未停留拔出扣3分；拔出时未按住推键扣3分	
	9.按压注射部位。用干棉签按压针眼30秒	3	未按压扣3分	
	10.针头规范丢弃。注射完毕后，套上大针头帽，卸下针头。废弃针头，扔利器盒。整理床单元	5	处置针头方法不对扣5分	
	11.洗手，再次核对医嘱后再记录	7	未洗手扣3分；未记录扣3分	

续表

操作流程	内容	分值	扣分细则	扣分
操作后沟通 （9分）	1.向患者介绍所使用的胰岛素种类、正确的注射部位及时间	3	一项未沟通扣3分	
	2.告知患者胰岛素的副作用及正确储存胰岛素笔的方法	3		
	3.告知患者注射胰岛素前备好食物，指导患者及家属识别低血糖的症状，以及指导患者及家属学会低血糖的预防和处理方法	3		
注意事项 （4分）	1.不可反复使用注射针头，以免造成针头折断、注射疼痛	2	不符要求扣2分	
	2.胰岛素笔应和胰岛素注射液生产厂家的型号匹配，不可交替使用（口述）	2		
综合评价 （15分）	1.程序正确、操作熟练	5	不符要求酌情扣分	
	2.关爱患者，护患沟通有效	5	不符要求酌情扣分	
	3.10分钟内完成	5	每超时30秒扣1分，扣完为止	
合计		100		

（柳佳利）

三、胰岛素注射泵使用技术

【目的】

胰岛素泵通过模拟人体健康胰腺分泌胰岛素的生理模式，更好地控制患者血糖，尤其是胰腺分泌功能衰竭患者的血糖。

【适用范围】

糖尿病患者，尤其是难治性或脆性糖尿病患者。

【操作流程】

（一）操作前准备

1.**环境准备** 环境安静、整洁，光线、温度适宜，必要时用屏风遮挡。

2.**用物准备** 胰岛素注射泵、电池、储药器、输注导管、螺杆、剂量管、胰岛素（提前1小时从冰箱冷藏室拿出复温）、75%乙醇、无菌棉签、3M透明贴、皮套、手消毒液、治疗盘、弯盘、治疗车。

3.**护士准备** 着装整齐、规范洗手、戴无菌口罩。

4.**患者准备**

（1）核对 床号、姓名。

（2）告知 向患者说明胰岛素泵的使用目的、过程、配合要点及注意事项。

（3）评估 了解患者的意识状态及合作程度；选择合适的穿刺部位，常取腹部或上臂外侧，避开脐部及腰带部位；评估患者穿刺部位皮肤有无破溃、瘢痕、硬结、红肿；评估患者是否对酒精过敏。

（二）操作过程

（1）安装电池启动胰岛素泵，核对泵上显示的日期和时间，如有不符先调整正确。

（2）遵医嘱设置基础量和餐前大剂量。

（3）打开储药器包装，将螺杆连接到储药器上，在无菌操作下把胰岛素抽入储药器内。

（4）抽完胰岛素后，将储药器放入剂量管内校对螺杆长度。

（5）将储药器放入泵内，连接上导管。

（6）选择合适的穿刺部位，协助患者取舒适体位，用75%乙醇消毒穿刺部位皮肤2遍，消毒范围半径>5cm，待干。

（7）启动胰岛素泵排气程序，有胰岛素从输注导管针头部流出时说明排气完成。

（8）左手捏起穿刺点皮肤，右手持针头与皮肤成90°插入，植入针头。

（9）置针后，用3M透明贴固定针头。

（10）将泵放于患者安全方便的部位，可用皮套装好挂于腰带上。

（11）协助患者取舒适体位，整理床单位。

（12）洗手，做好记录。

（三）操作后沟通

（1）告知患者上泵后的注意事项，如防水、防震、防电磁波，报警时及时告知医护人员。

（2）告知患者在进行MRI等强磁场医学检查时，要把胰岛素泵与身体暂时分开，放于检查室外。

（3）告知患者洗澡时要将注射泵和身体分离，注意保护针头部位。

【注意事项】

（1）准确设置胰岛素基础设定量。

（2）每日检查胰岛素泵运行情况，注意保持针头及导管顺畅。

（3）观察患者置针处皮肤有无硬结、红肿、感染等情况。

【考核标准】

胰岛素泵使用技术操作考核评分标准

姓名：　　　　　　总分：

操作流程	内容	分值	扣分细则	扣分
操作前准备（15分）	1.环境准备：病室安静、整洁，减少人员流动	2	未评估环境扣2分	
	2.用物准备：胰岛素泵，电池，储药器，输注导管，螺杆，剂量管，3M敷贴，胰岛素（提前1小时从冰箱取出置于室温下）治疗盘，75%乙醇，无菌棉签，弯盘，胰岛素泵皮套	5	一样不齐扣1分，扣完为止	
	3.护士准备：着装整齐、规范洗手、戴无菌口罩	3	一项不符要求扣1分	
	4.患者准备 （1）核对患者 （2）评估患者 （3）告知胰岛素泵使用目的及过程，取得患者合作	5	未核对患者扣2分；未评估患者扣2分；未行告知事项扣1分	

续表

操作流程	内容	分值	扣分细则	扣分
实施过程（66分）	1.安装电池启动胰岛素泵，核对泵上显示的日期和时间，如有不符先调整正确	5	操作不规范或错误扣2~5分	
	2.遵医嘱设置基础量和餐前大剂量	6	设置错误扣2~6分	
	3.打开储药器包装，将螺杆连接到储药器上，在无菌操作下把胰岛素抽入储药器内	5	螺杆连接不正确扣3分；不符合无菌操作扣全分	
	4.抽完药，将储药器放入剂量管内校对螺杆长度	5	未校对螺杆长度扣全分	
	5.将储药器放入泵内，连接上导管	5	操作不规范扣2~3分	
	6.选择合适的穿刺部位，协助患者取舒适体位，用75%乙醇消毒穿刺部位皮肤2遍，消毒范围半径>5cm，待干	10	部位选择不正确扣3~5分；消毒不规范或范围不正确扣3~5分	
	7.排气	5	未排气扣5分；排气浪费药液酌情扣2~3分	
	8.左手捏起穿刺点皮肤，右手持针头与皮肤成90°插入，植入针头，敷贴覆盖	10	操作不规范或角度错误扣3~10分	
	9.用胰岛素泵外壳或皮套妥善固定胰岛素泵	5	未使用外壳扣5分；固定不当扣3分	
	10.观察病情，患者局部皮肤情况，血糖控制情况（口述）	5	未口述观察内容或不全扣2~5分	
	11.协助患者取舒适体位，整理床单位，洗手并记录	5	未整理床单位、未记录扣3~5分	
操作后沟通（6分）	1.告知患者上泵后注意事项，如防水、防震、防电磁波，报警时及时告知医护人员 2.告知患者在进行MRI等强磁场环境医学检查时，要把胰岛素泵与身体暂时分离开，放于检查室外 3.告知患者洗澡时要将注射泵和身体分离，注意保护针头部位	6	一项未沟通扣2分	
注意事项（2分）	每日检查胰岛素泵运行情况，注意保证针头及导管顺畅（口述）	2	未口述扣2分	
综合评价（11分）	1.程序正确、操作熟练	4	不符要求酌情扣分	
	2.关爱患者，护患沟通有效	4	不符要求酌情扣分	
	3.操作时间：15分钟内完成	3	每超时30秒扣1分	
合计		100		

（柳佳利）

项目十三

神经系统疾病常用护理技术

任务一 腰椎穿刺术的护理配合

【目的】

（1）检查脑脊液的成分，了解脑脊液常规、生化、细胞学、免疫学变化以及病原学证据。

（2）测定脑脊液的压力。

（3）治疗性穿刺，进行鞘内注射。

（4）了解椎管有无梗阻。

【适用范围】

（1）中枢神经系统炎症性疾病的诊断与鉴别诊断，包括化脓性脑膜炎、结核性脑膜炎、病毒性脑膜炎、乙型脑炎等。

（2）急性脑血管病的诊断与鉴别诊断，包括脑出血、脑梗死、蛛网膜下腔出血等。

（3）肿瘤性疾病的诊断与治疗。用于诊断脑膜白血病，并通过腰椎穿刺进行化疗药物鞘内注射从而治疗脑膜白血病。

（4）测定颅内压力和了解蛛网膜下腔是否阻塞等。

（5）椎管内给药。

【操作流程】

（一）操作前准备

1.环境准备 环境清洁、安静，温度适宜，必要时屏风遮挡。

2.用物准备 硬板床、腰椎穿刺包、1%普鲁卡因、闭式测压表或玻璃测压管、胶布、棉签、弯盘等。术前备齐用物，携至患者床前。

3.护士准备 衣帽整齐、符合要求、修剪指甲、洗手、戴口罩。

4.患者准备

（1）核对 床号、姓名。

（2）告知 说明腰椎穿刺的目的、方法、注意事项，取得患者配合。

（3）评估 了解患者神志、瞳孔大小及对光反射；穿刺部位皮肤的完整性；

检查血小板出血时间及凝血时间等。

（二）操作中的配合

（1）协助患者采取侧卧位，屈颈，屈髋，屈膝，双手抱膝，尽量使腰椎呈弓形后突，旨在使椎间隙增宽；双肩与床面垂直，双腿和双膝平行对齐。使穿刺部位充分暴露，腰椎间隙增大，可使穿刺顺利，提高穿刺成功率。

（2）协助医师进行手术野皮肤消毒，铺无菌巾，进行局部麻醉。

（3）配合穿刺，术中密切观察患者的呼吸、面色、心率、意识情况。

（4）配合医生进行椎管测压，留取脑脊液标本，及时送检。

（5）将腰椎穿刺结果及脑脊液压力记录护理单上，签名。

【注意事项】

（1）腰穿前应向家属和（或）患者详细解释腰穿的目的、必要性以及腰穿可能给患者带来的不适和不良后果，征得家属和（或）患者的同意并签订知情同意书后方可进行。

（2）告知患者术后去枕平卧4~6小时，24小时内不宜下床活动，并多饮水，以防穿刺后的反应。颅内压较高者不宜多饮水。

（3）检查床不宜过软，以保证脊柱不弯曲。

（4）穿刺中嘱患者避免咳嗽。

（5）密切观察病情变化，如患者出现神志、瞳孔及生命体征改变或有脑疝症状，及时向反馈医生。

【考核标准】

腰椎穿刺术的护理配合操作考核评分标准

姓名：　　　　　总分：

操作流程	内容	分值	扣分细则	扣分
操作前准备（22分）	1.环境准备：环境清洁、温度适宜、光照良好	2	未评估扣2分	
	2.用物准备：腰椎穿刺包、1%普鲁卡因、闭式测压表或玻璃测压管、胶布、棉签、弯盘；黄色袋垃圾桶、黑色袋垃圾桶	5	缺一项扣0.5分	
	3.护士准备：着装整洁规范，仪表端庄大方，规范洗手	5	不规范扣5分	
	4.患者准备 （1）核对患者 （2）评估患者 （3）向患者说明腰椎穿刺术目的、方法及注意事项，以取得配合 （4）普鲁卡因皮试	10	不符要求各扣2分	

续表

操作流程	内容	分值	扣分细则	扣分
操作中的配合（43分）	1.协助患者采取侧卧位，屈颈，屈髋，屈膝，双手抱膝，尽量使腰椎呈弓形后突，使椎间隙增宽，双肩与床面垂直，双腿和双膝平行对齐。使穿刺部位充分暴露，腰椎间隙增大，可使穿刺顺利，提高穿刺成功率	10	不符要求酌情扣分	
	2.协助医师进行手术野皮肤消毒，铺无菌巾，进行局部麻醉	8	不符要求酌情扣分	
	3.配合术者穿刺，当穿刺时，协助患者保持正确体位，嘱患者不能乱动，以免发生损伤	5	不符要求酌情扣分	
	4.穿刺成功后，如测脑脊液压力，协助术者接上测压管测压，或配合医生缓慢放出脑脊液。如需做脑脊液检查，协助留取脑脊液，盖好无菌塞，立即送检。鞘内注射给药时，应放出等量脑脊液，然后再注入药物	10	不符要求酌情扣分	
	5.术中密切观察患者的全身状况，如出现呼吸、面色、心率、意识等异常改变时，应通知医生停止操作，并协助相应处理	10	不符要求酌情扣分	
操作后护理（15分）	1.告知患者术后去枕平卧4~6小时，24小时内不宜下床活动，并多饮水，以防穿刺后的反应。颅内压较高者不宜多饮水 2.密切观察病情变化，如患者出现神志、瞳孔及生命体征改变或有脑疝症状，及时向反馈医生	15	不符要求酌情扣分	
操作后沟通（10分）	1.告知患者术后去枕平卧位的重要性 2.告知患者护士会巡查病房，如需要请及时按铃呼叫 3.向患者表示感谢	10	不符要求酌情扣分	
综合评价（10分）	1.操作程序流畅、熟练	2	每颠倒一处扣1分	
	2.用物齐全符合要求	2	不符要求酌情扣分	
	3.关心、体贴患者，态度亲切，评估沟通顺畅	2	沟通欠佳酌情扣分	
	4.操作时间：5分钟	4	每超时1分钟扣2分	
合计		100		

（曹红丹）

任务二　脑室引流患者的护理

【目的】

（1）在紧急状况下，迅速降低因脑室系统阻塞（积血积水）和各种原因所致的急性脑压增高甚至脑疝者的颅内压力，以抢救生命。

（2）监测颅内压，可直接、客观、及时地反映颅内压变化情况。

（3）引流血性或炎性脑脊液，以促进患者康复。

【适用范围】

（1）肿瘤或其他颅内病变引起的脑积水。

（2）自发性或外伤性脑室内出血，或脑内血肿破入脑室系统。

（3）后颅窝手术前，为防止在切开后颅窝硬脑膜后小脑急性膨出，造成脑组织裂伤和继发性脑干损伤；在术后，持续引流出血性脑脊液，以避免脑室系统梗阻，并可以调整颅内压力。

（4）开颅术中和术后行颅内压监测。

【操作流程】

（一）操作前准备

1.环境准备 环境清洁，室温适宜。

2.用物准备 治疗盘，无菌手套，脑室穿刺包（颅骨钻、血管钳、弯盘、洞巾、纱布、棉球），脑室引流套管针，5ml注射器2副，2%利多卡因5ml，砂轮，2%氯己定（5%碘伏），无菌敷贴，一次性引流袋，治疗巾，导管标识及污物桶，酌情准备无菌试管（贴上标签），冲洗及颅内压监测设备。

检查物品的质量及有效期。

3.操作者准备 洗手，戴口罩、帽子（按手术要求）。

4.护士准备 着装整洁规范，仪表端庄大方，规范洗手。

5.患者准备

（1）核对 备齐用物推至患者床边，确认患者身份。

（2）解释 向患者（家属）解释操作目的，取得配合。

（3）评估 询问病情，询问有无头痛、恶心、呕吐等，监测生命体征。评估穿刺部位头皮是否完整，剔除头发，清洁手术部位。

6.核对查阅 核对医嘱；查阅颅脑影像检查结果、有无禁忌证，查看患者知情同意情况。

（二）操作过程

1.选择体位 患者取仰卧位，头下铺治疗巾（必要时双手固定患者头部，防止头部摆动；对意识不清者或小儿，予以约束）。

2.选择穿刺部位 前额部，发际上旁开2cm，矢状线旁开2cm（以侧脑室额角穿刺为例）。

3.准备穿刺包 助手打开脑室穿刺包，铺无菌区，放入所需无菌物品，倒消毒液。

4.消毒铺巾 戴无菌手套，以穿刺部位为中心消毒皮肤至少2遍，消毒直径＞15cm。

5.局部麻醉 更换无菌手套，铺洞巾，与助手核对并抽取2%利多卡因，行局部麻醉处理，检查麻醉效果。

6.穿刺 颅骨钻孔后置入脑室套管针，深度为3~5cm，拔出针芯，见脑脊液流出表明穿刺成功。

7.引流 连接一次性引流袋，引流袋悬挂高度为高于穿刺点10~15cm，敷贴固定于穿刺处。控制引流速度和量，根据医嘱，每日引流量不超过500ml。

8.观察 患者神志瞳孔、呼吸、血压及脉搏，有无头痛呕吐，引流液的颜色、量及性状，穿刺点有无渗血渗液等情况。

9.导管标识　妥善固定引流管，做好标识。

10.记录　穿刺时间和脑脊液的量、颜色、性状及压力值，患者神志瞳孔及生命体征变化，有无头痛呕吐，穿刺部位有无渗血、渗液等。

（三）操作后沟通

（1）协助患者取舒适体位，拉上床栏，如有精神症状、躁动的患者，适当约束。

（2）告知避免导管滑脱的注意事项及穿刺处的保护。

【注意事项】

（1）穿刺过程中，患者若有躁动或不配合时，遵医嘱使用镇静药，以防止脑组织损伤。

（2）观察患者的意识及生命体征，一旦发生变化，及时配合医生紧急处理。

（3）对于需持续引流的患者，应协助医生固定引流袋（瓶），使引流袋（瓶）入口处高于侧脑室外耳道平面10~15cm，以维持正常的颅内压。

（4）保持引流管通畅，若有阻塞，应找出原因并及时处理。

（5）观察并记录脑脊液的颜色、量及性状，控制引流速度和量，切忌引流过多、过快，每日引流量不超过500ml。

（6）保持穿刺部位敷料干燥，严格执行无菌操作技术，保持引流系统的密闭性，防止逆行感染。

【考核标准】

脑室引流患者的护理操作考核评分表

姓名：　　　　总分：

操作流程	内容	分值	扣分细则	扣分
操作前准备（24分）	1.环境准备：环境清洁，室温适宜	4	未准备扣4分	
	2.用物准备：治疗盘，无菌手套，脑室穿刺包（颅骨钻、血管钳、弯盘、洞巾、纱布、棉球），脑室引流套管针，5ml注射器2副，2%利多卡因5ml，砂轮，2%氯己定（5%碘伏），无菌敷贴，一次性引流袋.治疗巾，导管标识及污物桶，酌情准备无菌试管（贴上标签），冲洗及颅内压监测设备 检查物品的质量及有效期	4	缺一项扣0.5分	
	3.操作者准备：洗手，戴口罩，帽子（按手术要求）	2	不符要求扣2分	
	4.护士准备：着装整洁规范，仪表端庄大方，规范洗手	2	不符要求扣2~4分	
	5.患者评估 （1）核对：将用物放于治疗车上，并推至患者床边，确认患者身份 （2）解释：向患者（家属）解释操作目的，取得配合 （3）评估 ①询问病情，询问有无头痛、恶心、呕吐等，监测生命体征 ②评估穿刺部位头皮是否完整，剔除头发，清洁手术部位	10	解释不到位扣2分 缺一项扣2分	

续表

操作流程	内容	分值	扣分细则	扣分
操作前准备（24分）	6.核对查阅 （1）核对医嘱 （2）查阅颅脑影像检查结果、有无禁忌证，查看患者知情同意情况	2	不规范2分	
操作过程（48分）	1.患者卧位：取仰卧位，头下铺治疗巾（必要时双手固定患者头部，防止头部摆动；对意识不清者或小儿，予以约束）	5	不符要求扣2~4分	
	2.选择穿刺部位：前额部，发际上旁开2cm，矢状线旁开2cm（以侧脑室额角穿刺为例）	5	不符要求扣2~4分	
	3.打开穿刺包：助手打开脑室穿刺包，布置无菌区，放入所需无菌物品，倒消毒液	5	不符要求扣2~4分	
	4.消毒铺巾：戴无菌手套，以穿刺部位为中心消毒皮肤至少2遍，消毒直径>15cm	5	不符要求扣2~4分	
	5.局部麻醉：更换无菌手套，铺洞巾，与助手核对并抽取2%利多卡因，行局部麻醉处理，检查麻醉效果	5	不符要求扣2~4分	
	6.穿刺：颅骨钻孔后置入脑室套管针，深度为3~5cm，拔出针芯，见脑脊液流出表明穿刺成功	5	不符要求扣2~4分	
	7.引流：连接一次性引流袋，引流袋悬挂高度为高于穿刺点10~15cm，敷贴固定于穿刺处	5	不符要求扣2~4分	
	8.控制引流速度和量，根据医嘱，每日引流量不超过500ml	5	不符要求扣2~4分	
	9.观察患者神志瞳孔、呼吸、血压及脉搏，有无头痛呕吐，引流液的颜色、量及性状，穿刺点有无渗血渗液等情况	5	不符要求扣2~4分	
	10.导管标识，妥善固定引流管，做好标识	3	不符要求扣1~3分	
终末处理（12分）	1.整理床单位，协助患者取舒适体位，拉上床栏，如有精神症状、躁动的患者，适当约束	2	不符要求扣1~2分	
	2.避免导管滑脱的注意事项及穿刺处的保护，不时地报告情况	5	不符要求扣1~3分	
	3.记录穿刺时间和脑脊液的量、颜色、性状及压力值，患者神志瞳孔及生命体征变化，有无头痛呕吐，穿刺部位有无渗血、渗液等	5	记录不全扣1~5分	
操作后沟通（10分）	1.嘱患者家属勿牵拉折叠管道	3	不符要求扣3分	
	2.保持引流管通畅	3	不符要求扣3分	
	3.告知患者护士会巡查病房，如需要请及时按铃呼叫	2	不符要求扣2分	
	4.向患者表示感谢	2	不符要求扣2分	
综合评价（6分）	1.操作与配合熟练、流畅，遵守无菌原则	3	不符要求扣3分	
	2.礼仪规范，沟通自然体现人文关怀	3	沟通不良扣1~3分	
合计		100		

（唐晓玲）

任务三 运动障碍的护理

【目的】

（1）患者能够适应进食、穿衣、沐浴或卫生自理缺陷的状态。

（2）能接受护理人员的照顾，生活需要得到满足。

（3）能配合运动训练，日常生活活动能力逐渐增强。

（4）不发生受伤、压力性损伤、肢体挛缩畸形等并发症。

【适用范围】

脑血管疾病所致躯体功能障碍需要进行康复训练的患者。

【操作流程】

（一）操作前准备

1.环境准备 环境清洁、安静，温度适宜，必要时屏风遮挡。

2.用物准备 软枕、轮椅、桌板、床头柜等。

3.护士准备 衣帽整齐，符合要求，修剪指甲、七步洗手法洗手、戴口罩。

4.患者准备

（1）核对 床号、姓名。

（2）告知 说明康复训练的目的、方法、注意事项，取得患者配合。

（3）评估 了解患者的年龄、病情、意识状态及配合能力等。

（二）操作方法

1.急性期

（1）重视患侧刺激

1）房间的布置应尽可能地使患侧在白天自然地接受更多刺激，如床头柜、电视机应置于患侧。

2）所有护理工作，如帮助患者洗漱、进食、测血压、脉搏等应在患侧进行。

3）家属和患者交谈时应握住患侧手，引导偏瘫患者头转向患侧。

4）避免手的损伤，尽量不在患肢静脉输液；慎用热水袋热敷等。

（2）协助合适体位

1）患侧卧位：所有体位中最重要的体位。肩关节向前伸展并外旋，肘关节伸展，前臂旋前，手掌向上放在最高处，患腿伸展，膝关节轻度屈曲。

2）健侧卧位：患肩前屈，手平放于枕头上，伸肘，下肢患侧膝、髋屈曲，髋稍内旋。

（3）体位变换（翻身）偏瘫、截瘫患者每2~3小时翻身一次。

（4）床上运动训练

1）Bobath握手：教会患者如何放松上肢和肩胛的痉挛，并保持关节的被动上举，可避免手的僵硬收缩，同时也使躯干活动受到刺激，对称性运动和负重得到改善。应鼓励患者每天多次练习，即使静脉输液，也应小心地继续上举其患肢，以充分保持肩关节无痛范围的活动。

2）桥式活动（选择性伸髋）：训练用患腿负重，抬高和放下臀部，为患者行走做准备，可以防止患者在行走中的膝关节锁住（膝过伸位）。

3）关节被动运动：进行每个关节的各方位的被动运动，可维持关节活动度，预防关节僵硬和肢体挛缩畸形。

4）起坐训练：指导患者由侧卧位开始，健足推动患足，将小腿移至床缘外。坐位时应保持患者躯干的直立，可用大枕垫于身后，髋关节屈曲90°，双上肢置于移动桌上，防止躯干后仰，肘及前臂下方垫软枕以防肘部受压。

2.恢复期

（1）上肢功能训练　一般采用运动疗法和作业疗法相结合。

（2）下肢功能训练　主要以改善步态为主。

1）踝关节选择性背屈和跖屈运动。

2）患侧下肢负重及平衡能力训练。

将康复训练的效果记录在护理单上，签名。

【注意事项】

（1）急性期不同的体位均应备数个不同大小和形状的软枕以支持。

（2）避免被褥过重或太紧。

（3）轮椅活动时，应在轮椅上放一桌板，保证手不悬垂在一边。

（4）恢复期康复时应告知患者要坚持，不要操之过急。鼓励和督促患者坚持锻炼，增强自我照顾的能力，克服急于求成心理，循序渐进，坚持锻炼。

（5）告知患者及家属康复过程中应经常和康复治疗师联系，以便及时调整训练方案。

【考核标准】

运动障碍的护理操作考核评分标准

姓名：　　　　　总分：

操作流程	内容	分值	扣分细则	扣分
操作前准备（15分）	1.环境准备：环境清洁、温度适宜、光照良好	2	未评估环境扣2分	
	2.用物准备：康复器具、软枕等	5	缺一项扣0.5分	
	3.护士准备：着装整洁规范，仪表端庄大方，规范洗手	2	不规范扣1~2分	
	4.患者准备 （1）核对患者 （2）评估患者 （3）向患者说明康复运动锻炼目的、方法及注意事项，以取得配合	6	缺一项2分	
操作中配合（50分）	1.急性期协助康复师对患者进行患侧刺激，保持合适体位，恢复期指导患者进行肢体运动功能训练	35	不符要求酌情扣分	
	2.操作过程中密切观察患者的全身状况，如出现不适症状时，应停止操作并及时通知医生	15	不符要求酌情扣分	

续表

操作流程	内容	分值	扣分细则	扣分
操作后护理（10分）	密切观察病情变化，如患者出现身体不适，及时向医生反馈	10	观察不及时酌情扣分	
操作后沟通（15分）	1.告知患者及家属运动康复锻炼对肢体功能恢复的重要性 2.告知患者及家属，护士会巡查病房，如有身体不适或其他需要及时按铃呼叫 3.向患者表示感谢	15	缺一项扣5分	
综合评价（10分）	1.操作程序流畅、熟练	2	每颠倒一处扣1分	
	2.用物齐全、符合要求	2	不符要求酌情扣分	
	3.关心、体贴患者，态度亲切，评估沟通顺畅	2	沟通欠佳酌情扣分	
	4.操作时间：5分钟	4	每超时1分钟扣2分	
合计		100		

（曹红丹）

生命发展保健常用护理技术

任务一　婴幼儿配乳及乳瓶喂养指导

【目的】

满足有吸吮、吞咽能力小儿的进食需要，促进小儿健康成长。

【适用范围】

（1）各种原因不能直接母乳喂养或母乳量不足者。

（2）为小儿哺喂汁状辅食和水。

【操作流程】

（一）操作前准备

1.**环境准备**　环境安静、整洁，光线、温度适宜，避免对流风。

2.**用物准备**

（1）配乳用物　配乳卡、配方奶粉、乳瓶、量杯、天平、温开水、搅拌棒、汤匙、奶锅。

（2）喂乳用物　无菌乳头、有刻度的奶瓶、尿布、小方巾、记录单。

3.**护士准备**　着装规范、七步洗手法洗手、戴无菌口罩。

4.**婴儿准备**

（1）核对　婴儿床号、姓名。

（2）告知　向家长说明配乳的方法，乳瓶喂养的目的及注意事项。

（3）评估　了解有无影响哺喂的因素（如婴儿是否哭闹、烦躁不安、呕吐等）；小儿口腔黏膜情况（是否有口炎、黏膜破损等）。

（二）配制奶液

1.**核对**　婴儿的床号、姓名、配乳卡、奶液种类、每次哺喂量及时间。

2.**计算**　婴儿每次哺喂所需的配方奶粉量和水。

3.**配乳**　先在乳瓶内加入适量温开水，再加入适量配方奶粉（按婴儿体重计算量加入或根据配方奶粉罐上的指示添加），用搅拌棒搅拌或轻轻搓动奶瓶，使奶液混合均匀。

4.**消毒**　清洗并消毒配乳用物。

（三）乳瓶喂养

（1）携用物至床旁，核对婴儿床号、姓名、奶液种类、乳液量及时间。

（2）检查婴儿尿布是否干燥，必要时给予更换。

（3）再次洗手，根据婴儿月龄选择合适大小的乳头套在乳瓶上。

（4）在手腕掌侧滴1~2滴奶液试温，奶液温度以接近体温为宜。

（5）将婴儿抱起，使其头部枕于护士肘窝处，呈半坐卧位；将小方巾围在婴儿颈部，再次试奶温。

（6）倾斜乳瓶，使奶液充满整个乳头，轻触婴儿一侧面颊，使其含住乳头吸吮，并注意观察婴儿面色、呼吸和吃奶情况。

（四）喂后处理

（1）将婴儿竖抱，使其头部靠在护士肩部，轻拍其后背，以排出吞入的空气。

（2）将婴儿放回婴儿床上，取右侧卧位。

（3）清洗并消毒乳瓶，记录喂乳情况。

【注意事项】

（1）根据婴儿月龄选取奶嘴孔大小合适的奶嘴；根据体重变化调整奶量。

（2）哺喂时应始终使奶液充满奶嘴，随时注意避免奶嘴塌陷。

（3）若婴儿出现哭闹、呛咳，应暂停哺喂，并轻拍其后背。

（4）应加强巡视，发现婴儿吐奶及时清理，防止误吸。

【考核标准】

乳瓶喂养操作考核评分标准

姓名：　　　　　总分：

操作流程	内容	分值	扣分细则	扣分
操作前准备（25分）	1.环境准备：环境安静、整洁，光线、温度适宜，避免对流风	5	缺一项扣2分	
	2.用物准备：无菌乳头、装有奶液的奶瓶、尿布、小方巾、记录单	5	缺一项扣1分	
	3.护士准备：着装整洁规范，仪表端庄大方，规范洗手	3	涂指甲、佩戴首饰等扣1分；未洗手扣1分	
	4.婴儿准备 （1）核对：婴儿床号、姓名（3分） （2）告知：家长配乳的方法，乳瓶喂养的目的及注意事项（3分） （3）评估：了解有无影响哺喂的因素（如婴儿是否哭闹、烦躁不安等）（3分）；小儿口腔黏膜情况（是否有口炎、黏膜破损等）（3分）	12	未核对或核对不清扣1~3分；告知不全扣1~3分；评估不全扣1~3分	

续表

操作流程	内容	分值	扣分细则	扣分
喂养步骤（32分）	1.携用物至床旁，核对婴儿床号、姓名、奶液种类、乳液量及时间	5	缺一项扣1分	
	2.检查婴儿尿布是否干燥，必要时给予更换	3	未检查扣3分	
	3.再次洗手，根据婴儿月龄选择合适大小的乳头套在乳瓶上（口述）	5	未洗手扣2分；未口述扣3分	
	4.在手腕掌侧滴1~2滴奶液试温，奶液温度以接近体温为宜	5	未试温扣5分；试温方法不正确扣3分	
	5.将婴儿抱起，使其头部枕于护士肘窝处，呈半坐卧位；将小方巾围在婴儿颈部，再次试奶温	7	抱婴姿势不正确扣3分；未围小方巾扣2分；未再次试温扣2分	
	6.倾斜乳瓶，使奶液充满整个乳头（2分）；轻触婴儿一侧面颊，使其含住乳头吸吮，并注意观察婴儿呼吸和吃奶情况（可口述）	7	持乳瓶姿势不正确扣2分；未口述扣3分	
喂毕处理（14分）	1.将婴儿竖抱，使其头部靠在护士肩部，轻拍其后背，以排出吞入的空气	6	未拍背扣6分；拍背方法不正确扣3分	
	2.将婴儿放回婴儿床上，取右侧卧位	3	未取右侧卧位扣2分	
	3.清洗并消毒乳瓶（可口述），记录喂乳情况	5	未口述扣3分；未记录扣2分	
注意事项（14分）	1.根据婴儿月龄选取奶嘴孔大小合适的奶嘴（3分） 2.哺喂时应始终使奶液充满奶嘴，随时注意避免奶嘴塌陷（3分） 3.若婴儿出现哭闹、呛咳，应暂停哺喂，并轻拍其后背（4分） 4.加强巡视，发现婴儿吐奶及时清理，防止误吸（4分）	14	未口述酌情扣分	
综合评价（15分）	1.操作步骤正确、熟练	5	操作不熟练扣1~3分	
	2.体贴、关心婴儿，与婴儿有沟通	5	未体现出对婴儿的关心扣1~3分	
	3.操作过程中体现护士礼仪	5	不符合护士基本礼仪扣1~3分	
合计		100		

（许玲玲）

任务二　小儿体格生长测量及评价

一、体重的测量

【目的】

评价小儿的营养状况，指导临床计算给药、输液量、热量。

【适用范围】

0~14岁儿童。

【操作流程】

（一）操作前准备

1.环境准备 环境安静、整洁，光线、温度适宜。

2.用物准备 体重计。小婴儿采用盘式秤，幼儿可用坐式秤，3岁以上儿童采用站式秤。

3.护士准备 着装规范、修剪指甲、七步洗手法洗手、戴无菌口罩。

4.小儿准备 晨起空腹或进食后2小时，排空大小便，脱去衣服、鞋袜、帽子。

（1）核对 床号、姓名、性别。

（2）告知 向家长说明体重测量的目的、方法、配合要点及注意事项。

（二）操作过程

1.婴儿的测量

（1）把治疗巾铺在婴儿秤的秤盘上，调节指针至零点。

（2）脱去婴儿衣裤及尿布，将其轻放在秤盘上，注意保护婴儿以防摔下，但不能触及婴儿身体。

（3）操作者视线与指针保持一水平位，准确读出婴儿的体重值，婴儿读数精确至0.01kg。

（4）将读数记录完整。

2.幼儿体重的测量

（1）1~3岁小儿用坐式磅秤，矫正磅秤的零点。

（2）脱去衣裤至单衣、脱鞋。

（3）坐稳后测量，读数精确至0.05kg。

（4）记录。将读数记录完整。

3.3岁以上小儿体重的测量

（1）矫正磅秤的零点。

（2）脱去衣裤至单衣、脱鞋。

（3）读数并记录测量结果，读数精确至0.05kg。

（三）操作后沟通

1.给小儿穿好衣物、鞋子等。

2.告知家长本次测量结果。

3.向小儿及家长表示感谢。

【注意事项】

天气寒冷时，体温偏低及病重婴儿，先称量婴儿的尿布、衣物、包裹的毯子的重量，再测量小儿的体重，最后减去尿布、衣物、包裹的毯子的重量，即小儿的体重。

二、身高（长）的测量

【目的】

评价小儿骨骼生长发育状况。

【适用范围】

0~14岁儿童。

【操作流程】

（一）操作前准备

1.**环境准备**　环境安静、整洁，光线、温度适宜。

2.**用物准备**　3岁以下小儿用量床，3岁及以上小儿用身高计。

3.**护士准备**　着装规范、七步洗手法洗手、戴无菌口罩。

4.**小儿准备**　脱帽、鞋、袜及外套。

（1）核对　床号、姓名。

（2）告知　向家长说明测量小儿身高（长）的目的、方法、配合要点及注意事项。

（二）操作过程

1.**身长的测量**

（1）将小儿脱帽、鞋、袜及外套，仰卧于量板中线上，头顶接触头板。

（2）助手用双手在小儿头部固定好小儿头部，避免小儿乱动。

（3）测量者一手按直儿童膝部，使双下肢伸直紧贴底板，另一手移动足板使其紧贴儿童足底，并与底板相互垂直，读数精确至0.1cm（图14-1，图14-2）。

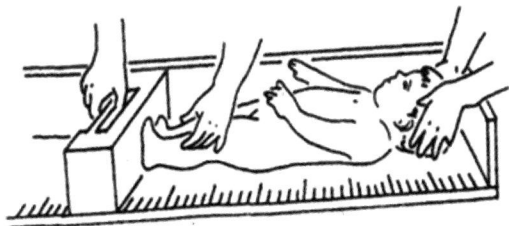

图 14-1　身长的测量

（4）将读数记录完整。

2.**小儿身高的测量**

（1）儿童脱鞋、帽，直立，两眼正视前方，足跟靠拢，足尖分开约60°角，足跟、臀部和两肩胛均接触立柱或墙壁。

（2）测量者移动身高记头顶板与儿童头顶接触，板呈平位时读立柱上数字，精确值至0.1cm。

（3）将读数记录完整。

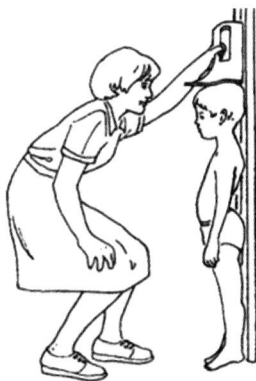

图 14-2　身高的测量

（三）操作后沟通

1.给小儿穿好衣物、鞋子等。

2.告知家长本次测量结果。

3.向小儿及家长表示感谢。

三、坐高（顶臀长）的测量

【目的】

评价小儿身材的匀称性。

【适用范围】

0~14岁儿童。

【操作流程】

（一）操作前准备

1.**环境准备** 环境安静、整洁，光线、温度适宜。

2.**用物准备** 3岁以下小儿用量床，3岁及以上小儿用坐高计。

3.**护士准备** 着装规范、七步洗手法洗手、戴无菌口罩。

4.**小儿准备** 脱帽、鞋、袜及外套。

（1）核对 床号、姓名。

（2）告知 向家长说明测量坐高（顶臀长）的目的、方法、配合要点及注意事项。

（二）操作过程

1.**小儿顶臀长的测量**

（1）儿童置于仰卧位，位于量板中线上。

（2）助手用双手在小儿头部固定好小儿头部，避免小儿乱动。

（3）测量者一手提起儿童小腿，膝关节屈曲，同时使骶骨紧贴底板，大腿与底板垂直，另一手移动足板使其压紧臀部，读数精确至0.1cm。

（4）将读数记录完整（图14-3）。

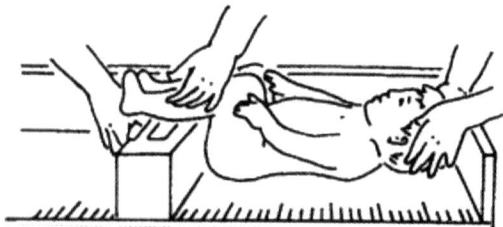

图14-3 顶臀长测量

2.小儿坐高的测量

（1）儿童坐在坐高计坐凳上，身躯先前倾，骶部紧靠测量板，然后坐直，双大腿并拢，膝关节屈曲成直角，足尖向前，双脚平放在地面上（图14-4）。

（2）测量者移下头板与头顶接触，读数精确至0.1cm。

（3）将读数记录完整。

（三）操作后沟通

（1）给小儿穿好衣物、鞋子等。

（2）告知家长本次监测结果。

（3）向小儿及家长表示感谢。

四、头围的测量

【目的】

评价小儿脑和颅骨的发育程度。

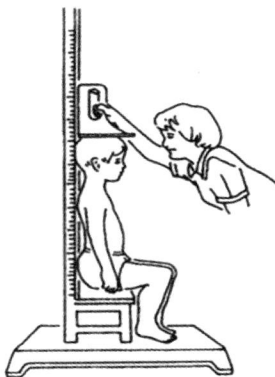

图 14-4 坐高测量

【适用范围】

0~14岁儿童，在2岁前测量最有价值。

【操作流程】

（一）操作前准备

1.**环境准备** 环境安静、整洁，光线、温度适宜。

2.**用物准备** 软尺。

3.**护士准备** 着装规范、七步洗手法洗手、戴无菌口罩。

4.**小儿准备** 戴帽者脱帽。

（1）核对 床号、姓名。

（2）告知 向家长说明测量头围的目的、方法、配合要点及注意事项。

（二）操作过程

（1）助手用双手在小儿头部固定好小儿头部，避免小儿乱动。

（2）测量者将软尺零点固定于头部一侧眉弓上缘，将软尺紧贴头皮绕枕骨结节最高点及另一侧眉弓上缘回到零点，记录读数至0.1cm。

（3）将读数记录完整。

（三）操作后沟通

（1）给小儿穿好衣物、鞋子等。

（2）告知家长本次测量结果。

（3）向小儿及家长表示感谢。

【注意事项】

（1）如年长儿能配合操作，可不需要助手。

（2）长头发女孩应沿枕骨粗隆扎起头发。

五、胸围的测量

【目的】

评价胸廓、胸背肌肉、皮下脂肪和肺的发育程度，也是评价营养状况。

【适用范围】

0~14岁儿童。

【操作流程】

（一）操作前准备

1.环境准备 环境安静、整洁，光线、温度适宜。

2.用物准备 软尺。

3.护士准备 着装规范、七步洗手法洗手、戴无菌口罩。

4.小儿准备 脱外套。

（1）核对 床号、姓名。

（2）告知 向家长说明测量胸围的目的、方法、配合要点及注意事项。

（二）操作过程

（1）测量时取卧位或立位，儿童处于平静状态，两手自然平放或下垂，双眼平视。

（2）测量者用左手拇指将软尺零点固定于儿童一侧乳头下缘（乳腺已发育的女孩则固定于胸骨中线第4肋间），右手将软尺紧贴皮肤，绕经右侧后背以两肩胛下缘为准，经左侧回至零点，取平静呼、吸气时的中间读数，记录读数至0.1cm（图14-5）。

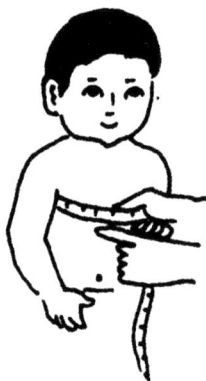

图14-5 胸围的测量

（3）将读数记录完整。

（三）操作后沟通

（1）给小儿穿好衣物。

（2）告知家长本次测量结果。

（3）向小儿及家长表示感谢。

六、上臂围的测量

【目的】

筛查小儿营养状况。

【适用范围】

0~14岁儿童。

【操作流程】

（一）操作前准备

1.环境准备　环境安静、整洁，光线、温度适宜。

2.用物准备　软尺。

3.护士准备　着装规范、七步洗手法洗手、戴无菌口罩。

4.小儿准备　脱外套。

（1）核对　床号、姓名。

（2）告知　向家长说明测量上臂围的目的、方法、配合要点及注意事项。

（二）操作过程

（1）将小儿外套脱去，儿童取立位、仰卧位或坐位均可，上臂自然平放或下垂。

（2）测量者将软尺零点固定于儿童肩峰与尺骨鹰嘴连线中点，软尺紧贴皮肤绕上臂1周，周径与肱骨成直角，回至零点，读数记录至0.1cm。

（3）将读数记录完整。

（三）操作后沟通

（1）给小儿穿好衣物。

（2）告知家长本次测量结果。

（3）向小儿及家长表示感谢。

【考核标准】

小儿体格生长测量及评价操作考核评分标准

姓名：　　　　总分：

操作流程	内容	分值	扣分细则	扣分
操作前准备（15分）	1.环境准备：环境安静、整洁，光线、温度适宜 2.用物准备：各个指标测量对应的用物 3.护士准备：着装规范、七步洗手法洗手、戴无菌口罩 4.小儿准备：各指标测量应有的小儿准备 （1）核对：床号、姓名 （2）告知：测量的目的、方法、配合要点及注意事项	15	缺一项扣0.5分；错一项扣1分；用物准备缺一项扣0.5分	

续表

操作流程	内容	分值	扣分细则	扣分
体重测量（28分）	婴儿用盘式体重计，3岁以下用坐式体重计，3岁及以上用站式体重计 1.婴儿测量法 （1）调节婴儿秤指针到零点平衡 （2）把干净尿布铺在秤盘上 （3）称出干净的尿布及衣服的重量 （4）为婴儿更换已称过的衣服（口述） （5）轻放婴儿于秤盘上 （6）观察重量并减去尿布及衣服重量后记录（读数：操作者视线与指针保持一水平位，准确读出婴儿的体重值，婴儿读数精确至0.01kg）	28	用物错误扣5分；一项未做到扣2分；计数不准确扣1~3分	
	2.儿童测量法 （1）将磅秤指针调到零点平衡 （2）用脚尖固定秤盘 （3）小儿站稳后脚尖松开 （4）观察重量 （5）估计小儿衣服重量并减去 （6）记录小儿体重（读数精确至0.05kg）		一项未做到扣2分；计数不准确扣1~3分	
身长测量（32分）	3岁以下小儿用量床，3岁及以上小儿用身高计 1.婴儿测量法 （1）将清洁尿布铺在测量板上 （2）小儿脱去帽子和鞋袜（口述） （3）使婴儿仰卧于测量板中线上 （4）将头扶正，使头顶轻帖测量板顶端 （5）测量者左手按住小儿双膝使两腿伸直 （6）右手推动滑板到脚底且两侧标尺读数相同 （7）记录身长厘米数（读数精确至0.1cm）	32	用物错误扣5分；一项未做到扣2分；计数不准确扣1~3分	
	2.儿童测量法 （1）脱去鞋帽 （2）小儿站在立位测量器前 （3）面向前，平视前方，两臂自然下垂，脚跟靠拢，脚尖分开约印（口述） （4）头、臀、脚跟紧帖测量杆 （5）轻推推板至头顶，并与量杆成90° （6）读出厘米数并记录（读数精确至0.1cm）		一项未做到扣2分；计数不准确扣1~3分	
顶臀长与坐高测量（8分）	1.小儿顶臀长的测量 （1）儿童仰卧位置于量板中线上 （2）头部固定 （3）测量顶臀长，读数精确至0.1cm （4）记录：将读数记录完整	8	未做全扣；一项未做到扣1分；一项未做或计数不准确扣1分	
	2.小儿坐高的测量 （1）儿童坐在坐高计坐凳上，身躯先前倾，骶部紧靠测量板，然后坐直，双大腿并拢，膝关节屈曲成直角，足尖向前，双脚平放在地面上 （2）测量，读数精确至0.1cm （3）记录：将读数记录完整		一项未做到扣1分；一项未做或计数不准确扣1分	

操作流程	内容	分值	扣分细则	扣分
头围测量（5分）	1.取卧位或坐位 2.测量者手持软骨 3.沿眉上方突出处，经枕后结节绕头1周回到零点 4.读数并记录（读数精确至0.1cm）	5	未做全扣；一项未做到扣1分；计数不准确扣1~2分	
胸围测量（5分）	1.取坐位或卧位 2.测量者手持软尺 3.前经乳头下缘，后经肩胛下角绕胸1周 4.取平静呼吸气时的中间厘米数	5	未做全扣；一项未做到扣1分；计数不准确扣1~2分	
综合评价（7分）	1.操作熟练、准确 2.规定时间内完成 3.人文关怀	7	操作不熟练扣1~3分；无保护措施每项扣1~2分；因操作不当影响疗效扣1~2分	

（张小娟）

任务三　小儿头皮静脉输液法

【目的】

使药物快速进入体内，补充液体、营养，维持体内电解质平衡。

【适用范围】

（1）需要通过输液补充水分和电解质的婴幼儿。

（2）需要增加血容量、改善微循环、维持血压的危重症患儿。

（3）需要输入药物达到控制感染或治疗疾病的婴幼儿。

（4）需要通过输液补充营养、维持正常生理活动所需的能量的婴幼儿。

【操作流程】

（一）操作前准备

1.环境准备　环境安静、整洁，光线、温度适宜。

2.用物准备　治疗盘、输液器、液体或药物、输液瓶签、输液记录单、注射器、头皮针、复合碘、棉签、胶布、治疗巾、一次性无菌手套、砂轮、污物杯、锐器盒，根据需要备剃刀或电动理发器。

3.护士准备　着装规范、操作前洗手、戴口罩。

4.患儿准备

（1）核对　双人核对输液观察单，核对床号、姓名、药名、剂量、有效期、用法、时间、浓度。

（2）告知　说明头皮静脉输液的目的、方法、配合要点及注意事项，详细询问过敏史，指导患儿家长协助取舒适体位。

（3）评估　了解患儿年龄、病情、意识状态、营养状况、配合程度以及头皮静脉穿刺部位皮肤、静脉情况（图14-6）。

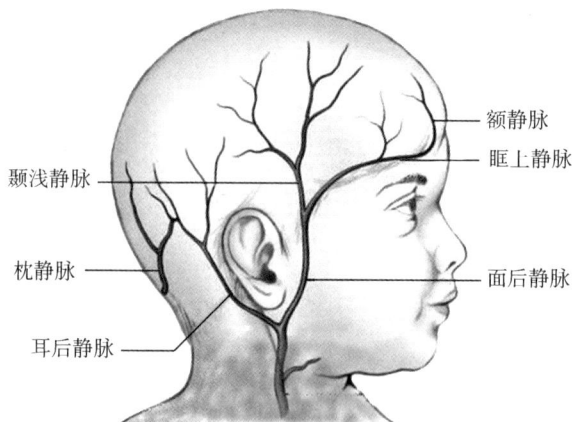

额静脉
眶上静脉
颞浅静脉
枕静脉
面后静脉
耳后静脉

图 14-6　头皮静脉示意图

（二）头皮针输液

（1）检查检查包装袋的完整性，拆开包装袋后检查液体名次、液体量、液体的有效期、澄清度，挤压包装检查有无漏液。

（2）检查药物名称、浓度、剂量、有效期、用法。

（3）核对瓶签上的床号、姓名、住院号、药名、剂量、用药途径与输液观察单是否一致。

（4）按医嘱加入药物，将输液器针头插入输液瓶塞内，一次性排气至输液器乳头处，关闭调速器，将输液管挂在输液架上，备好胶布。

（5）戴手套，将枕头放于床沿，铺治疗巾在枕头上，将患儿横卧，头枕于枕头上（如在治疗台上操作，将小枕头放于治疗台沿，铺治疗巾），必要时约束患儿。

（6）选择静脉，常选择额上静脉、颞浅静脉及耳后静脉；根据需要剃去穿刺部位的头发。

（7）复合碘常规消毒皮肤2次：以穿刺点为中心，进行机械性摩擦消毒15秒，消毒范围至少大于敷贴范围，待干。

（8）再次核对患儿床号、姓名、住院号，再次排气，确认输液管无气泡。

（9）一手绷紧穿刺血管两端的皮肤，另一手持头皮针（图14-7）沿静脉走向进针，见回血后，再将针头平行推进少许，松开调速器，如无异常，固定头皮针，将输液管绕于合适的位置，妥善固定（图14-8），调节滴速，再次核对。

（10）在输液观察单上记录时间、滴速、签名。

（11）向患儿和家长说明注意事项。

（12）脱手套、整理用物、再次洗手。

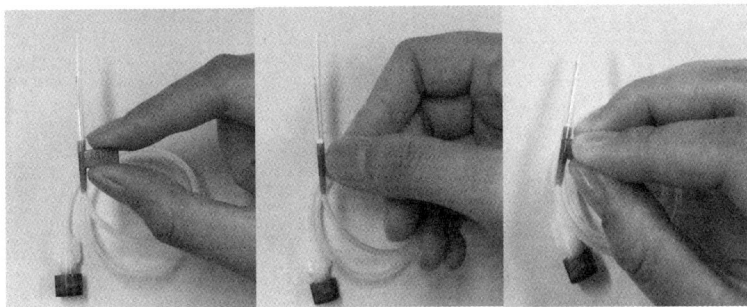

图 14-7　持针方法

（三）操作后沟通

（1）向家长解释输液的目的。

（2）向家长说明输液过程中的注意事项、常见输液反应的症状及防治方法，告知患儿家长一旦出现输液反应的表现，应及时告知护士。

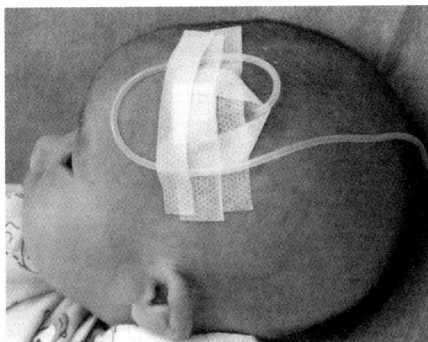

图 14-8　胶布固定

（3）向家长说明所输的药物，强调年龄、病情和药物性质是决定输液速度的主要因素，嘱不能自行随意调节输液滴速，以免发生意外。

（4）向患儿及家长的配合表示感谢。

（四）输液完毕

（1）核对医嘱，确认输液完毕，核对患者姓名、床号、住院号。

（2）准备无菌棉签，关闭调速器，去除胶布并拔针进行局部加压止血。

（3）拔针后正确按压（按压穿刺针进血管处，而不是皮肤进针处）。

（4）记录患儿输液完毕的时间。

【注意事项】

（1）严格无菌技术操作，穿刺者应熟练操作，减少患儿的痛苦。

（2）头皮静脉穿刺前，注意区分头皮动静脉。

（3）密切观察输液是否通畅、局部是否肿胀，特别是输注刺激性强的药物时，加强巡视、密切观察。

（4）妥善固定头皮针和输液管，防止枕头滑动或移位。

【考核标准】

小儿头皮静脉输液法操作考核评分标准

姓名：　　　　　总分：

操作流程	内容	分值	扣分细则	扣分
操作前准备（10分）	1.环境准备：环境清洁、光照情况良好，温湿度适宜 2.用物准备：治疗盘、输液器、液体或药物、输液瓶签、输液记录单、注射器、头皮针、复合碘、棉签、胶布、治疗巾、一次性无菌手套、砂轮、污物杯、锐器盒、黄色袋垃圾桶、黑色袋垃圾桶；根据需要备剃刀或电动理发器 3.护士准备：着装整洁规范，仪表端庄大方，规范洗手 4.患者准备：核对患儿，告知输液的目的及方法，取得患儿合作	10	缺一项估扣1分；用物准备缺一项扣0.5	
评估患者（10分）	1.患儿年龄、病情、意识状态、营养状况、配合程度 2.头皮静脉穿刺部位皮肤、静脉情况 3.患儿不能配合时，需双人操作，一人固定患儿头部，一人穿刺	10	评估缺一项扣2分；不能配合的患儿无约束扣2分	
检查液体及药物（10分）	1.检查包装袋的完整性，拆开包装袋后监测液体名次、液体量、液体的有效期、澄清度，挤压包装检查有无漏液 2.检查药物名称、浓度、剂量、有效期、用法 3.核对瓶签上的床号、姓名、住院号、药名、剂量、用药途径与输液观察单是否一致	10	未全面检查液体及药物，每项扣1分；未核对瓶签和输液观察单每项扣1分	
头皮针输液（40分）	1.按医嘱加入药物 2.将输液器针头插入输液瓶塞内，一次性排气至输液器乳头处，关闭调速器，将输液管挂在输液架上 3.备好胶布 4.戴手套 5.将枕头放于床沿，铺治疗巾在枕头上，将患儿横卧，头枕于枕头上（如在治疗台上操作，将小枕头放于治疗台沿，铺治疗巾） 6.必要时约束患儿 7.选择静脉 8.根据需要剃去穿刺部位的头发，暴露静脉 9.复合碘常规消毒皮肤2次，待干 10.再次核对 11.持头皮针进针，见回血后再进少许，松开调速器，妥善固定头皮针 12.调节滴速 13.再次核对 14.在输液观察单上记录时间、滴速，签名 15.向患儿和家长说明注意事项 16.脱手套、整理用物、再次洗手	40	加药时未执行无菌技术操作扣5分 第一次排气时排净空气扣2分 排气后未关闭调速器扣2分 未备好胶布1分 未戴手套扣2分 未铺治疗巾扣2分 未选择合适的静脉扣5分 未暴露头皮静脉扣2分 消毒皮肤后未待干扣5分 操作中和操作后未再次核对各扣5分 未妥善固定头皮针扣3分 未按医嘱调节滴速扣3分 未在输液观察单上记录扣3分 未进行注意事项的说明扣5分 未按医疗废物处理要求处理用物每项扣2分	

续表

操作流程	内容	分值	扣分细则	扣分
操作后沟通（10分）	1.向患儿和家长解释输液的目的 2.向家长说明输液过程中的注意事项 3.向患儿和家长说明不能自行随意调节输液滴速 4.向患儿及家长的配合表示感谢	10	未解释输液目的扣2分 未说明注意事项，一项扣3分 未对家长及患儿的配合表示感谢扣2分	
输液完毕（10分）	1.核对医嘱、患者姓名、床住院号 2.准备无菌棉签，关闭调速器，去除胶布并拔针进行局部加压止血 3.拔针后正确按压（按压穿刺针进血管处，而不是皮肤进针处） 4.记录患儿输液完毕的时间	10	未确认输液完毕即拔出头皮针扣4分 拔针前未关闭调速器扣2分 未正确按压止血扣2分 未记录输液完毕时间扣2分	
综合评价（10分）	1.操作流程顺序无出错 2.操作熟练、规范 3.具职业防护及安全意识 4.人文关怀	10	操作不熟练1~3分 无职业防护1~2分 无菌观念差扣3分 关心、体贴患者不够，态度不亲切扣2分	
合计		100		

（史　甜）

手术室常用护理技术

任务一　穿手术衣、戴无菌手套

【目的】

手术人员无菌准备，防止污染手术无菌区域，同时防止自身污染。

【适用范围】

参加手术的医护人员。

【操作流程】

（一）操作前准备

1. **环境准备**　环境宽敞、安静、整洁，光线、温度适宜。
2. **用物准备**　无菌手术衣、无菌手套。
3. **护士准备**　护士着装规范，并已按规范完成外科洗手。

（二）穿无菌手术衣

1. **传统后开襟手术衣穿法**

（1）取手术衣（手不得触及下层手术衣），用双手分别提起衣领两端，远离胸前及手术台和其他人员，认清手术衣内外侧面，充分抖开手术衣，手术衣的内面朝向自己。穿手术衣过程中，手术衣不能触碰到其他物品或地面。

（2）将手术衣轻轻上抛，双手臂顺势插入袖内，两臂略向前伸。双臂不可高举过肩，也不可向左右撒开，以免碰触污染。

（3）由巡回护士在穿衣者身后协助拉开衣领两角并系好背部衣带，穿衣者将手向前伸出衣袖。

（4）穿上手术衣后，稍弯腰，拉开腰带，使腰带悬空，双手交叉，用手指夹起腰带中段（腰带不交叉）递向后方巡回护士。

（5）巡回护士从背后系好腰带（避免接触穿衣者的手）。

（6）穿好手术衣后，双手应举在胸前无菌区内（图15-1）。

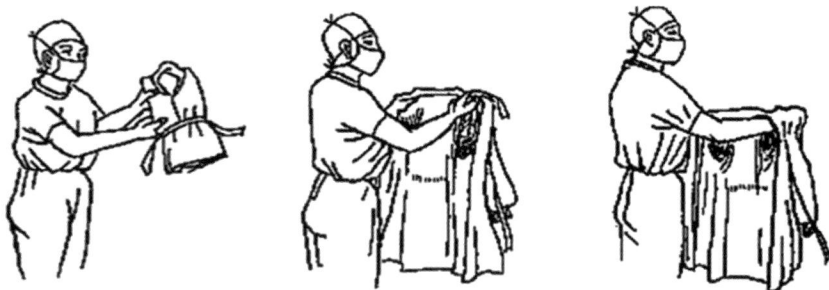

图 15-1 传统后开襟手术衣穿法

2.全遮盖手术衣穿法 大致流程如图15-2所示。

（1）取手术衣，提起衣领两端向前上方抖开，双手插入衣袖中（同传统后开襟手术衣）。

（2）双手前伸伸出衣袖，巡回护士从身后协助提拉并系好衣带。

（3）戴好无菌手套。

（4）提起腰带，由器械护士接取或用无菌持物钳接取。

（5）将腰带由术者身后绕到前面。

（6）术者将腰带系于腰部前方，腰带要保持无菌。手术者背侧全部由无菌手术衣遮盖。

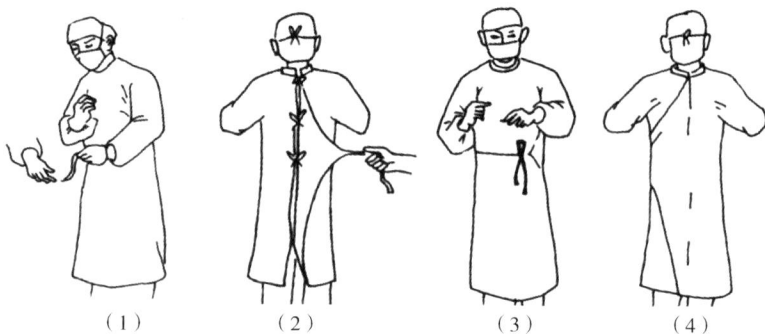

（1）　　　　　（2）　　　　　（3）　　　　　（4）

图 15-2 全遮盖手术衣穿法

（三）戴无菌手套

（1）从协助者手中拿出已撕开外包装无菌手套。

（2）提起手套腕部翻折处，将手套取出，使手套两拇指掌心相对。先将一手插入手套内，对准手套内五指轻轻戴上，手勿触及手套外面。

（3）用已戴好手套的四指（示、中、环、小指）插入另一手套的翻折里面，协助未戴手套的手插入手套内，将手套轻轻戴上。已戴手套的手勿触及手套内面及皮肤。

（4）将手套翻折部翻回，盖住手术衣袖口。

（5）将腰带由术者身后绕到前面。

（6）戴完后将双手放在胸前无菌区或者胸袋内，手术开始前用无菌生理盐水将手套上的滑石粉冲洗干净。

【注意事项】

（1）操作过程严格执行无菌原则。

（2）穿戴手术衣后不能离开手术室。

（3）手部皮肤破损、化脓性感染、呼吸道感染时不宜参加手术。

（4）戴无菌手套时，未戴手套的手，不可接触手套的外面；已戴无菌手套的手，不可接触未戴手套的手臂及非无菌物品。

穿手术衣（对开襟）、戴无菌手套操作考核评分标准

姓名：　　　　　总分：

操作流程	内容	分值	扣分细则	扣分
操作前准备（12分）	1.环境准备：环境宽敞、安静、整洁，光线、温度适宜	2	缺一项扣1分	
	2.用物准备：无菌手术衣、无菌手套、无菌持物钳	5	缺一项扣2分	
	2.护士准备：衣帽整齐，戴口罩	5	衣帽不整齐扣2分；未戴口罩扣3分	
穿手术衣、戴无菌手套（68分）	1.外科刷手后，取无菌手术衣，选择宽敞处（3分），一手提起手术衣内面衣领并抖开（2分），手术衣内面朝向操作者（5分），将手术衣向上轻掷（3分）的同时顺势将双手和前臂伸入衣袖内，并向前平行伸展（2分）上抛时手不能过度外展（5分）	20	不符要求按分数分布扣分	
	2.稍弯腰（3分），拉开腰带，使腰带悬空，双手交叉，用手指夹起腰带中段（4分）（腰带不交叉）递向后方巡回护士（2分）	9	不符要求按分数分布扣分	
	3.将手套袋平放于清洁干燥的台面上打开（2分），从协助者手中拿出已撕开外包装的无菌手套，不能接触外包装或协助者手（5分），两手同时掀开手套袋开口处，分别捏住两只手套的反折部分取出手套（2分）	9	不符要求按分数分布扣分	
	4.将两手套五指对准（5分），先戴一只手，手勿触及手套外面（5分）	10	不符要求按分数分布扣分	
	5.用已戴好手套的手插入另一手套的翻折里面，将手套轻轻戴上（5分）。已戴手套的手勿触及手套内面及皮肤（5分）	10	不符要求按分数分布扣分	
	6.将手套的翻边扣套在手术衣袖外面（5分），双手对合交叉，调整手套位置（5分）	10	不符要求按分数分布扣分	
综合评价（20分）	1.无菌观念强，全过程无污染	5	不符要求按分数分布扣分	
	2.操作过程中手处于胸前无菌区域内	5	不符要求按分数分布扣分	
	3.操作熟练（5分），操作规范（5分）	10	不符要求按分数分布扣分	
合计		100		

（刘春江）

任务二　常用外科缝合技术、外科打结

一、外科缝合技术

【目的】

将已经切开或外伤断裂的组织、器官进行对合或重建其通道，恢复其功能。

【适用范围】

（1）身体各部位开放性损伤清创后的组织修复。

（2）开放手术后缝合手术伤口。

【操作流程】

（一）操作前准备

1.环境准备　清洁，光线、温度适宜。

2.用物准备　清创包及手术器械、镊子、棉球、无菌纱布、胶布、一次性注射器、0.9%生理盐水、3%过氧化氢液、70%乙醇、2%碘酊、2%利多卡因。

3.护士准备　着装整洁，更换洗手衣裤，戴口罩帽子，清洁洗手。

4.患者准备

（1）核对　患者的信息、确认受伤及需缝合部位。

（2）告知　说明缝合目的、操作过程，缝合方法，做好操作前准备。

（3）评估　了解患者意识状态、生命体征、受伤程度；评估患者有无麻醉药物过敏史。

（二）操作过程

（1）协助患者取有利于手术部位暴露的体位，如平卧位。

（2）用0.9%生理盐水、3%过氧化氢液清洗局部伤口，分别用2%碘酊、70%乙醇消毒手术区域。

（3）戴手套，打开清创包，铺清创洞巾。

（4）用0.5%利多卡因做局部浸润麻醉，并清创。

（5）缝合（以皮肤间断缝合为例说明）

1）选用合适的缝针与缝线：三角针适用于缝合皮肤、韧带等较坚韧的组织；圆针适用于缝合血管、脏器、肌肉、筋膜等组织。1~4号称为中号丝线，多用于皮肤、皮下组织、腹膜、筋膜等的缝合；4号以上为粗丝线，常用于结扎大血、减张缝合等。

2）正确持针：常规的持针方式是将拇指和环指分别插入持针器的环中，示指扶在持针钳的前端，以增加稳定性。缝合时将持针钳与切口保持平行，保持缝针与切口垂直状态，进行缝合操作。

3）进针：缝合时左手持有齿镊，提起皮肤边缘，右手掌面向下持持针钳，使针尖以合适的角度对准进针点，手腕沿着针的弧度旋转180°后恰好手掌向上，用腕臂力由外旋进，顺针的弧度刺入皮肤，经皮下从对侧切口皮缘穿出。

4）拔针：可用有齿镊持针前端顺针的弧度外拔，同时持针钳从针后部顺势前推。

5）出针：当针要完全拔出时，可松开持针钳，单用镊子夹针继续外拔，持针钳继续转位再夹针体（后1/3弧处），将针完全拔出。由第一助手打结，第二助手剪线，完成缝合。

6）逐一完成整个伤口缝合，注意针距（1cm）和边距（0.5cm）一致性。

7）对合缝合皮肤边缘，消毒后用无菌纱布遮盖伤口，并用胶布固定。

（三）整理用物

整理清创室，送患者返回病房并协助取舒适体位。

（四）处置用物

一次性用物按照医疗垃圾分类处理；清洗手术器械，晾干，消毒，灭菌处理，待用。

（五）清洗消毒

按照医疗垃圾分类处理原则处理一次性用物；手术器械做清洗，晾干，做消毒或打包灭菌处理。

（六）记录

记录伤口情况、缝合过程及病情、操作者姓名。

【常见缝合方法简介】

1.单纯缝合法　使伤口创缘的两侧直接对合的一种缝合方法，如皮肤缝合。

（1）单纯间断缝合法　操作简单，应用最多，每缝一针单独打结，多用在皮肤、皮下组织、肌肉、腱膜的缝合（图15-3）。

（2）连续缝合法　在第一针缝合后打结，继而用该缝线缝合整个创口，结束前的一针，将重线尾拉出留在对侧，形成双线与重线尾打结。

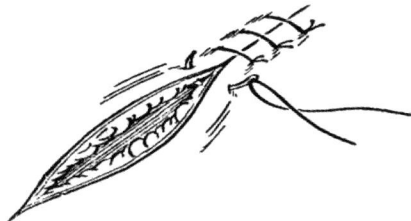

图15-3　单纯间断缝合

（3）连续锁边缝合法　操作省时，止血效果好，缝合过程中每次将线交错，多用于胃肠道断端的关闭、皮肤移植时的缝合。

（4）"8"字缝合 由两个间断缝合组成，缝扎牢固省时，如筋膜的缝合。

（5）贯穿缝合法 也称缝扎法或缝合止血法，此法多用于钳夹的组织较多、单纯结扎有困难或线结容易脱落时。

2.内翻缝合法 使创缘部分组织内翻，外面保持平滑，如胃肠道吻合和膀胱的缝合。

（1）间断垂直褥式内翻缝合法 常用于胃肠道吻合时缝合浆肌层。

（2）间断水平褥式内翻缝合法 多用于胃肠道浆肌层缝合。

（3）连续水平褥式浆肌层内翻缝合法 如胃肠道浆肌层缝合。

（4）连续全层水平褥式内翻缝合法 如胃肠道全层缝合。

（5）荷包缝合法 在组织表面以环形连续缝合1周，结扎时将中心内翻包埋，表面光滑，有利于愈合。常用于胃肠道小切口或针眼的关闭、阑尾残端的包埋、造瘘管在器官的固定等。

（6）半荷包缝合法 常用于十二指肠残角部、胃残端角部的包埋外翻等。

3.外翻缝合法 使创缘外翻，被缝合或吻合的空腔之内面保持光滑，如血管的缝合或吻合。

（1）间断垂直褥式外翻缝合法 如松弛皮肤的缝合。

（2）间断水平褥式外翻缝合法 如皮肤缝合。

（3）连续水平褥式外翻缝合法 多用于血管壁吻合。

4.减张缝合法 对于缝合处组织张力大、全身情况较差时，为防止切口裂开，可采用此法，主要用于腹壁切口的减张。缝合线选用较粗的丝线，结扎前将缝线穿过一段橡胶管或纱布做的枕垫，以防皮肤被割裂，结扎时切勿过紧，以免影响血运（图15-4）。

5.皮内缝合法 可分为皮内间断及皮内连续缝合两种。缝合要领：从切口的一端进针，然后交替经过两侧切口边缘的皮内穿过，一直缝到切口的另一端穿出，然后抽紧，两段可作蝴蝶结或纱布小球垫。皮内缝合组织对合好，拆线早，愈合瘢痕小，美观，常用于外露皮肤切口的缝合，如颈部甲状腺手术切口（图15-5）。

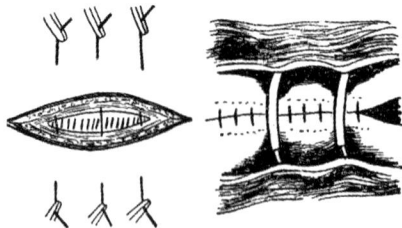

图15-4 减张缝合　　　　　　　图15-5 皮内缝合

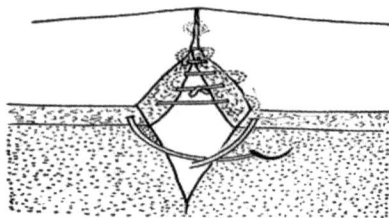

6.其他方法 随着技术的不断发展，除缝合线外，尚有其他一些闭合创口的方法，如皮肤拉链，皮肤吻合器、拆钉器、医用粘胶等。

【注意事项】

（1）正确选择缝线和缝针。

（2）缝合的创缘距及针间距必须均匀一致，外形整齐美观。如腹部皮肤切口缝合的针距为1cm，边距一般为0.5cm；肠吻合的针距约为0.3cm，边距为0.3cm。

（3）掌握要领，缝合时旋转手腕来完成缝合，整个动作一气呵成。

（4）逐层缝合，不留残腔，防止积液、积血及感染。

（5）缝合结扎的张力适宜，注意缝合线的松紧度应以切口边缘紧密相接为准，不宜过紧。

【操作沟通】

（1）沟通开放性损伤清创缝合的目的及意义。

（2）沟通清创缝合操作过中可能出现的不适及操作中的配合。

（3）沟通清创缝合术后的观察及注意事项，如有异常及时反馈及处理。

【考核标准】

外科缝合技术考核评分标准

姓名：　　　　总分：

操作流程	内容	分值	扣分细则	扣分
操作前准备（17分）	1.环境准备：清洁，光线、温度适宜	2	未评估扣2分	
	2.用物准备：清创包及手术器械、镊子、棉球、无菌纱布、胶布、一次性注射器、0.9%生理盐水、3%过氧化氢液、70%乙醇、2%碘酊、2%利多卡因	5	缺一项扣0.5分	
	3.护士准备：着装整洁，更换洗手衣裤，戴口罩、帽子，清洁洗手	5	不规范扣5分	
	4.患者准备 （1）患者意识清晰、生命体征平稳；无麻醉药物过敏史 （2）患者明确受伤部位及程度 （3）患者明确缝合目的、操作过程、缝合方法，并做好了操作前准备	5	缺一项扣1分	
操作过程（50分）	1.协助患者取有利于手术部位暴露的体位，如平卧位	6	未暴露手术部位扣6分	
	2.用0.9%生理盐水、3%过氧化氢液清洗局部伤口，分别用2%碘酊、70%乙醇消毒手术区域	8	缺一项扣2分	
	3.戴手套，打开清创包，铺清创洞巾	8	未戴手套扣4分；洞巾未铺到位扣4分	
	4.用0.5%利多卡因做局部浸润麻醉，并清创	8	麻醉操作不准确扣4分；清创不彻底扣4分	
	5.用间断缝合法缝合损伤皮肤：选用合适的缝针与缝线；正确持针；缝合方法正确	12	一项不规范扣4分	
	6.对合缝合皮肤边缘，消毒后用无菌纱布遮盖伤口，并用胶布固定	8	缺一项扣2分	

续表

操作流程	内容	分值	扣分细则	扣分
操作后处理（9分）	1.整理用物，患者安全返回病房并协助取舒适体位	3	未整理用物扣2分；未取舒适体位扣1分	
	2.正确处置用物：一次性用物按照医疗垃圾分类处理；清洗手术器械，晾干、消毒、灭菌处理，待用	3	缺一项扣1分	
	3.记录伤口情况、缝合过程及病情	3	缺一项扣1分	
注意事项（9分）	1.沟通开放性损伤清创缝合的目的及意义	3	酌情扣1~3分	
	2.沟通清创缝合操作过中可能出现的不适及操作中的配合	3	酌情扣1~3分	
	3.沟通清创缝合术后的观察及注意事项，如有异常及时反馈并处理	3	酌情扣1~3分	
综合评价（15分）	1.无菌操作意识强，关爱患者	3	酌情扣1~3分	
	2.掌握要领，缝合操作熟练	3	酌情扣1~3分	
	3.缝合的创缘边距及针间距均匀一致，外形整齐美观	3	酌情扣1~3分	
	4.逐层缝合，不留残腔	3	酌情扣1~3分	
	5.缝合结扎的张力适宜	3	酌情扣1~3分	
合计		100		

（彭　奇）

二、外科打结

【目的】

熟悉外科结的种类和应用；掌握用手和器械打结正确的方法，能辨别和防止打滑结和假结。

【适用范围】

外科打结是外科最基本的技能操作之一，主要包括结扎血管、胆道、淋巴管等打结；固定各种引流管、引流条等打结；缝合各伤口时缝合打结。

【操作流程】

（一）操作前准备

用物准备：打结架、止血钳、丝线（4号、7号）、线剪。

（二）常用手术结的名称及特点

外科打结分为单结、二重结（方结、外科结）、三重结。手术中使用最多的是方结。最常用的打结方法是三重结，即方结的加强结，最为牢固、不易松脱，常用于结扎较大血管和张力较大的组织。

1.单结　又称半结，是组成手术结的最基本单位。易松脱、解开，仅用于暂时阻断，如胆囊逆行切除暂时阻断胆囊管，而永久结扎时不能单独使用单结。

2.方结　由两个方向相反的单结构成，最为牢固、可靠。用途广泛，主要用于止血、缝合等。

3.三重结或多重结　在完成方结之后再重复一个或多个单结，使结扣更加牢固。适用于直径较重要的血管、张力较大的组织间缝合后的结扎。使用肠线或化学合成线等易于松脱的线打结时，通常需要作多重结。

4.外科结　在打第一结时多缠绕一圈，再打一个与第一结方向相反的单结即成。两线间摩擦力大，不易松开或滑脱，用于大血管或张力较大组织的结扎。

5.假结　也叫顺结，由同一方向的两个单结组成，结扎后易滑脱而不应采用。

6.滑结　尽管滑结的构成类似于方结，但是由于操作者在打结拉线时双手用力不均，一紧一松甚或只拉紧一侧线头而用另外一侧线头打结，所以完成的结扣并非方结而是极易松脱的滑结，术中尤其要注意避免。

（三）打结基本手法

1.单手打结法　单手打结方便、快捷，是最常使用的一种打结法，左、右两手均可进行，应用广泛。打结时，由一只手牵线，另一只手来完成两种不同的打单结的动作，主要动作为拇、示、中三指。凡"持线""挑线""拉钩"等动作都必须运用手指末节近指端处，才能做到迅速、有效。在临床工作中，以右手打结较为普遍（图15-6，图15-7）。

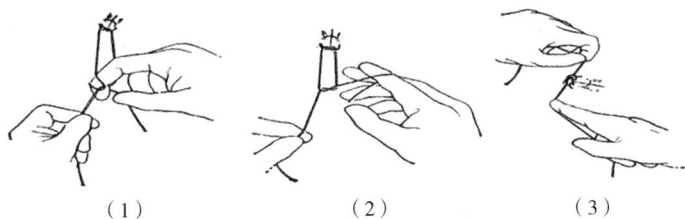

（1）　　　　　（2）　　　　　（3）

图 15-6　右手打结法

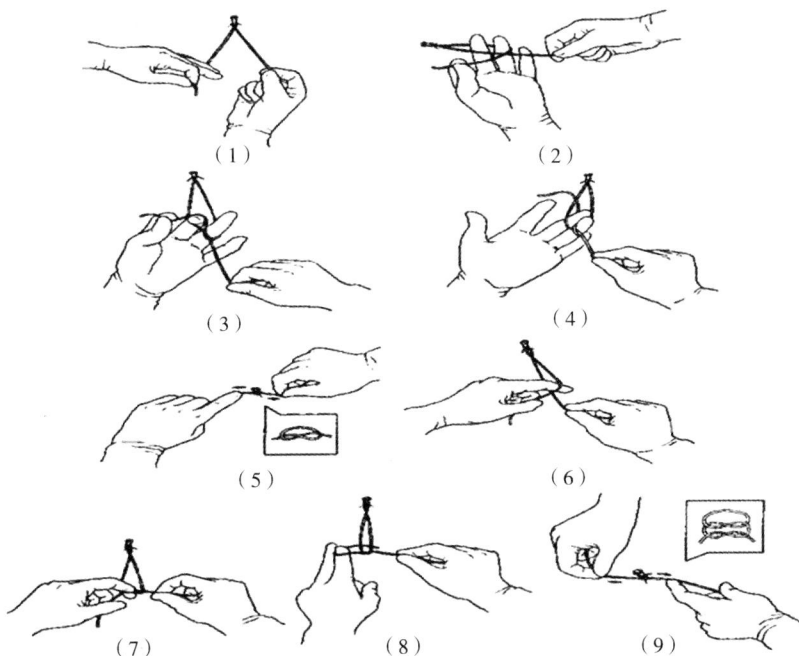

（1）　　　　　　　　（2）

（3）　　　　　　　　（4）

（5）　　　　　　　　（6）

（7）　　　　　（8）　　　　　（9）

图 15-7　左手打结法

2.双手打结法 是两只手同时运动来完成两种不同的打单结的动作。此法动作较多，不够快捷，但打结动作较固定，不易打成滑结，故牢固、可靠。此方法多用于深部打结及张力较大或重要部位的打结。

3.持钳打结法 即借助用持针钳或止血钳打结。简单易学，适用于深部、狭小手术野的结扎，或缝线过短用手打结有困难时的打结（图15-8）。优点是可节省缝线，节约穿线时间且不妨碍视线。

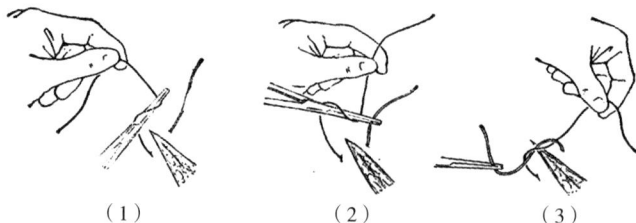

（1）　　　　　（2）　　　　　（3）

图 15-8　持钳打结法

（四）打结练习

发10号线让学生练习，要求在技能考试时达到每分钟30个方结（优秀）。

【注意事项】

（1）结扎前将线用生理盐水浸湿，增加线间的摩擦力，增加拉力。

（2）左、右手拉线均匀用力，防止用力过猛或突然用力。

（3）打结时，扣第一及第二个结的方向不能相同，否则易成假结而滑脱。

（4）掌握"三点一线"原则，防止出现松结、滑结。

（5）两手不宜距离线结太远，尤其是深部打结时应一手按线结近处，否则易将线扯断或未扎紧而滑脱。

（6）打结一般宜在明视下进行。

（彭　奇）

任务三　外科洗手

【目的】

手术人员通过机械刷洗和化学消毒方法清除并杀灭双手和前臂的暂居菌和部分常驻菌，以达到消毒皮肤的目的。预防手术野污染，减少感染。

【适用范围】

参加手术的医护人员必须执行外科手消毒。消毒顺序及范围：从指尖至手腕、从手腕至肘部、从肘部至肘上10cm的范围。

【操作流程】

一、操作前准备

1.环境准备 环境为洁净区，物品准备齐全。

2.用物准备 消毒皂液、无菌毛巾、手消毒剂。

3.护士准备

（1）进入手术室（实训室）时，在非限定区内更换手术室（实训室）专用拖鞋。

（2）穿专用洗手衣裤，自身的衣服不能外露，将内衣袖卷至肘上15~20cm。

（3）戴好手术帽子、口罩。帽子完全遮住头发，口罩必须遮住鼻孔。

（4）修剪指甲，长度不超过指尖；摘掉饰物。

二、操作过程

（一）手臂清洁消毒法

用高效复合型消毒液进行消毒。

1.手部清洁

（1）流动水湿润双手、双臂、上臂下1/2，正确取皂液。

（2）七步洗手法

1）"内"：双手掌心相对，上下搓揉10次（一来一回计一次）。

2）"外"：掌心对手背，上下搓揉10次。

3）"夹"：十指交叉，上下搓揉10次。

4）"弓"：一手弓成空拳呈虎爪状，另一手握住反复搓揉10次，两手交替进行。

5）"大"：一手握住另一手大拇指反复揉搓10次，双手交替进行。

6）"立+平"：一手五指指尖聚拢，立于另一手掌心来回揉搓10次，指尖放平继续揉搓5~6次，双手交替进行。

7）"腕"：一只手握住另一只手腕旋转揉搓，双手交替进行。

（3）前臂清洁　中指放置于腕关节处，来回搓揉，由远及近纵向洗至示指平肘窝处，后平鹰嘴，全面揉搓到位。

（4）上臂清洁　小指前平肘窝，后过鹰嘴，环形搓揉上臂，全面揉搓。

（5）冲洗　指尖朝上、肘向下，用流水冲净手臂上的皂液。

（6）擦手

1）正确取无菌擦手巾，放于掌心。

2）擦干双手。

3）展开毛巾，将内面搭在手腕处，三角尖朝向指尖，水平拉直，环形向上擦干前臂、上臂，擦干上臂时毛巾低于清洗上臂高度。

4）松开外侧角，绕过手臂外侧，取下毛巾。

5）翻转毛巾拉直毛巾两角，向内或向外翻转毛巾，放于另一侧手腕部。

6）同法擦干另一手臂。

2.手部消毒　正确接收手消毒剂，消毒范围为双手、前臂、上臂下1/3。

（1）手消毒　按七步洗手法进行手消毒。

（2）前臂消毒　同前臂清洁法。

（3）上臂消毒　中指放在肘窝处后过鹰嘴处，环形全面搓揉上臂下1/3。

保持拱手姿势待消毒剂干燥。

（二）手臂洗刷消毒法

1.洗手　按普通洗手的方法用肥皂清洗双手、前臂至肘上10cm，洗去污垢，用清水冲洗干净。

2.刷手　取第一把消毒洗手刷，蘸清毒肥皂液（冻）刷洗两手和臂部。刷洗时，先刷指尖，然后刷手、腕、前臂、肘部至上臂下1/2段，即从手指尖到肘上10cm处。把每侧的手部（从手指尖到手腕）、前臂（从腕至肘）、肘上臂三个区域分成三个不同的洗刷段来依次进行，对同一区域的左右做交叉性刷洗。

3.手　刷完一遍后，做手指朝上、肘朝下姿势，保持手高肘低位，用清水将手臂上的肥皂沫冲洗干净。注意肘部的水不可逆流至手部，保护洗手衣勿被水蘸湿。再取第二把无菌刷刷洗，照此方法进行第二、三遍刷洗，每次不少于3分钟，共需10分钟。刷洗完后将双手屈曲，手向上、肘向下置于胸前无菌区（双肩以下，双髂前上棘连线以上，双侧不超过腋前线）。已刷洗部位勿触及自身衣物及其他物品。

4.擦手　用一块无菌毛巾擦干双手后对折成三角形，放置于腕部并使三角形的底边朝近端，另一手抓住下垂两角拉紧、旋转，逐渐向近端移动至肘上10cm；再将小毛巾翻折，将洁净的另外一面用同样的方法擦干另一手臂，擦过肘部的毛巾不可再回擦手部。注意：握毛巾的手不要触到已擦过的一面，毛巾不要触到未洗过的皮肤，以免污染已洗过的区域。

5.泡手　双手垂直伸入盛有70%乙醇（或1∶1000新洁尔灭液）的泡手桶中浸泡5分钟。浸泡时要淹没肘上6cm，手不可触碰桶口。浸泡完毕，举起双手臂，使手上乙醇（或新洁尔灭液）沿肘流入泡手桶中（注意伸入和离开泡手桶时，双手的任何部位及前臂勿触及桶缘），浸泡后的手臂应待其自干，或用桶内的小毛巾轻轻蘸干。

消毒液浸泡或涂擦后保持拱手姿势，双手远离胸部30cm以外。手臂不能下垂，向上不能高于肩部，向下不能低于剑突，左右不能超过腋前线。入手术间时用背部推开门或触发感应门自动打开。手臂不可触及未消毒物品，否则需重新消毒。

【注意事项】

（1）手消毒范围为双手、双臂和上臂下1/3（肘上10cm）。

（2）按顺序洗手，不遗漏任何部位；用手刷清洁时需稍用力，刷洗要均匀。

（3）流水冲手臂时，两手指尖向上、屈肘，使肘部最低位，水由手远端自然流向肘部。

（4）无菌毛巾擦手时，依次拭干手、前臂和上臂下1/3水迹，不得回擦。

（5）手消毒后双手保持胸前拱手姿势，凡下垂或高举过头、触及有菌物品时应重新手消毒。

【考核标准】

外科洗手操作考核评分标准

姓名：　　　　　　总分：

操作流程		内容	分值	扣分细则	扣分
操作前准备（20分）		1.环境准备：环境为洁净区，物品准备齐全	2	未评估扣2分	
		2.用物准备：消毒皂液、无菌毛巾、手消毒剂	2	缺一项扣0.5分	
		3.护士准备（每项4分） （1）进入手术室（实训室）时，更换专用拖鞋 （2）穿洗手衣裤，自身的衣服不能外露，将内衣袖卷至肘上15~20cm （3）戴好手术帽子、口罩。帽子完全遮住头发，口罩必须遮住鼻孔 （4）修剪指甲，长度不超过指尖；摘掉饰物	16	缺一项扣4分	
操作过程（60分）	手部清洁（30分）	1.流动水湿润双手、双臂、上臂下1/2，正确取皂液	4	不正确扣4分	
		2.七步洗手法洗手	6	酌情扣分	
		3.前臂清洁：中指放置于腕关节处，来回搓揉，由远及近纵向洗至示指平肘窝处，后平鹰嘴，全面揉搓到位	5	酌情扣分	
		4.上臂清洁：小指前平肘窝，后过鹰嘴，环形全面搓揉	5	酌情扣分	
		5.冲洗：指尖朝上、肘向下，用流水冲净手臂上的皂液	5	酌情扣分	
		6.擦手：依序擦手，不回擦	5	酌情扣分	
	手部消毒（30分）	1.正确接收手消毒剂，消毒范围为双手、前臂、上臂下1/3	6	酌情扣分	
		2.手消毒：按七步洗手法进行手消毒	6	酌情扣分	
		3.前臂消毒：同前臂清洁法	6	酌情扣分	
		4.上臂消毒：中指放在肘窝处后过鹰嘴处，环形全面搓揉上臂下1/3	6	酌情扣分	
		5.保持拱手姿势待消毒剂干燥	6	酌情扣分	
综合评价（20分）		1.手消毒范围为双手、双臂和上臂下1/3（肘上10cm）	4	范围不够扣4分	
		2.按顺序洗手，不遗漏任何部位；用手刷清洁时需稍用力，刷洗要均匀	4	酌情扣分	
		3.流水冲手臂时，两手指尖向上、屈肘	4	不规范扣4分	
		4.无菌毛巾擦手时，依次拭干手、前臂和上臂下1/3水迹，不得回擦	4	不正确扣2分	
		5.手消毒后双手保持胸前拱手姿势，双手无下垂或高举过头及触及有菌物品	4	不正确扣4分	
合计			100		

（彭 奇）

任务四 手术区域无菌准备（消毒、铺巾）

【目的】

消灭切口及周围皮肤细菌，并遮盖除手术切口所必需的最小皮肤区外的其他部位，使手术周围环境成为一个较大的无菌区，尽量避免和减少术中的污染。

【适用范围】

手术患者（以腹部手术为例）。

【操作流程】

（一）操作前准备

1. 环境准备 环境宽敞、安静、整洁，光线、温度适宜。

2. 用物准备 卵圆钳、消毒剂、棉球或纱布、弯盘、小铺巾4张、巾钳4把、中铺巾2张、大孔巾1张。器械护士按要求打开腹部手术包。

3. 操作人员准备 手术者及助手按手术室要求穿戴整齐，手臂消毒；器械护士穿好手术衣、戴手套。

4. 患者准备 患者完成术前皮肤准备，剃除体毛，擦拭污物，如油污、胶布痕迹等用松节油擦去，初步洗净消毒。

（二）手术区域消毒

（1）消毒范围

1）上腹部手术：上至两乳头连线，下至耻骨联合，两侧至腋中线（以此为例）。

2）下腹部手术：上至剑突，下至下肢上1/3，两侧至腋中线。

3）腹股沟区手术：上至肚脐线，下至下肢上1/3，两侧至腋中线。

（2）器械护士左手持递卵圆钳，右手持消毒碗边缘，分别传递给操作者，注意不要触碰操作者手部。

（3）卵圆钳朝下45°角夹取纱布，先挤少许消毒液于肚脐。消毒顺序：从上到下，由内而外，绕开脐部。重复消毒3次。

（4）消毒完毕，消毒杯与卵圆钳不能放回无菌器械台。

（三）手术区域铺巾

（1）铺单者站在患者的右侧，确定切口后，铺4块无菌治疗巾于切口四周（近切口侧的治疗巾反折1/4，反折部朝下）。

（2）器械护士按顺序传递治疗巾，前3块折边向着铺单者（手术助手）（图15-9），第4块折

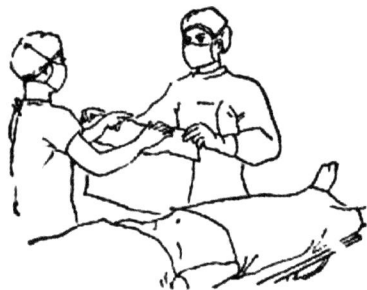

图 15-9 传递治疗巾

边向着器械护士。

（3）铺单者将第1块治疗巾覆盖手术野下方，然后按顺序铺置于手术野上方、对侧和同侧。

（4）4张治疗巾交叉铺于手术野后，器械护士传递3把巾钳于操作者左手，1把巾钳于操作者右手。操作者用4把巾钳固定4个角。

（5）铺单者和器械护士站在手术台两侧，由器械护士传递中单，在切口上方、下方铺置中单，头侧超过麻醉架，足侧超过手术台。

（6）铺完中单后，铺单者应再用消毒剂泡手3分钟或用络合碘制剂涂擦手臂，再穿灭菌手术衣、戴灭菌手套。

（7）铺带孔的剖腹大单：器械护士（或主刀）与其他助手一起，将大单开口对准切口部位，短端向头部、长端向下肢，并将其展开。先展开铺上端，盖住患者头部和麻醉架，再展开铺下端，盖住器械托盘和患者足端，两侧及足端应下垂过手术床缘30cm以下。

【注意事项】

（1）消毒时不要遗漏，已经接触污染部位的纱布不应再返擦清洁处皮肤。

（2）第二次消毒范围不超过第一次。

（3）消毒杯与软圆钳不能放回无菌器械台。

（4）铺单时，双手只接触手术单的边角部。

（5）避免手术切口周围皮肤暴露过小或暴露过多。

（6）使用巾钳固定治疗巾时避免夹住皮肤。

（7）打开的无菌单与治疗巾，勿使其下缘接触无菌衣腰平面以下及其他有菌物品。铺无菌单时如被污染应当立即更换。

（8）铺第一层无菌单者不穿手术衣、不戴手套。铺完后，铺巾者要再次用消毒液涂擦手臂、穿无菌衣、戴无菌手套后方可铺其他层无菌单。

（9）无菌巾铺好后，不可随意移动，如位置不准确，只能由手术区向外移，而不能向内移（以免污染手术区）。

手术区域消毒、铺无菌巾操作考核评分标准

姓名：　　　　　总分：

操作流程	内容	分值	扣分细则	扣分
操作前准备（11分）	1.环境准备：环境宽敞、安静、整洁，光线、温度适宜	2	缺一项扣1分	
	2.用物准备：卵圆钳、消毒剂、棉球或纱布、弯盘、小铺巾4张、巾钳4把、中铺巾2张、大孔巾1张	3	缺一项扣0.5分	
	3.护士准备：衣帽整齐，戴口罩	3	穿戴不规范扣3分	
	4.患者准备：核对患者信息	3	未核对扣3分	

续表

操作流程	内容	分值	扣分细则	扣分
消毒 （26分）	1.口述已洗手、已涂消毒液	3	未口述扣3分	
	2.先滴消毒液于肚脐（2分），前2~3次由切口向周围。由上向下消毒，不留白（5分），第一次范围最大，后依次减小（5分）。最后一块消毒切口再消毒脐部或直接只消毒蘸净脐部（3分）。范围大于切口周围15cm，小于20cm（上至乳头、下至耻骨联合、两侧至腋中线）（5分）	20	不符要求按分数分布扣分	
	3.消毒碗和卵圆钳放回指定处，不可放回器械台	3	不符要求按分数分布扣分	
铺无菌巾 （48分）	1.铺单者站在患者的右侧（2分），确定切口后，先铺4块无菌治疗巾于切口四周（近切口侧的治疗巾反折1/4，反折部朝下）（3分）	5	不符要求按分数分布扣分	
	2.铺单者将第1块治疗巾覆盖手术野下方、第2块治疗巾铺对侧、第3块治疗巾铺后上方、最后1张治疗巾铺本侧（5分）。传递过程中两人手不碰触（5分）	10	不符要求按分数分布扣分	
	3.4块治疗巾交叉铺于手术野后，以4把巾钳固定，避免夹伤皮肤（3分）。使用巾钳时避免夹住皮肤及巾钳向上翘（3分）	6	不符要求按分数分布扣分	
	4.铺单者和器械士二人分别站在手术床两侧，由器械士传递中单，在切口上方、下方铺置中单，头侧超过麻醉架（5分），足侧超过手术台（5分）	10	不符要求按分数分布扣分	
	5.口述消毒剂消毒手部，传手术衣、戴无菌手套	5	不符要求按分数分布扣分	
铺无菌巾 （48分）	6.铺带孔的剖腹大单，将开口对准切口部位，短端向头部、长端向下肢（3分），并将其展开。铺盖时和其他助手一起，寻找到上、下两角，先展开铺上端，盖住患者头部和麻醉架（3分），按住上部，再展开铺下端，盖住器械托盘和患者足端（3分），两侧及足端应下垂过手术床缘30cm以下（3分）	12	不符要求按分数分布扣分	
综合评价 （15分）	1.无菌观念强，全过程无污染	5	不符要求按分数分布扣分	
	2.操作熟练	5	不符要求按分数分布扣分	
	3.已接触污染部位的消毒用纱布球，无返回清洁处涂擦	5	不符要求按分数分布扣分	
合计		100		

（刘春江）

任务五　手术患者体位安置

【目的】

保证患者术中的安全与舒适；充分暴露手术视野，便于手术操作。

【适用范围】

各种手术患者术前体位安置。

【操作流程】

（一）操作前准备

1.环境准备 关闭手术间大门，开启空调，减少人员走动。

2.用物准备 手术床，常用手术软垫、沙袋，约束带，各种体位摆放辅助用具。

（1）仰卧位 枕头或头圈、肩垫、足跟保护垫、托手架、上肢约束带、下肢约束带、小沙袋2个。

（2）侧卧位 头圈、胸垫、耻骨联合挡板、腰或背挡板、大软枕、大沙袋、小沙袋、普通双层托手架（或可调节）、下肢约束带各1个，上肢约束带2个。

（3）俯卧位 头圈、特型俯卧架、下肢约束带、提臀带各1个，托手架、上肢约束带各2个，胸垫、大软枕各3个。必要时备头架。

（4）截石位 胶单1块，托腿架及保护垫、托手架、上肢约束带、下肢约束带各2个。

3.护士准备 更换手术室室内衣、室内鞋，戴手术帽、口罩。

4.患者准备 平躺于手术床，充分暴露手术区域。

（1）核对 床号、姓名、腕带、手术方式和手术部位。

（2）告知 说明体位摆放的注意事项，取得患者的配合。

（3）评估 了解患者全身皮肤状况及各关节功能灵活度。

（二）操作过程

1.水平仰卧位 适用于胸部、腹部、下肢等部位的部分手术。

（1）平置多功能手术床，患者取仰卧位，双上肢、下肢自然平放，头部垫软枕。

（2）取一中单左、右各一半横放于胸腰部，用中单将患者双臂掌面向下固定于身体两侧（若一侧手臂留有开放的静脉通道，则将该手臂固定于托手板上）。

（3）取软垫，置于腘窝、足跟处。并根据患者实际情况，于骨隆突受压部位放置软垫保护。

（4）取固定带，于膝上3~5cm处固定双下肢。

2.颈仰卧位 又称垂头仰卧位，适用于颈前部的部分手术。

（1）平置多功能手术床，患者取仰卧位，双上、下肢自然平放。

（2）取一中单左右各一半横放于胸腰部，用中单将患者双臂掌面向下固定于身体两侧（若一侧手臂留有开放的静脉通道，则将该手臂固定于托手板上）。

（3）取软枕置于双肩下，边缘与肩峰平齐，颈下垫圆枕将颈部托起，取沙袋或水袋置于头部两侧固定（或取头圈置于头部下方）。将多功能手术床床头端摇高15°~20°，托头板放低30°左右，使头部后仰60°~70°为宜。

（4）取软垫，置于腘窝、足跟处。并根据患者实际情况，于骨隆突受压部位放置软垫保护。

（5）取固定带，于膝上 3~5cm 处固定双下肢。

3.上肢外展仰卧位　适用于上肢、乳房等部位的部分手术（图 15-10）。

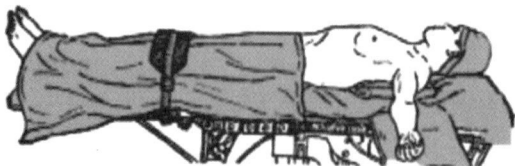

图 15-10　上肢外展仰卧位

（1）平置多功能手术床，患者取仰卧位，手术侧胸壁与床沿平齐，双上肢、下肢自然平放，头部垫软枕。

（2）取一中单左、右各一半横放于胸腰部，用中单将患者非手术侧上肢掌面向下固定于身体一侧。于手术侧肩胛下放置一软枕，上臂外展伸直，固定于臂托上（外展不可超过 90°）。

（3）取软垫，置于腘窝、足跟处。并根据患者实际情况，于骨隆突受压部位放置软垫保护。

（4）取固定带，于膝上 3~5cm 处固定双下肢。

4.垂直侧卧位　又称 90° 角侧卧位，适用于肺、食管等部位的部分手术（图 15-11）。

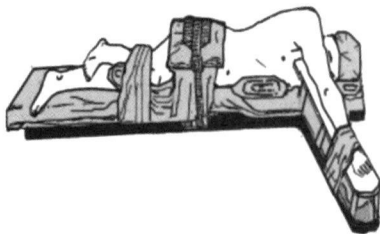

图 15-11　垂直侧卧位

（1）平置多功能手术床，安置侧卧位支架。患者取健侧卧位，背侧与床沿平齐，头部垫软枕。

（2）取一大软枕，置于肋下、腋下。将双上肢置于侧卧位支架上层和下层，取束臂带固定保护（或双上肢自然屈曲于胸前，于双上肢之间放置软垫，取固定带固定）。于胸背部两侧可放置沙袋固定。

（3）双下肢自然分开，上侧下肢微曲，下侧下肢自然平放，取一软垫置于双膝关节之间。于髋关节两侧放置沙袋，取约束带固定。

（4）根据患者实际情况，于骨隆突受压部位放置软垫保护。

5.肾手术侧卧位　见图 15-12。

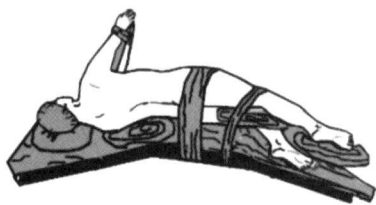

图 15-12　肾手术侧卧位

（1）平置多功能手术床。患者取健侧卧位，背侧与床沿平齐，肾区（第 11、12 肋平面）与多功能手术床的腰桥对齐，头部垫软枕。

（2）取软枕，置于健侧肋下、双腋下。将双上肢自然屈曲于胸前，于双上肢之间放置软垫，取固定带固定。于胸背部两侧放置沙袋固定。

（3）双下肢自然分开，上侧下肢伸直平放，下侧下肢屈曲，取一软垫置于双膝关节之间。于髋关节两侧放置沙袋，取约束带固定。

（4）将腰桥升高，将多功能手术床的床头部和床尾部适当降低。

（5）根据患者实际情况，于骨隆突受压部位放置软垫保护。

6. 半侧卧位　又称30°~50°侧卧位，适用于胸腹联合切口、胸前肋间切口等手术。

（1）平置多功能手术床，安置侧卧位支架。患者取平卧位，头部垫软枕。

（2）于手术侧背部、腰部、臀部下放置软枕或沙袋，使身体向非手术侧倾斜30°~50°。将双上肢置于侧卧位支架上层和下层，取束臂带固定保护。于胸背部两侧可放置沙袋固定。

（3）双下肢自然分开，上侧下肢微曲，下侧下肢自然平放，取一软垫置于双膝关节之间、非手术侧臀部下。取约束带固定下肢。

（4）根据患者实际情况，于骨隆突受压部位放置软垫保护。

7. 俯卧位　适用于脊柱、背部等部位的部分手术（图15-13）。

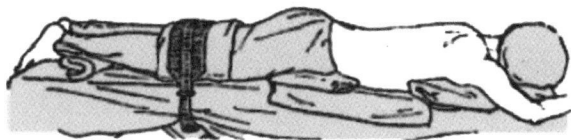

图 15-13　俯卧位

（1）平置多功能手术床。取一软枕置于床头。于双下肢膝关节处、胫前处放置足够厚的软枕，使患者膝关节微曲，足尖可自然下垂。

（2）取4个长条状软枕，分别置于双侧胸部、髂前上棘处，并使其呈菱形状。

（3）使患者俯卧于放置好软枕的多功能手术床上，头偏向一侧，保持胸腹部不受压。双上肢向上屈曲固定于头旁两侧的托手板上，或自然平放固定于身体两侧。取约束带于腘窝处固定。

（4）根据患者实际情况，于骨隆突受压部位放置软垫保护。

8. 膀胱截石位　适用于会阴部、尿道等部位的手术和部分妇科手术（图15-14）。

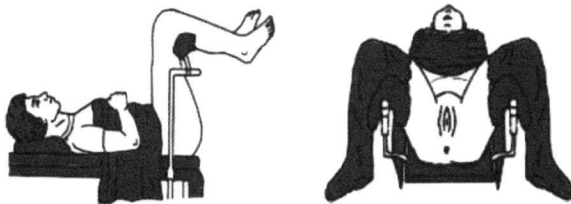

图 15-14　膀胱截石位

（1）平置多功能手术床，将腿板放低，安放双侧腿架，并于腿架上放置软垫。床头处放置软枕。

（2）使患者平卧于多功能手术床上，双上肢自然平放固定于身体两侧。臀部下缘适当超过放低的腿板上沿，双腿套上腿套后屈髋、屈膝平放于腿架上，使双腿分开跨度为45°，取固定带将膝关节置于中立位固定于腿架上。

（3）将腿板取下，于臀下放置软枕，并于软枕上铺放手术胶单。

（4）根据患者实际情况，于骨隆突受压部位放置软垫保护。

（三）操作后沟通

（1）使患者理解手术体位安置的目的及必要性，需加强配合。

（2）理解并消除患者恐惧心理反应，适应麻醉及手术。

（3）告知患者麻醉过程中勿移动身体，避免剧烈咳嗽等。

（4）告知患者术中身体不适及时反馈，并及时处理。

（四）整理用物

整理患者的衣服，摆放整齐至指定位置。

（五）处置用物

根据医疗垃圾分类处理原则将用物分类处理。

（六）记录

记录患者入手术室的时间、摆放体位的名称和时间。

【注意事项】

（1）充分保证患者的舒适与安全，妥善固定于多功能手术床。

（2）能维持正常的呼吸、循环等生理功能。

（3）使术野充分暴露，便于手术进行。

（4）利于麻醉实施、术中补液、给药。

（5）避免软组织、骨隆突等部位受压产生压力性损伤。

（6）避免神经受牵拉、压迫。

【考核标准】

仰卧位操作考核评分标准

姓名：　　　　总分：

操作流程	内容	分值	扣分细则	扣分
操作前准备 （25分）	1.环境准备：环境清洁、宽敞	2	一项不符要求扣1分	
	2.用物准备：枕头或头圈、软垫、足跟保护垫、托手架、上肢约束带、下肢约束带。按使用顺序合理摆放	8	缺一项扣1分；摆放不合理扣2分	
	3.护士准备：衣帽整齐（2分），戴口罩（3分）	5	不符要求按分数分布扣分	
	4.患者准备：摆体位前再次核对手术患者（5分）及部位（5分）	10	一项未核对扣5分	

续表

操作流程	内容	分值	扣分细则	扣分
操作过程（54分）	1.患者仰卧于手术台上（2分），戴手术帽（5分），头下垫薄软枕或头圈（5分）	12	不符合要求按分数分布扣分	
	2.双下肢伸直（2分），双腘窝下垫软垫（5分），足跟处垫保护垫（5分）	12	不符要求按分数分布扣分	
	3.一手自然放于身体一侧（5分），中单妥善固定（5分）；另一手外展固定于托手架上，外展不超过90°（5分）。约束带固定，松紧适宜（5分）	20	不符要求按分数分布扣分	
	4.膝关节上方或下方约束带固定（5分），松紧合适（5分）	10	不符要求按分数分布扣分	
综合评价（21分）	1.手术患者体位摆放合理（2分），安全（2分）、舒适（2分），术野暴露充分（2分）	8	一项不符要求扣2分	
	2.无受压及神经损伤（4分）	4	发生体位并发症不得分	
	3.操作熟练（4分），关心患者，保护患者隐私（5分）	9	不符要求按分数分布扣分	
合计		100		

（周　娜）

实训报告

姓名：　　　学号：　　　专业班级：　　　小组：　　　总分：

实训名称	
学习目标	
实训用物	
实训过程	
整理用物	
其他	

参考文献

［1］张朝鸿，江领群.临床护理实践技能［M］.北京：科学出版社，2015.

［2］葛均波，徐永健.内科学［M］.9版.北京：人民卫生出版社，2018.

［3］马秀芬，王婧.内科护理［M］.2版.北京：人民卫生出版社，2021.

［4］尤黎明，吴瑛.内科护理学［M］.7版.北京：人民卫生出版社，2022.

［5］刘俊香，江领群.内科护理［M］.北京：人民卫生出版社，2016.

［6］曹红丹，王春桃，陈姝.健康评估［M］.北京：中国医药科技出版社，2021.

［7］万学红，卢雪峰.诊断学［M］.9版.北京：人民卫生出版社，2018.

［8］陈孝平，汪建平，赵继宗.外科学［M］.9版.北京：人民卫生出版社，2018.

［9］谭工.康复护理［M］.2版.北京：中国医药科技出版社，2018.

［10］张波，桂莉.急危重症护理［M］.4版.北京：人民卫生出版社，2017.

［11］金庆跃，许红.妇产科护理技术实训［M］.北京：人民军医出版社，2013.

［12］程瑞峰.妇产科护理学实训与学习指导［M］.北京：人民卫生出版社，2014.

［13］谢幸，孔北华，段涛.妇产科学［M］.9版.北京：人民卫生出版社，2018.

［14］黄一凡.手术室护理［M］.北京：人民卫生出版社，2017.

［15］杨小玉，柳韦华.助产学［M］.北京：中国医药科技出版社，2018.

［16］魏碧蓉.助产学［M］.2版.北京：人民卫生出版社，2021.

［17］卜豫宁，李耀军.助产综合实训［M］.北京：人民卫生出版社，2016.

［18］安力珊，陆虹.妇产科护理学［M］.6版.北京：人民卫生出版社，2017.

［19］王天有，申昆玲，沈颖.诸福棠实用儿科学［M］.9版.北京：人民卫生出版社，2022.

［20］兰萌，徐利云，董志甫.儿童护理［M］.2版.北京：高等教育出版社，2021.

［21］张玉兰，王玉香.儿科护理学［M］.4版.北京：人民卫生出版社，2020.